Sabine Lück

Vererbtes Glück

kailash

SABINE LÜCK

Vererbtes Glück

Wie Eltern und Kinder gemeinsam Familientraumata heilen können

Die Generation-Code®-Methode

Mit einem Vorwort
von Laura Malina Seiler

kailash

Hinweis
Die Ratschläge und Informationen in diesem Buch sind von Autorin und Verlag sorgfältig erwogen und geprüft, dennoch kann eine Garantie nicht übernommen werden. Eine Haftung der Autorin bzw. des Verlags und seiner Beauftragten für Personen-, Sach- und Vermögensschäden ist ausgeschlossen.

MIX
Papier | Fördert gute Waldnutzung
FSC® C014496
FSC www.fsc.org

Penguin Random House Verlagsgruppe FSC® N001967

2. Auflage 2025

produktsicherheit@penguinrandomhouse.de
(vorstehende Angaben sind zugleich Pflichtangaben nach GPSR)

www.kailash-verlag.de

Redaktion: Martin Stiefenhofer
Coverdesign: ki 36 Editorial Design, Stephanie Reindl, München
Covermotiv: © ki 36 Editorial Design
Bildnachweis: S. 71: Gitte Gorzitzke, S. 79: Shutterstock/VectorMine, S. 83: Shutterstock/Rendix Alextian, S. 312: Sabine Lück
Gestaltung und Satz: Uhl + Massopust, Aalen
Druck und Bindung: GGP Media GmbH, Pößneck
Printed in Germany
ISBN 978-3-424-63272-9

Inhalt

Vorwort

Manchmal begegnen uns Bücher, die wie ein Schlüssel sind – Schlüssel, die uns Türen zu innerem Frieden und familiärer Heilung öffnen. Sabine Lück hat mit *Vererbtes Glück* genau ein solches Werk geschaffen. In ihrer tiefgehenden und einfühlsamen Weise zeigt sie auf, wie tief das Erbe unserer Ahnen in uns verankert ist und wie wir dieses Erbe aktiv gestalten können, um Glück und Frieden anstelle von Schmerz weiterzugeben.

Sabine Lück ist nicht nur eine Freundin und Mentorin, sondern für viele auch eine Wegweiserin, wenn es darum geht, uns selbst und unsere Beziehungen heilsam zu verstehen. Durch ihre jahrzehntelange Erfahrung hat sie das Wissen, den Menschen einen Zugang zu verschaffen, der den Blick für familiäre Muster öffnet und dabei hilft, sie liebevoll und achtsam zu durchbrechen. Für sie ist Familientrauma kein starres Schicksal – es ist eine Einladung zur Transformation.

In diesem Buch nimmt Sabine uns an die Hand, um das Konzept der transgenerationalen Weitergabe von Trauma und Glück zu verstehen. Durch ihre Generation-Code®-Methode zeigt sie uns, wie wir die Wunden unserer Vorfahren heilen können, ohne selbst in deren Fesseln zu verharren. Sie lädt uns ein, die unsichtbaren Verträge, die über Generationen hinweg geschlossen wurden, bewusst zu erkennen und aufzulösen. Es ist eine kraftvolle Reise, die uns befähigt, das Glück als lebendiges Vermächtnis weiterzugeben.

Vererbtes Glück ist mehr als eine Ansammlung von Wissen – es ist ein liebevoll gestalteter Leitfaden, der den Leser dazu ermutigt, mit Achtsamkeit und Mitgefühl auf die eigene Familiengeschichte zu blicken. Sabines Übungen und Rituale bieten konkrete Hilfestellungen und ermöglichen eine direkte Anwendung im Alltag. So wird jede Seite dieses Buches zu einem Werkzeug, das uns dabei unterstützt, positive Veränderungen zu schaffen und ein gesundes, kraftvolles Familiensystem aufzubauen.

Wenn du dieses Buch in den Händen hältst, dann mach es zu deinem eigenen. Lass dich von Sabines Worten und der Kraft ihrer Arbeit berühren. Lass dich auf die Übungen ein und nimm dir die Zeit, die Weisheit ihrer Methoden in deinem Leben zu verwurzeln. Du wirst sehen: Die Reise durch dieses Buch kann ein Licht auf deinen Weg werfen und dir helfen, dich selbst und deine Familie mit neuem Verständnis zu sehen.

Möge *Vererbtes Glück* dir die Hoffnung und Kraft schenken, die du für deinen eigenen Weg brauchst. Und möge es dir zeigen, dass wir alle die Fähigkeit haben, statt Schmerz Glück zu vererben – an unsere Kinder, unsere Enkel und darüber hinaus.

In tiefer Wertschätzung,
Laura Malina Seiler

Vorwort

In deinem Körper und in deiner Seele sind vererbte Erfahrungen, übernommener Schmerz und alte Überlebensprogramme gespeichert – aber auch das Wissen um das, was es braucht, um alte Wunden heilen zu lassen und das Hier und Jetzt aus den Verstrickungen der Vergangenheit zu befreien. So können wir Glück statt Schmerz vererben.

Sabine Lück

In den letzten Jahren hat sich das Wissen um transgenerationale Weitergabe von Traumata und Traumabewältigung rasant verbreitet. Wir können inzwischen auf wissenschaftliche Forschungen zurückgreifen und sehr differenziert nachvollziehen, auf welchen Wegen sich das Leid unserer Vorfahrinnen auf die folgenden Generationen überträgt. In den 1990er-Jahren, als dieses Forschungsfeld noch in den Kinderschuhen steckte, entwickelte ich zusammen mit meiner Kollegin Ingrid Alexander das Konzept Generation-Code®.

Wir erkannten, dass nicht nur unsere Ahnen in ihrem Wunsch nach Weiterentwicklung für die Nachkommen Botschaften und Aufträge nach vorn, in die Zukunft weiterreichen, sondern auch das Kind einen Heilungsimpuls ins Familiensystem bringt und einen unbewussten Treuevertrag mit seinen Eltern eingeht. Das abhängige Kind spürt die existenzielle Notwendigkeit, seine Eltern stabilisieren zu müssen, um selbst überleben zu können. Wenn es für das Familiensystem von Nutzen ist, dann ist es sogar bereit, seine eigene Entwicklung zurückzunehmen. Der tiefe Wunsch des Kindes, seine Eltern und Ahninnen zu heilen und sie an ihrem wundesten Punkt zu schützen, wird zu seiner lebenslangen Mission der Elternrettung. Als Erwachsene verfolgen wir, ohne es zu bemerken, dieses Lebensziel und übertragen unseren kindlichen Heilungswunsch auf Partner, Freundinnen, Arbeitskollegen und auf unsere Nachkommen. Für unsere Kinder bedeutet das, Eltern zu erleben, die in ihrem Kind die Möglichkeit einer Wiedergutmachung eigener Sehnsüchte und die ihrer Eltern und Vorfahren sehen und die zusammen mit guten Absichten auch das alte Leid übertragen. So entsteht auch in dieser neuen Generation ein unbewusster Treuevertrag des Kindes mit seinen Eltern, und der Generation-Code® setzt sich weiter fort.

Je mehr ich mich mit diesem Thema befasste, desto mehr erkannte ich bestimmte Muster und Regelmäßigkeiten hinter diesen transgenerationalen Prozessen. Ein sehr starkes Muster ist der Wunsch aller Beteiligten, etwas Gutes für die Zukunft und die nachfolgenden Generationen zu schaffen. Eltern und Großeltern wollen fast immer, dass ihre Nachkommen glücklich sind und ein besseres, erfolgreicheres Leben führen können. In diesem Wunsch verweben sich eigene Defizite, aber auch der tiefe Heilungswunsch ihrer inneren Kinder – der Teil eines Menschen, der noch immer auf liebevolle elterliche Versorgung angewiesen ist –, der sich auf die eigenen Eltern und Vorfahrinnen richtet. In ihren Kindern und Enkeln können sie womöglich etwas nachholen, wiedergutmachen, was Generationen zuvor misslungen ist. Wir wollen NICHT das Leid weiterreichen, wir wollen Glück vererben. Wieso gelingt das aber meistens nicht, und was braucht es, damit wir die Schätze der Vorfahrinnen annehmen dürfen, ohne den Preis, ihr Leid zu tragen, zahlen zu müssen?

Ich möchte Eltern, Familien und Fachleute mit diesem Buch Möglichkeiten aufzeigen, wie sie alte Verstrickungen aufspüren und verstehen können und ein Weitergeben an die eigenen Kinder verhindert werden kann. Ich möchte dir, liebe Leserin, lieber Leser, dabei helfen, diese stellvertretende »Versorgung« deines Kindes mit all dem, was dir oder deinen Eltern und Großeltern nicht vergönnt war, zu erkennen und damit den Transfer für die transgenerationale Weitergabe der Familienwunde stoppen zu können.

Nachdem ich jahrelang mit Erwachsenen zu ihren als Kind geschlossenen Treueverträgen gearbeitet hatte, drängte sich mir der Wunsch auf, bereits zu der Zeit etwas tun zu können, während der der transgenerational begründete Loyalitätsvertrag (Treuevertrag) mit den Eltern geschlossen oder vertieft wird: in der Kindheit, wenn Kinder mit uns als Eltern oder anderen Bindungspersonen zusammenleben und sich unser transgenerationales Erbe wie ein dunkler Schatten auf den Umgang mit unseren Kindern legt. Es ist die Zeit, in der unser Kind auf eine gelungene Spiegelung und eine passgenaue Beantwortung seiner Grundbedürfnisse durch feinfühlige Bezugspersonen angewiesen ist, um sich selbst erkennen zu können. Hier wirken übernommene Traumaerfahrungen unserer Vorfahren mit ihren vererbten dysfunktionalen, also nicht funktionierenden Familienmustern, die von Gewalt, fehlender Bindungsfähigkeit und einschränkenden Überlebensstrategien geprägt sind. Sie wirken wie ein täglich verabreichtes Gift und verhindern ein authentisches Miteinander. Die Übertragungen alter Glaubenssätze, die den nächsten Generationen als Garantie dienen sollten, um altes Leid nicht noch einmal erfahren zu müssen, aber auch der Wunsch nach Entschädigung und nachträglicher Versorgung blockieren die gesunde Entwicklung unseres Kindes. Wie wir das tun und was du als wichtige Bezugsperson deines Kindes unternehmen kannst, um transgenerationale Weitergabe weitestmöglich aufzulösen, ist die Kernbotschaft dieses Buches.

Wir dürfen aber nicht nur das traumatische Erbe sehen und dabei vergessen, dass wir auch Fähigkeiten, Talente und hilfreiche Überlebensstrategien mitbekommen haben. Meine größte Erkenntnis aus dreißig Jahren praktischer Arbeit ist die Entdeckung, dass wir alle gemeinsam an der Heilung alter Wunden arbeiten. Nicht immer ist das gleich zu erkennen, weil die vielen übernommenen, dysfunktionalen Überlebensmuster die gesunde Kindesentwicklung und das Familiensystem empfindlich zu stören scheinen. Vorfahren, Eltern und Kinder streben gemeinsam für die Zukunft eine Entwicklung an, die in der Vergangenheit nicht stattfinden konnte: Fehlte ein sicheres Zuhause, wird dafür gesorgt, dass unsere Kinder eines bekommen; fehlte der Vater, versucht die nächste Generation, einen Vater zu bieten, der da ist; wurde man als Kind nicht gesehen, versucht man, seinem Kind mit Aufmerksamkeit und Achtsamkeit zu begegnen usw. Ich stellte mir die Frage, wie wir einerseits diese notwendige Weiterentwicklung unterstützen können, ohne dabei die alten Wunden weiterzureichen, und wie wir andererseits den Blick auf die tatsächlichen Bedürfnisse unseres Kindes nicht verlieren. Wenn du als Mutter oder Vater verstanden hast, welche transgenerationale Wunde du aus deiner Kindheit mitgebracht hast und wie dein als Kind geschlossener Treuevertrag mit den Eltern und Vorfahren den Umgang mit deinem Kind beeinflusst, kannst du besser nachvollziehen, wann alte Verstrickungen den Blick auf dein Kind versperren. Im Mittelpunkt steht deshalb die Auflösung dieser Treueverträge, durch die alle Generationen miteinander verwoben sind: zu erkennen, was zu einem selbst gehört und was sich durch Treue und Wiedergutmachungswünsche entwickelt hat und im Dienst der Ahnenrettung steht. Zu differenzieren, was genau dein Selbsterleben prägt, ist die Grundvoraussetzung für einen authentischen Umgang mit den eigenen Bedürfnissen und denen deines Kindes. Dieses Buch soll dir eine

Unterstützung sein, um positive Bindungserfahrungen mit deinem Kind zu ermöglichen, und dir dabei helfen, deine und seine Resilienz zu stärken. Indem du lernst, wie übernommenes Leid transformiert werden kann, wird der Blick auf dein Kind wieder frei und damit authentische Beziehungsgestaltung möglich.

Zunächst ist es aber notwendig anzuerkennen, dass kein Ratgeber, kein Podcast, keine liebevollen Ratschläge von Eltern oder Freundinnen, ja selbst ein Studium als Pädagogin oder eine Approbation als Kinder- und Jugendlichenpsychotherapeutin einen vollkommen auf diese Aufgabe vorbereiten können.

Wenn du als **Mutter** oder **Vater** dieses Buch liest, möchte ich dir etwas Wichtiges mit auf den Weg geben. Ich möchte mit diesem Buch erreichen, dass du dich im Umgang mit dir selbst und mit deinen Kindern befreit fühlst, entlastet von Schuldgefühlen und zu hohen Ansprüchen. Ich möchte aber auch, dass du einen Leitfaden in der Hand hältst, mit dem es dir gelingen kann, Stück für Stück die Schatten der Vergangenheit, die über der Beziehung zu deinen Kindern liegt, aufzulösen. Dieses Buch soll kein weiterer Ratgeber sein, der versucht, dir zu sagen, was richtig und was falsch ist, sondern eine Hilfestellung, die vom Anklagen zum Verstehen führt. Es soll dir dabei helfen, neue Perspektiven einzunehmen und die transgenerational geprägten Erziehungsmechanismen zu erkennen, um sie deinen Werten entsprechend zu verändern. Ich wünsche mir für dich, dass es dir gelingt, dich selbst besser zu verstehen und einen freien Blick auf deine Kinder zu bekommen. Familie ist etwas Kostbares, und wie schön wäre es, dieses Geschenk des Lebens jeden Tag aufs Neue leben zu können.

Wenn du als **Fachkraft** (im erzieherischen, psychotherapeutischen oder ärztlichen Bereich oder in der Sozialarbeit) dieses Buch liest, wünsche ich dir tiefe Erkenntnisse für die wertvolle Arbeit, die du jeden Tag auf deinem Gebiet leistest. Dir darf dieses Buch dabei helfen, den transgenerationalen Blick in dein bisheriges Wirken zu integrieren, um damit neue Perspektiven einnehmen zu können und bisher stagnierende Entwicklungen in Bewegung zu bringen. Mit wertvollen Impulsen, praktischen Übungen und meiner Erfahrung aus dreißig Jahren transgenerationaler Psychotherapie möchte ich dich dazu ermutigen, aus einem neuen Blickwinkel auf Familie und kindliche Entwicklung zu schauen, und dich befähigen, Kinder und Eltern besser dabei unterstützen zu können, authentische Beziehungen zu leben. Ein besonderes Anliegen meines Buches ist es zudem, dich auch selbst dazu zu inspirieren, einen Blick auf dein eigenes Gewordensein zu werfen, um die Fallstricke zu erkennen, die sich oft auf deinen professionellen Umgang mit Kindern und Eltern auswirken. Wir haben alle einen Treuevertrag mit unseren Eltern geschlossen und übertragen ihn als Erwachsene auf Menschen in unserem Umfeld. Unsere kindliche Mission, die Welt zu retten, stammt aus der Zeit, in der unsere Eltern die Welt für uns waren, und so halten wir an diesem Rettungsauftrag fest und versuchen auch beruflich, die transgenerationale Heilung unserer eigenen Ahnenlinien zu erreichen. Das führt zu Verwechslungen und Verstrickungen, die unserem Wunsch, eine professionelle Unterstützung zu sein, entgegenwirken. Ein Blick in die eigene transgenerationale Biografie ermöglicht es dir, diese Fallstricke schneller zu erkennen und deinen Blick wieder freizubekommen für die Menschen, die Hilfe suchend zu dir kommen.

Wenn du dieses Buch als **Großelternteil, Lebenspartnerin** oder als **Freund der Familie** liest, wünsche ich dir ebenfalls tiefe Erkenntnisse über dich selbst und den Umgang mit Kindern. Du hast wahrscheinlich eine ganz eigene Beziehung zu deinen Enkeln oder Stiefkindern. Vielleicht bist du bereits seit Jahren eine enge Bezugsperson oder willst die Beziehung zu den Kindern jetzt vertiefen. Es kann aber auch sein, dass du dieses Buch einfach so aus Interesse in die Hand genommen hast. Ich wünsche dir, dass deine Neugier dir einige wertvolle Möglichkeiten aufzeigen wird, die dein Leben bereichern können. Großeltern sind zudem Teil des Ahnensystems und können mithilfe der verschiedenen Beispiele in diesem Buch besser verstehen, welchen Einfluss sie selbst als Mutter oder Vater auf die Eltern ihres Enkelkindes hatten. Sie können nachvollziehen, wie ihre eigene Geschichte sich in den nächsten Generationen wiederholt und welche Folgen sich auf individuelle Weise weitervererbt haben. Dies soll dir helfen, mehr Verständnis für deine Kinder und Enkelkinder zu entwickeln und zudem deine eigene Geschichte besser zu verstehen.

Mit diesem Buch möchte ich allen, die sich im Labyrinth der transgenerationalen Verstrickungen verirrt haben, ein Licht an die Hand geben. Damit sie erkennen, wovon sie sich befreien müssen, um am Ende sich selbst und ihren Kindern neu begegnen zu können.

Ich wünsche dir beim Lesen dieses Buches all die Aha-Erlebnisse, die du dafür brauchst; bedenke dabei: Jede kleine Erkenntnis ist wie der Flügelschlag eines Schmetterlings, der einen Hurrikan entfachen kann und damit transgenerationale Heilung in Gang setzen wird. Statt Leid darf sich das Glück in unseren Genen verankern und sich als freudvolle Erfahrung an unsere Kinder und Enkelkinder weitervererben.

Die Grundlagen:

Traumata, die Generationengrenzen überwinden

Ich möchte dir zu Beginn eine kleine Einführung in das Thema transgenerationales Trauma, Generation-Code® und die unterschiedlichen Erklärungsmodelle für das Phänomen der Schicksalsvererbung geben.

Eine Wunde wird vererbt

Ein Trauma ist eine seelische Wunde, die durch ein einmaliges oder wiederholtes Ereignis entstanden ist, das so schmerzhaft und überwältigend war, dass es ein Gefühl größter Verzweiflung hervorgerufen hat. Nicht selten hat die traumatisierte Person Todesängste ausgestanden. Um weiterleben zu können, muss das Erlebte verdrängt oder sogar abgespalten werden. Dabei wird der Kontakt zum eigenen Körpererleben unterbrochen, und wenn der oder die Betroffene bei der Bearbeitung und Integration des Traumas nicht unterstützt wird, entstehen Folgesymptome und Überlebensmuster, die zum Ziel haben, alles, was mit dem traumatischen Erleben verbunden war, zu meiden.

Wir wissen heute, dass die Weitergabe der eigenen Verletzungen unbewusst stattfindet und sich vor allem darin zeigt, dass Eltern ihren Aufgaben als Bindungsperson nicht ausreichend gerecht werden und auf die Bedürfnisse ihrer Kinder nur unzureichend eingehen können.

Unter einem transgenerationalen Trauma versteht man die Weitergabe überwältigender, äußerst schmerzhafter und nicht verarbeiteter Erfahrungen unserer Vorfahren, die als übernommene Symptome, vererbte Emotionen und tradierte Familienmuster in den folgenden Generationen auftauchen. Manchmal scheint es, als wäre eine Generation übersprungen und das Trauma in einer sogenannten »Seelenkapsel« isoliert weitergegeben worden: Erst zwei oder drei Generationen später öffnet sich diese Seelenkapsel, und die Folgen des vererbten Schicksals zeigen sich.

Der Generation-Code®

Der Generation-Code® ist ein von Ingrid Alexander und mir entwickeltes neurobiologisch fundiertes, transgeneratives, also die Geschichte der Vorfahren einbeziehendes Konzept zur Auflösung des überlieferten, archaischen Grundkonflikts, der sich in der Beziehung zwischen Kind und Mutter bzw. Vater zeigt.

Mit der Generation-Code®-Methode lässt sich der Fokus direkt auf das zugrundeliegende Lebensthema eines Menschen und die damit in Verbindung stehende Familienwunde setzen. Wie bei einem Zahlenschloss, das sich erst öffnet, wenn alle Zahlen eingestellt sind, ermöglicht uns dieses Vorgehen, den eigenen Treuevertrag mit Mutter und Vater zu entschlüsseln und alte Verstrickungen aufzulösen. Der Treuevertrag des Kindes, so fanden meine Kollegin Ingrid Alexander und ich heraus, ist der kindliche Lösungsversuch des Archaischen Grundkonflikts. Dieser entsteht aus der Unvereinbarkeit des Überlebenstriebs und dem Drang nach Individualität und Entfaltung. Weil Eltern diesen Prozess der Autonomieentwicklung ihres Kindes aufgrund eigener Defizite nicht ausreichend unterstützen können und zudem transgenerationale Themen auf ihre Kinder übertragen, versucht das Kind mit seinem Verhalten, die Eltern emotional reifen und transgenerationale Heilung möglich werden zu lassen. Die Generation-Code®-Methode ermöglicht deshalb das ressourcenorientierte Erleben einer imaginär erlebten Ahnenversorgung, die vererbte Traumaspuren in unserem Nervensystem regulieren und befrieden kann und oft zum allerersten Mal die Möglichkeit einer eigenen (Nach-)Versorgung realistisch erscheinen lässt: Indem wir uns vorstellen, dass unsere Vorfahren die idealen Lebensbedingungen hatten, die sie eigentlich gebraucht hätten, können wir deren bisher verschüttete oder verkümmerte Potenziale sehen. So gelingt eine neue, alternative Erfahrung, die sich in unseren Gedächtnissystemen verankern kann und rückwirkend tiefgreifende Heilung und eine gesunde Ablösung von Eltern und Ahnen möglich macht.

Wie werden Traumata über Generationen weitergegeben?

Für die transgenerationale Weitergabe gibt es vier Modelle, die ich hier kurz vorstellen möchte.

» **Das psychodynamische Modell** beschreibt, dass Eltern ihre nicht bearbeiteten Emotionen, die mit dem erlebten Trauma verbunden sind – wie zum Beispiel Angst und Ohnmacht –, auf ihre Kinder übertragen und von diesen verinnerlicht werden. Dieser Vorgang wird projektive Identifizierung genannt. Das Kind nimmt diese Anteile der Eltern (Bindungspersonen) in sich auf. Man nennt diese abgespaltenen Elternanteile auch »Introjekte«. Das Kind erlebt diese als zu sich gehörend und lernt nicht zu unterscheiden: wer bin ich und wo fängt der andere an. Personale Grenzen fehlen, und eine gesunde Autonomieentwicklung ist nur schwer oder gar nicht möglich.

» **Das familiensystemische Modell** betrachtet die Familie als ein System. Alle Mitglieder reagieren in Wechselwirkung miteinander und übernehmen eine Rolle in dieser Gemeinschaft. Die Folgen eines nicht verarbeiteten Traumas wirken sich auf alle aus und zerstören die Grenzen zwischen den Generationen und einzelnen Mitgliedern der Familie. Das haben insbesondere Untersuchungen bei extremen Traumatisierungen gezeigt, wie etwa bei Holocaust-Überlebenden und Überlebenden aus Kriegsgebieten mit Gewalt- und Foltererfahrungen. Eltern entwickeln hier eine pathologische, also ungesunde Abhängigkeit von ihren Kindern, weil sie diese für sich und ihre eigene Stabilisierung brauchen. Kinder versuchen, die Erwartungen ihrer Eltern zu erfüllen und für Entschädigung (meist der vorangegangenen) Generationen zu sorgen. Es entsteht ein Prozess des Gebens und Nehmens, der von Loyalität und Abhängigkeit geprägt ist.

» **Das soziokulturelle Modell** kommt dir vielleicht am vertrautesten vor, denn es vertritt den Ansatz, dass die Weitergabe von sozialen Normen und Glaubenssätzen von einer an die nächste Generation durch elterliches Erziehungsverhalten und durch Lernen am Modell geschieht. Den meisten Eltern ist es nicht bewusst, dass ihre eigenen Kindheitserfahrungen einen so großen Einfluss auf die Beziehungsgestaltung mit ihren Kindern haben. Wir greifen in der Begleitung unserer Kinder jedoch oft auf die Art und Weise zurück, in der unsere Eltern oder Bindungspersonen auf unsere kindlichen Bedürfnisse eingegangen sind. Spannend ist auch, dass wir selbst dann, wenn wir es unbedingt anders machen wollen als unsere Eltern und uns von ihrem Verhalten abgrenzen, trotzdem oft wiederholen, was wir eigentlich vermeiden wollten.

» Das **biologisch-epigenetische Modell** ist ein sehr aktuelles Erklärungsmodell und berichtet von bahnbrechenden Ergebnissen in der Forschung mit Tieren, die sich zwar noch nicht umfassend auf den Menschen übertragen lassen, aber in Bezug darauf, dass ein Trauma über epigenetische Mechanismen vererbt wird, sind sich inzwischen viele Wissenschaftlerinnen einig.

Epigenetische Faktoren

Eine relativ neue Forschungsrichtung befasst sich damit, wie Merkmale mit Genfunktionen vererbt bzw. genetisch festgelegte Eigenschaften an- und abgeschaltet werden. Die bekanntesten und bisher am meisten erforschten drei epigenetischen Mechanismen sind folgende:

» **Die DNA-Methylierung:** Die Methylierung der DNA ist eine Markierung, die für das An- oder Abschalten bestimmter Gene sorgt. Methylgruppen, kleine chemische Anhängsel an der DNA, steuern die Aktivität auf den Genen und können verhindern, dass diese abgelesen werden. Extreme Erfahrung wie etwa ein erlebtes Trauma verändert die Epigenetik eines Menschen und wird dann als epigenetische Markierung an die Nachkommen weitergegeben. Die Methylgruppen können auch wieder entfernt werden, etwa durch das Enzym Demethylase. Man geht davon aus, dass viele epigenetische Marker im Erbgut gelöscht werden, bevor es weitergegeben wird – aber nicht alle. Welche und warum, ist allerdings noch nicht ausreichend erforscht.

» **Histonmodifikation:** Jede Körperzelle enthält in ihrem Zellkern 23 Chromosomenpaare. Jedes Chromosom besteht aus DNA, dem Träger der genetischen Information. Diese sind um

Proteine (Histone) gewickelt und werden zusammen mit der Histonspule Nukleosom genannt. Alle Nukleosome zusammen bezeichnet man als Chromatin. Die Chromatinstruktur kann locker und offen oder in einem verdichteten Zustand geschlossen sein. Durch biochemische Reste an verschiedenen Stellen der Proteine entstehen unterschiedliche Kombinationen und sorgen dafür, dass das Chromatin sich an dieser Stelle öffnet oder schließt. Hier gibt es allerdings bisher nur einige wenige Studien, und es müssen noch weitere Forschungen folgen.

» **Nichtcodierende RNA:** Während die DNA den vollständigen Bauplan für die Konstruktion und auch Funktion einer Lebensform enthält, kann die RNA unter anderem genetische Informationen übertragen und dient der Regulation von Genen. Nichtcodierende RNA hat man lange Zeit für überflüssig gehalten, doch weiß man heute, dass diese durch Umweltfaktoren, Lebensweise und traumatische Erfahrungen verändert und dann durch Eizelle und Samen weitergegeben werden. Ähnlich wie bei der DNA-Methylierung können auch die nichtcodierenden RNAs verändert sein und haben mit hoher Wahrscheinlichkeit Konsequenzen für die Aktivität eines Genoms in Bezug auf die Entwicklung von traumatischen Symptomen.

Glaubenssätze und Handlungsmuster

Wir erben jedoch nicht nur die traumatischen Erfahrungen unserer Vorfahren, sondern auch ihren Umgang damit und ihre mit diesen Erfahrungen verknüpfte Botschaft. Es werden Glaubenssätze und Überlebensmuster weitergegeben, die, ohne dass es uns bewusst wäre, auf traumatischen Erfahrungen fußen und unsere Sicht der Welt beeinflussen. Was ich über das Leben denke, ob ich anderen vertrauen kann, ob ich Gefühle zeigen darf oder Fremde als bedrohlich erlebe, liegt an den Botschaften und den vorgelebten Handlungsweisen, die uns von unseren Eltern und Ahnen mitgegeben werden. Überlebensmuster sind Fähigkeiten, die Betroffene entwickeln, um mit dem erlebten Trauma und seinen Folgen umgehen zu können. So entwickelt man beispielsweise Strategien, den Schmerz oder andere belastende Emotionen wie Trauer oder Angst nicht mehr spüren zu müssen.

Der deutsche Psychiater und Bindungsexperte Karl-Heinz Brich bezeichnet die aus einem Trauma entstandenen psychischen Widerstandskräfte auch als sekundäre Traumaresilienz: innere Wachstumsprozesse, die dafür zu sorgen scheinen, dass eine Person ein erlebtes Trauma auch ohne größeren Schaden überstehen kann. Es konnte sogar nachgewiesen werden, dass diese Überlebensresilienz ebenso an nächste Generationen weitergegeben wird wie die traumatische Erfahrung selbst.

Dieses Phänomen werde ich in diesem Buch genauer beleuchten und aufzeigen, wie du es für die Auflösung transgenerationaler Treueverträge nutzen kannst. Ich möchte dir aber auch aufzeigen, wie es zu einer möglichen Verwechslung dieser positiven Absicht in der Weitergabe von Traumaresilienz kommen kann, da unsere Kinder ja ebenfalls mit einem Heilungsimpuls reagieren und die Defizite und Verlusterfahrungen hinter den elterlichen Bemühungen erahnen. Sie stellen sich für das Gelingen der positiven Absicht der Eltern und Vorfahrinnen zur Verfügung und »heilen« auf diese Weise zeitlich rückwirkend in die Ahnenreihen.

Der hilfreiche Ansatz des Generation-Code® beinhaltet eine ressourcenstärkende Herangehensweise, die es möglich macht, die transgenerationale Weitergabe von Defiziten und destruktiven Verhaltensmustern in transgenerationale Resilienz zu verwandeln. Dabei muss genau unterschieden werden, wem ursprünglich die positiv anmutenden Wünsche und Mahnungen unserer Vorfahren an ihre Kinder und Enkelinnen gelten. So soll beispielsweise der als Kind vernachlässigte Großvater nun im Enkel noch einmal eine glückliche Kindheit erhalten, um Heilung und Reifung zu erlangen. Mit einer solchen resilienten Erfahrung hätte er seiner Tochter – der Mutter des Enkels – ein besserer Vater sein können. Doch der betroffene Enkel hat bereits Eltern, die ihn nicht vernachlässigten, und erlebt eine gänzlich andere Realität als sein Großvater damals. Der hier wirkende Treuevertrag zwischen den Generationen ist der Versuch einer transgenerationalen Heilung, bei der die Symptome des Großvaters im Enkelsohn »behandelt« werden. Es sind aber nicht seine eigenen, selbst wenn er Symptome zeigt, die eigentlich zum Erleben des Großvaters gehören. Diese Verwechslung führt dazu, dass sich alte Überlebensmuster und Schutzstrategien ebenfalls auf den Umgang mit dem Enkel übertragen und damit Realität und Bedürfnisbeantwortung verzerren.

Wie dir dieses Buch hilft

Du merkst: Dieses Thema ist umfangreich und komplex, deshalb möchte ich dir ein paar Anregungen geben, wie du am besten mit diesem Buch umgehst. Mir ist klar, dass kaum jemand noch die Zeit findet, sich ausgiebig in ein Buch zu vertiefen – doch genau dazu möchte ich dich motivieren. Das Thema der transgenerationalen Weitergabe mit seinen weitreichenden Folgen für dein Leben und das deiner Kinder macht es so wichtig, sich mit der eigenen Familiengeschichte auseinanderzusetzen. Nur so kannst du den Schleier lüften, der auf den immer wiederkehrenden Mustern deines Lebens liegt und auch die Entwicklung deines Kindes empfindlich stört.

Wie ein Trauma transgenerational wirkt und du die Weitergabe verhinderst

In diesem Buch findest du wichtige Informationen zu den Folgen transgenerationaler Weitergabe von Traumata und Überlebensstrategien auf unser Familienleben und unsere Bindungs- und Beziehungsfähigkeit. Anhand von Beispielen aus dem Familienalltag wird der Einfluss der vererbten Familienmuster deutlich, und die Prinzipien des Generation-Code® werden verständlich. Damit du die Entwicklung deines Kindes besser nachvollziehen kannst, findest du zudem Informationen zur Gehirnentwicklung, zu den kindlichen Wachstumsphasen und den Heilungswegen des Kindes für das Familiensystem.

Wertvolle Übungen ermöglichen wichtige Schritte, sich mit den eigenen Wunden auseinanderzusetzen und zu verstehen, wie du verhindern kannst, diese unreflektiert weiterzugeben. Es wird auch deutlich, was man braucht, um die Verstrickungen im Hier und Jetzt zu lösen, damit Liebe wieder fließen kann und ein erfülltes Leben für uns und unsere Kinder möglich wird. Dabei werden nicht nur die Beziehung zum Kind, sondern auch die Paarbeziehung und die Ebene der Geschwisterschaft berücksichtigt. Spiele und Rituale zur Unterstützung von Kommunikation, zum Umgang mit Emotionen und zur Stärkung von Resilienz sollen dir eine kreative und lösungsorientierte Herangehensweise aufzeigen. So kannst du zum Cycle-Breaker werden und deinen Kindern neue Zukunftsvisionen bieten.

Du erfährst in diesem Buch auch, wie das Konzept Generation-Code® in der Praxis angewendet wird, und kannst erkennen, wie das Kind als Spiegel dieser transgenerationalen Prozesse dem gesamten Familiensystem dient. Zudem erhältst du wichtige Werkzeuge zur Verbesserung der Interaktion mit deinem Kind und zur Sicherstellung des Glückserbes.

Ein weiteres zentrales Thema sind die Herausforderungen und Chancen in der Welt von heute mit ihren Krisen wie Kriege, Klimawandel und Migration. Hier wird die Brücke aus der Vergangenheit in die Gegenwart geschlagen und vermittelt, wie das Wissen über transgenerationale Prozesse uns helfen kann, bereits in der aktuellen Krise für die Unterstützung zu sorgen, die es braucht, damit Traumata und Leid nicht ungehindert weitergegeben werden.

Familie ist bunt, und dieser Tatsache möchte ich hier ebenfalls meine Aufmerksamkeit schenken. Ob Regenbogenfamilie, Adoptiv- oder Patchwork-Familie – transgenerationale Themen finden wir überall. Doch hier stellen sich besondere Fragen, und die brauchen Antworten, die ebenso bunt wie die Familien selbst sind.

Die Spiele-Apotheke®

Am Ende des Buches wirst du in das Konzept der Spiele-Apotheke® eingeführt und erhältst einen Überblick über alle Spiele, die in diesem Buch vorgestellt werden. Aufgelistet nach Alter deines Kindes und einigen bestimmten entwicklungsbedingten Herausforderungen zugeordnet, findest du auch den Hinweis, wo dieses Tool im Buch beschrieben wird.

Kapitel 1:

Wie die Vergangenheit unser aktuelles Familienleben prägt

»Meine Kinder triggern mich«, sagt Ines und hofft auf einen guten Rat von mir als Familientherapeutin. Leon und Jonas sind zwei ganz normale Brüder, die gemeinsam mit ihren Eltern in einem Einfamilienhaus am Stadtrand leben. Beide Eltern gehen ihren Berufen nach und teilen sich die Erziehung ihrer geliebten Söhne. Mutter Ines berichtet davon, wie sehr sie sich getriggert fühlt, wenn die beiden Söhne, neun und zwölf Jahre alt, sich streiten. »Vielleicht bin ich harmoniesüchtig oder einfach nicht ausgeglichen genug, aber wenn die beiden richtig loslegen, sich sogar körperlich angehen, flippe ich einfach aus«, erzählt die zierliche Frau. Dabei sei ihr bewusst, wie wichtig es für die Kinder ist, alle Gefühle ausdrücken zu dürfen, und dass Jungs im Allgemeinen wenig zimperlich miteinander umgehen in diesem Alter.

Schnell wird deutlich, wie überfordert sich Ines in solchen Situationen fühlt. Sie spürt sehr genau, dass bei diesem Thema noch etwas anderes in ihr angerührt wird, dass Emotionen freigesetzt werden, die unbewusst wirken und eine große Ohnmacht auslösen. Was dann in ihr hochkommt und sie meist nicht zurückhalten kann, ist eine große, fast unbändige Wut, die sich mit Worten lautstark ihren Weg bahnt. Am Ende des Tages fühlt sich Ines wie eine Versagerin, sie hat extreme Schuldgefühle gegenüber Leon und Jonas und weint sich leise in den Schlaf.

Eine Situation, die viele Eltern kennen. Vielleicht kennst auch du solche oder ähnliche Situationen und hast dich schon ausführlich mit Ratgebern, Freundinnen und anderen Eltern ausgetauscht. Es ist ein Stück weit normal, wenn Eltern der Geduldsfaden reißt und sie sich nicht immer perfekt selbst regulieren können. Alles andere wäre unrealistisch. Doch sehr oft steckt noch mehr dahinter.

Der transgenerationale Blick eröffnet eine neue Perspektive

Lass uns einmal aus einer anderen Perspektive auf das Geschehen schauen. Was passiert hier genau? Ein Blick durch die transgenerationale Brille zeigt uns etwas Interessantes. Ines hat eine Schwester, der Altersunterschied beträgt nur etwas mehr als ein Jahr, und als Kind hat sich Ines von der Mutter zurückgesetzt gefühlt, hat das Gefühl gehabt, die Schwester sei der Mutter immer lieber gewesen. Sie erinnert sich daran, dass die Mutter sie als Vaterkind betitelte – vom Vater hatte sich die Mutter früh getrennt und keinen Kontakt mehr zugelassen. Schmerzhaft taucht eine Szene vor Ines' Augen auf, in der die Schwester mit der Mutter kuschelt, sie selbst aber abgewiesen wird. So sei es oft gewesen, sagt Ines, und Tränen steigen ihr in die Augen. Die Schwester habe diesen Vorteil immer ausgenutzt, Ines, die Ältere von beiden, oft bei der Mutter angeschwärzt. Diese Ungerechtigkeit und der tiefe Schmerz, nicht geliebt zu sein, haben sich tief in Ines' Seele gebrannt und ihr Selbstwertgefühl beeinflusst. Bis heute fühle sie sich weniger liebenswert als die Schwester. Die Beziehung zur Schwester blieb von dieser Tatsache geprägt und ist bis heute von Neid und Konkurrenz gezeichnet.

Als Mutter wollte sie dies unbedingt besser machen. Sie bemüht sich sehr um Gleichberechtigung zwischen ihren Söhnen. Keiner soll dem anderen nachstehen, sich weniger angenommen und geliebt fühlen. Das geht so weit, erzählt Ines, dass sie beim Wäschezusammenlegen darauf achten würde, dass die Wäschestapel beider Söhne immer gleich hoch sind. Sie lacht verlegen und kann in diesem Augenblick die große Verbindung zu ihrer eigenen Geschichte spüren. Es macht Ines wütend, wenn ihre Bemühungen, eine gerechte Mutter zu sein, offensichtlich nicht gefruchtet haben und die Kinder eifersüchtig miteinander streiten. Hier ist es der Jüngere, der sich zurückgesetzt und oft nicht gesehen fühlt.

Was noch weiter zurückliegt

Dass uns unsere eigene Biografie prägt und unsere Einstellung zur Erziehung beeinflusst, weiß heute eigentlich jeder. Diese Erklärung könnte auch schon genügen, um mehr Verständnis für sich und das eigene Verhalten zu haben. Nach meiner Erfahrung wird es jedoch nicht ausreichen, um eine nachhaltige Veränderung des eigenen Verhaltens gegenüber den Kindern zu erreichen. Deshalb schaue ich noch weiter zurück in die Ahnenreihe.

Was könnte die Mutter von Ines beeinflusst haben, weshalb zieht sie die jüngere Tochter vor?

Ines' Mutter Angelika wächst bei liebevollen, aber schwer traumatisierten Eltern auf. Sie hat zwei Brüder, fühlt sich aber weniger wichtig als die beiden. Angelikas Mutter wiederum war Vollwaise, sie verlor den Vater mit sechs Jahren, die Mutter mit zwölf. Neben einem sechs Jahre jüngeren Bruder hatte Angelika eine ältere Schwester, die beim Tod der Mutter vierzehn Jahre jung war und zusammen mit einem Onkel die Versorgung der beiden jüngeren Geschwister übernahm. Der Onkel kam damals traumatisiert aus dem Krieg zurück und sah sich von heute auf morgen für die drei Kinder der an Multipler Sklerose verstorbenen Schwester verantwortlich. Der offensichtlich mit dieser Aufgabe überforderte Mann schlug die Kinder, vergewaltigte den

Jungen, und als er seine Verlobte kennenlernte, gab er die Kinder schließlich in ein Heim. Letzteres blieb Angelikas Mutter erspart, weil sie inzwischen einen Verlobten hatte, zu dem sie zog. Der jüngere Bruder aber hatte eine schwere und von weiteren sexuellen Übergriffen geprägte Heimzeit – eine Tatsache, die bei Angelikas Mutter tief sitzende Schuldgefühle auslöste.

Auch Angelikas Vater Georg hatte eine schwere Kindheit als Kriegskind. Der erste Mann seiner Mutter und Vater der Halbschwester starb im Krieg, und seine Mutter heiratete einen Mann, der selbst traumatisiert und ebenfalls gewalttätig war. Georgs Vater missbrauchte die Halbschwester über viele Jahre, und Angelika berichtet, dass auch in ihrer Kindheit der dunkle Schatten des Großvaters über allem lag. So wurde die Tür zu ihrem Zimmer stets abgeschlossen, wenn sie zu Besuch bei den Großeltern war. Obwohl Angelikas Vater nie gewalttätig oder übergriffig wurde, litt sie unter der Beziehung zu ihm, da er sich ihr gegenüber sehr distanziert verhielt. Ich vermute, er wollte seine Tochter unbewusst vor toxischer Vaterenergie schützen. Angelikas Mutter hat ihre Söhne offensichtlich vorgezogen und auch die Beziehung von Angelika zum Vater nicht gefördert. Vermutlich wollte sie in ihren Söhnen den eigenen Bruder versorgen. Angelika wuchs mit der Vorstellung auf, dass Männer gefährlich und übergriffig sind, und wollte deshalb nach der Trennung von ihrem Mann keinen Besuchskontakt zu den Kindern zulassen. Sie blieb mit den Töchtern allein und zog in die Nähe ihrer Eltern.

Vererbte Schuldgefühle

Vermutlich tragen beide Eltern tief sitzende Schuldgefühle gegenüber ihren Geschwistern in sich und haben diese unbewusst auf Angelika übertragen. Die Bevorzugung der Brüder kann ihren Ursprung in den wahrscheinlich unbewusst wirkenden

Wiedergutmachungswünschen der Mutter haben. Aus diesem Grund bekommt Angelika weniger Liebe und Aufmerksamkeit von ihr. Die distanzierte Haltung des Vaters, die wahrscheinlich als Präventionsstrategie Tochter Angelika vor Übergriffen schützen soll, verstärkt bei ihr das Empfinden, nicht richtig zu sein. Angelika hat das Gefühl, Opfer zu sein, und entwickelt narzisstische Züge, wie sie für ein ungeliebtes Kind typisch sind.

Angelikas Enttäuschung über die gescheiterte Ehe und ihre schmerzbehafteten Emotionen aus der Kindheit werden auf Tochter Ines übertragen. Diese sieht ihrem Vater ähnlich, wodurch Angelika unbewusst der Tochter eine Mitschuld an ihrer Lebenssituation gibt. Sie »bestraft« Ines mit Liebesentzug und nährt sich an der jüngeren Tochter, die sie auf ungesunde Weise an sich bindet.

Ines spürt nicht nur die Ungerechtigkeit, sondern auch die dahinter liegende Wunde der Mutter und ebenso die der Großeltern, bei denen sie aufwächst. In ihrer eigenen kleinen Familie will sie nun alles besser machen und unbewusst die AhnInnen und auch sich selbst versorgen. Sie muss eine gute Mutter sein, die nicht zulässt, dass Geschwistern ein solches Leid widerfährt, um die Familienwunde heilen zu können. Vor allem aber braucht es Eltern, die ihre Kinder nicht allein lassen, nicht sterben und nicht gewalttätig werden. Und es braucht Geschwister, die einander treu ergeben und fürsorglich sind, die vor allem nicht missgünstig sind und einander nichts neiden.

Das Vergangene wirkt noch heute

Hättest du gedacht, dass all diese Fakten unsere Reaktion auf eine harmlose Streitsituation beeinflussen? Genau deshalb fällt es so schwer, die eigenen Emotionen von der realen Situation zu trennen und entspannt zu reagieren. Noch einmal zusammengefasst: Es wird offensichtlich, welche »vererbten« Emotionen bei Ines, aber auch bei ihren Söhnen getriggert werden und welches unbewusste Rettungsprogramm hier abläuft:

Wenn Ines von der Arbeit nach Hause kommt, freut sie sich auf einen entspannten Nachmittag mit ihrer kleinen Familie. Die Söhne indes sind in einen heftigen Streit verwickelt und werden dabei auch »gewalttätig«. Ines versucht, die hitzigen Gemüter zu beruhigen, doch sie dringt nicht zu ihnen durch. Zunächst versucht sie, die beiden Streithähne zu trennen, doch als ihr das nicht gelingt, überkommt sie ein Gefühl von Ohnmacht. Die Aggression, die von beiden Söhnen ausgeht, berührt unbewusst ihre eigene Wut als Kind auf ihre bevorzugte Schwester, die sie aber damals nicht ausdrücken konnte, weil sie befürchtete, dadurch auch den Rest mütterlicher Liebe zu verlieren. Zudem wird ihre Angst vor gewalttätigen Männern, die sie aus ihrer Kindheit mitbekommen hat, getriggert. Die Tatsache, die Kinder nicht beruhigen zu können, macht sie außerdem hilflos und gibt ihr das Gefühl, als Mutter versagt zu haben. Als die Wut dann aus ihr herausbricht, kommen Gefühle von Selbstabwertung und Scham dazu, sie bricht innerlich zusammen. Die in dieser Situation ausgelösten »vererbten« Emotionen haben sie in eine Zeit zurückkatapultiert, die lange zurückliegt und die sie sogar zum Teil selbst gar nicht erlebt hat. Es werden ausgelöst:

- Versagensgefühle als Mutter, die es nicht geschafft hat, dass Geschwister sich gleichberechtigt behandelt fühlen.
- Ohnmachtsgefühle; nichts machen zu können und einer Situation ausgeliefert zu sein.
- Der eigene Schmerz als enttäuschtes Kind, abgelehnt von der Mutter, die die Schwester vorzieht.
- Die kindliche Angst vor Aggression, die in dieser Familie als

traumatische Erfahrung gespeichert wurde und die um jeden Preis verhindert werden muss.

» Schuld- und Schamgefühle darüber, selbst eine »gewalttätige« Mutter zu sein, die ihre Kinder anbrüllt.
» Schuldgefühle bei den Söhnen, die mit ihrem Streit die Mutter in eine Hilflosigkeit gebracht haben.

Dieser Cocktail von Gefühlen überschwemmt Ines' Nervensystem, und es gelingt ihr nicht, sich rechtzeitig zu regulieren. So schafft sie es auch nicht, ihre Kinder da abzuholen, wo eine bedürfnisgerechte Reaktion für deren Regulierung von Vorteil wäre. Warum das so ist, erfährst du weiter unten, doch zunächst zu der Frage, wie man in solchen Situationen reagieren kann.

Deeskalation und Beruhigung des Nervensystems

Wie könnte eine gesunde Eltern-Kind-Interaktion in einer solchen Situation beispielhaft aussehen? Unabhängig vom individuellen Erziehungsstil und den Werteeinstellungen der Eltern wäre es sinnvoll, gelassen und nicht parteiisch zu reagieren, sich emotional nicht hineinziehen zu lassen und beide Kinder im Blick zu haben. Eine gelassene Mutter strahlt etwas Beruhigendes aus und kann dafür sorgen, dass sich die Kinder ebenfalls regulieren können.

Da zwischen Leon und Jonas eine heftigere körperliche Auseinandersetzung stattgefunden hat, würde ich den Eltern empfehlen, zunächst zu deeskalieren und die beiden Jungs voneinander zu trennen. Man kann ihnen getrennt voneinander unterstützend beistehen, damit sich ihr Nervensystem beruhigen kann. Zuvor muss jedoch auch die einschreitende Person, also Ines, sich selbst regulieren. Jetzt ist nicht die Zeit zu analysieren und alte Familienmuster zu hinterfragen. Dafür muss Ines sich später Zeit nehmen. Jetzt wird gehandelt.

Ines könnte zunächst einmal die Situation für einige Minuten verlassen, um selbst zur Ruhe zu kommen. Allerdings muss sie sich vorher davon überzeugen, dass beide Kinder trotz des Streits in Sicherheit und keine ernsthaften Verletzungen zu erwarten sind. In einem solchen Fall sollte der Erwachsene sofort eingreifen und beide voneinander trennen. Sie könnten für einen kurzen Moment in verschiedenen Zimmern warten, während sich Ines Zeit verschafft, um für einen Moment in sich hineinzuspüren. Was erlebt sie gerade in ihrem Körper? Alles darf da sein und wird nicht bewertet. Vermutlich ist ihr Nervensystem von Stresshormonen überflutet, weshalb Bewegung eine gute Entscheidung ist. Falls es eine Treppe im Haus oder in der Wohnung gibt, kann sie diese hoch- und runterlaufen und dabei im wahrsten Sinne runterkommen. Dabei eine kleine Rechenaufgabe lösen oder bewusst den Ärger abzuschütteln, hilft ebenfalls als SOS-Maßnahme. In der Spiele-Apotheke® ab Seite 313 beschreibe ich verschiedene Tools, die sich zur Regulation einsetzen lassen (Übung 43–48), und empfehle, anschließend die dort ebenfalls beschriebenen kleinen Rituale zur Versöhnung und Kommunikation anzuwenden (Übung 38–44), damit sich der Streit auflösen lässt.

Was sind Trigger und was triggert dich?

Das Wort »triggern« ist aus dem Englischen übernommen und bedeutet »auslösen«. In der Traumabehandlung meint man damit einen Hinweisreiz, der vor einer möglichen Wiederholung eines zuvor erlebten Traumas warnen soll. Bestimmte während des traumatischen Erlebens wahrgenommene Reize erinnern unvermittelt an das schmerzlich Erfahrene und bringen die damit im Zusammenhang stehenden Emotionen hervor. Beispiele für diese Erinnerungsfetzen können Lichtverhältnisse, Kälte, Hitze, akustische Reize wie Stimmen, Musik, Geräusche, aber auch Gerüche, eine bestimmte Atmosphäre, Farben, Kleidung, Jahreszeiten, Tageszeiten, bestimmte Worte, Berührungen und vieles mehr sein. Den Begriff »triggern« nutzt man heute im Allgemeinen auch für alle möglichen von außen herangetragenen Reize, die ein unangenehmes Gefühl bzw. eine Emotion in uns auslösen. Das wird der ursprünglichen Bedeutung dieses Wortes nicht wirklich gerecht.

Wenn ich hier von Trigger spreche, meine ich transgenerational vererbte und durch eigene Erfahrungen abgespeicherte Erinnerungsfetzen und die daraus entstandenen Überlebensreaktionen, die unserem bewussten Handeln nur selten zugänglich sind. Vielleicht kennst du die Situation, dass bestimmte Gerüche sofort eine Erinnerung in dir wachrufen, die du aber zunächst als Emotion wahrnimmst und die, noch bevor du sie genau einordnen kannst, eine Körperempfindung auslöst: Unbewusst hat deine Psyche das damals Erlebte mit diesem Geruch verknüpft, und so erinnerst du dich unvermittelt an dieses Ereignis – wie ein bestimmtes Schlüsselwort, das du in eine Internet-Suchmaschine eingibst und das dir eine ganze Welt voller Informationen zur Verfügung stellt, die mit diesem Wort in Verbindung stehen. Aus der Epigenetik wissen wir, dass sich solche traumatischen Erinnerungen bei unseren Vorfahren ebenfalls in unseren Zellen abgespeichert haben und als Trigger in unserem Leben ausgelöst werden können.

Warum und wie Trigger funktionieren, warum sie uns so stressen und wir ihnen – zumindest im ersten Augenblick – so ausgeliefert sind, hängt mit unserem Nervensystem zusammen. Mehr dazu erfährst du unter »Wie funktioniert unser Nervensystem« auf Seite 80.

Was sind eigentlich Glimmer?

Das Gegenteil von Trigger sind Glimmer, also positive Erinnerungsauslöser, die dich direkt mit einer angenehmen Emotion in einer vergangenen Zeit verbinden. Beides wird vor allem dann verstärkt in deinem Alltag auftauchen, wenn du Kinder bekommst, weil diese Tatsache für sich gesehen bereits ein Erinnerungsauslöser für positive wie negative Emotionen ist. Deine eigenen Kindheitserfahrungen werden wachgerufen, weil wir in dieser neuen Lebenssituation nach Vorbildern und Orientierung suchen. Mit folgender Übung kannst du dir einen Eindruck darüber verschaffen, welche Glimmer und Trigger bei dir im Alltag ausgelöst werden könnten. Glimmer kannst du außerdem »sammeln«, um sie als Ressource in schwierigen Zeiten zu nutzen.

Dein Notfallkoffer

Bevor wir mit der ersten Übung beginnen, brauchst du einen »Notfallkoffer«, damit du deinen Stressreizen, die eventuell getriggert werden, nicht schutzlos ausgeliefert bist.

- Wenn du spürst, dass du zu sehr in das getriggerte Gefühl einsteigst, sag laut STOPP!
- Wende die Schmetterlings-Umarmung (siehe Seite 346) an.
- Sag dir selbst: Es ist nur eine Erinnerung und längst Vergangenheit.
- Denk an einen Glimmer (siehe Seite 41, Übung 1) und tauche emotional so tief in die Erinnerung ein, wie du magst.

- Pack die damit verbundenen Erinnerungen gedanklich in einen Tresor und sorge dafür, dass er sicher verschlossen ist.
- Übe eine entspannende Atemtechnik ein. Über bewusstes, langsames Atmen kannst du dein vegetatives Nervensystem beruhigen.
- Halte eine Telefonnummer bereit, unter der du eine Person erreichst, der du vertraust und mit der du über deine Probleme reden kannst.

Du kannst auch die Übungen machen, die auf Seite 344 unter »Spiele zur Beruhigung des Nervensystems« aufgeführt sind. Sie wirken bei Erwachsenen und bei Kindern.

Übung 1: Deine Trigger und Glimmer

Art der Übung: Selbstreflexion
Ziel der Übung: Reflexion unbewusster Erinnerungsreize
Dauer: ca. 30 Minuten
Material: Blatt Papier, Stift
Triggerpotenzial: ***

Vorbereitung

Nimm dir für diese Übung ausreichend Zeit und sorge dafür, ungestört zu sein und einen Raum für dich zu haben.

Durchführung

Nimm für jede Liste ein separates Blatt Papier. Erstelle zunächst eine Liste mit Glimmererinnerungen. Wenn dir spontan nichts einfällt, geh die oben genannten Modalitäten durch: Gibt es beispielsweise einen Geruchsglimmer wie frisch gebackene Plätzchen zu Weihnachten oder eine auditive Erinnerung an eine bestimmte Melodie, das Rascheln deiner frisch gewaschenen Bettwäsche, der Geschmack eines bestimmten Gewürzes oder die zarte Berührung bei einer liebevollen Umarmung?

Deine Glimmersammlung kann dir helfen,

- » wenn du dich bewusst mit positiven Erinnerungsreizen verbinden möchtest,
- » um aus einer Triggersituation schneller aussteigen zu können,
- » um Gefühle von Glück und Dankbarkeit zu fördern,
- » um positive Kindheitserinnerungen wachzurufen,
- » wenn du dich mit eigenen Ressourcen verbinden möchtest.

Schau nun auf deine »Trigger«, die dir im Alltag immer wieder begegnen. Das muss nicht nur dein familiäres Umfeld betreffen, auch im Job, mit Freunden oder bei bestimmten Aktivitäten können dich bestimmte Auslöser emotional aus der Fassung bringen.

Nutze die oben aufgeführten Modalitäten als Orientierung und gleiche sie mit typischen alltäglichen Momenten ab, in denen du dich spontan unwohl fühlst.

Bitte beachte für diese Übung: Vermeide es, traumatische Trigger zu intensivieren, und steig grundsätzlich nicht tiefer ein, damit du nicht emotional mitgerissen wirst!

Wenn dir der ein oder andere Ursprung eines Triggers bekannt ist, schreibe dies dazu. Nach dem Motto »Gefahr erkannt, Gefahr gebannt« wird es dir nützlich sein zu wissen, woher die plötzlichen Gefühle kommen und dass sie mit deiner heutigen Realität nicht mehr viel zu tun haben.

Wie sich Emotionen vererben

Ines aus unserem Beispiel oben ist, wie wir alle in solchen Momenten, unbewussten Mechanismen ausgeliefert. Doch das muss nicht so bleiben. Zunächst müssen wir aber verstehen, was genau hier geschieht und warum. Fachleute sprechen von transgenerational weitergegebenen Emotionen. Doch was ist das genau und wie werden sie weitergegeben bzw. vererbt?

Transgenerational vererbte Emotionen beziehen sich auf emotionale und psychologische Muster, die von einer Generation zur nächsten weitergegeben werden. Diese Muster können sowohl positive als auch negative Emotionen und Verhaltensweisen umfassen, wie zum Beispiel Ängste, Traumata, aber auch Resilienz, also Widerstandsfähigkeit, und Bewältigungsstrategien. Die Weitergabe erfolgt einerseits durch direkte Erziehung und Sozialisation, aber auch durch biologische Mechanismen.

Die Rolle der Epigenetik

Die Epigenetik beschreibt den Einfluss von Umweltfaktoren auf unsere Gene. In jeder Zelle eines Organismus findet sich die vollständige Erbinformation in Form der sogenannten DNA, also alle Gene, obwohl nur ganz bestimmte Gene gebraucht werden, um zum Beispiel eine Niere oder ein Auge zu bilden. Es werden daher nur bestimmte Gene »angeschaltet«. Diese Aktivierung von Genen wird als Expression bezeichnet. In wissenschaftlichen Studien konnte belegt werden, dass Veränderungen in der Genexpression vorkommen, die nicht durch Veränderungen der DNA-Sequenz selbst verursacht werden. Stattdessen beeinflussen epigenetische Mechanismen, wie Gene ein- oder ausgeschaltet werden, und diese Veränderungen können durch Umweltfaktoren, Lebensstil und sogar emotionale Erfahrungen ausgelöst werden. Solche Veränderungen in der Genexpression können vererbt werden.

Das bedeutet, dass die Erfahrungen und Emotionen einer Person epigenetische Markierungen hinterlassen können, die an ihre Nachkommen weitergegeben werden. Diese Markierungen können beeinflussen, wie Gene in den Nachkommen exprimiert, also wie und ob der Bauplan des Körpers gelesen und in Proteine umgewandelt werden. Das beeinflusst wiederum ihre emotionale und psychologische Veranlagung.

Durch epigenetische Mechanismen werden also emotionale und psychologische Erfahrungen »gespeichert« und an zukünftige Generationen weitergegeben. Traumatische und andere intensive Erlebnisse ziehen epigenetische Veränderungen nach sich, die die Stressreaktion beeinflussen. Diese Veränderungen werden an die Nachkommen weitergegeben, die ebenfalls eine erhöhte Anfälligkeit für Stress und Angst zeigen können, selbst wenn sie die ursprünglichen traumatischen Ereignisse nicht selbst erlebt haben. Die Weitergabe von epigenetischen Mechanismen scheint auf den ersten Blick eher hinderlich als positiv, doch ist sie wichtig, weil sie es uns ermöglicht, auf Umweltveränderungen flexibel zu reagieren, ohne dass genetische Mutationen erforderlich sind. Werden Erfahrungen und dazugehörende Überlebensstrategien auf diese Weise weitergegeben, können sich nützliche Anpassungen schneller verbreiten, als es durch genetische Mutationen allein möglich wäre. Dies trägt zum Überleben der Art bei, sorgt aber auch für das Leid nachfolgender Generationen. Die Frage, ob Leid sich wiederholen muss, damit in jeder Generation ein bisschen mehr Heilung geschehen kann, bis es sich eines Tages aufgelöst hat, lässt sich nicht abschließend beantworten, doch es zeigt sich: Indem wir diese und weitere Mechanismen der transgenerationalen Weitergabe von Leid und Resilienz besser nachvollziehen können, verstehen wir auch, wie emotionale Muster entstehen, die uns in unserem Leben blockieren, und finden möglicherweise Wege, um negative Muster zu durchbrechen und positive zu fördern.

Vererbte Emotionen verzerren den Blick auf unsere Kinder

Aufgrund transgenerational weitergegebener Familienmuster und Überlebensstrategien, die einst hilfreich waren und einen Schutz vor erneutem Leid bieten sollten, kann der Zugang zu den eigenen Gefühlen blockiert sein, was wiederum die Empathiefähigkeit sich selbst und anderen gegenüber beeinträchtigt. Ob ich die Gefühle meines Kindes und die damit in Verbindung stehenden Bedürfnisse erkennen und passgenau beantworten kann, hängt mit dem Zugang zu mir selbst und meinen Bedürfnissen zusammen.

Gefühle haben eine wichtige Aufgabe, denn sie sind der Motor, der unseren Körper in Bewegung setzt und damit unser (bedürfnisorientiertes) Verhalten steuert. Werden durch Gefühle, die ein Kind zeigt, schmerzvolle Erfahrungen des Erwachsenen getriggert, entsteht unter Umständen eine Reaktion, die im schlimmsten Fall zu einer Wiederholung der verdrängten Erfahrung führt. Das Nervensystem des Erwachsenen gerät dadurch in einen unregulierten Notzustand, und er kann nicht mehr die Co-Regulierung des Kindes übernehmen. Verliert aber die Bindungsperson die Orientierung und steht somit nicht mehr als Halt gebende und spiegelnde Person zur Verfügung, fällt das Kind in eine bodenlose Leere der Verzweiflung und Angst. In seiner existenziellen Abhängigkeit hat es nur eine Chance zu überleben: Es spaltet sich vom eigenen Erleben ab, passt sich an und verdrängt die scheinbar unerwünschten Emotionen.

Das wiederum führt zwangsläufig zu Verhaltensauffälligkeiten oder Symptomen wie übermäßiger Wut, Trauer, Angst und Scham. Unsere Kinder sind ein Spiegel, der uns unweigerlich mit uns selbst konfrontiert, aber sie sind auch fürsorgliche Helferinnen, die uns schützen und uns vor unseren überwältigenden Erinnerungen bewahren wollen. Auch wenn sie, wie die Söhne im Fall von Ines, den Finger in die Wunde (der Mutter) legen, indem sie die von ihr verdrängten Wutgefühle gegenüber der Schwester und Mutter spiegeln, ist der unbewusste Wunsch, die Mutter zur Reifung anzuregen, aktiv. Ob ein Kind ein bestimmtes Thema konfrontierend auslebt oder ebenso in die Vermeidung geht wie der Elternteil, bestimmt nach meiner Erfahrung die Stabilität der Bindungspersonen. Das Kind scheint unbewusst zu fühlen, ob man der Mutter oder dem Vater einen neuen Wachstumsschritt zumuten kann. Einer meiner Lieblingssätze gegenüber Eltern ist daher: »Jeder bekommt das Kind, das er für seine Weiterentwicklung braucht.«

Der Teufelskreis emotionaler Unzulänglichkeit

Haben wir selbst nicht die Möglichkeit gehabt, unsere Gefühle und Bedürfnisse zu verstehen, und konnten wir durch unsere Eltern keine ausreichenden Erfahrungen im Umgang mit Emotionen machen, bleiben wir angesichts der Gefühle unserer Kinder ratlos. Unser Kind »liest« unsere Körpersprache, die sich über kleinste Körperbewegungen, Mimik und Gestik, über unsere Atmung und über unsere Stimme vermittelt und in ihm ein Echo bildet. In diesem Echo ist nicht nur die Hilflosigkeit der Eltern enthalten, sondern auch die über mehrere Generationen weitervererbte Emotion einer meist traumatischen Erfahrung.

Die transgenerationale Arbeit mit Familien, wie ich sie mit dem Konzept Generation-Code®for Kids entwickelt habe, hat zum Ziel, im Hier und Jetzt, während dieser Prozess der Emotionsvererbung stattfindet, wirksame Lösungen zu etablieren. Wir können uns aus diesem Teufelskreis durch Bewusstwerdung und Reflexion der eigenen Biografie und der erlebten Emotionen befreien. Eine Korrektur der eigenen Kindheitserfahrung und das Erleben von dem, was hätte da sein müssen, aber gefehlt hat, führt zu mehr Verständnis und Mitgefühl mit uns selbst. Eltern, Pflegeeltern, aber auch alle anderen Menschen, die in ihrem Alltag mit Kindern zusammen sind, profitieren von dieser Erfahrung, sie können in der Folge ihr eigenes Nervensystem nachhaltig beruhigen und die Macht der Trigger zunehmend auflösen.

Emotionen und transgenerationales Leid

Emotionen, unser (biografisches) Gedächtnis und unser Verstand bilden gemeinsam unsere Psyche. Wie wir auf unser Schicksal reagieren, hängt nicht allein von der Schwere und Heftigkeit des Erlebten, sondern auch davon ab, wie wir es individuell wahrnehmen, wie Gefühle, körperliche Reaktion und Verstand miteinander reagieren und wie es in unseren Gedächtnissystemen gespeichert wird. Wenn wir die durch ein Trauma ausgelösten Emotionen nicht ausreichend verarbeiten und unser körperliches und seelisches Gleichgewicht nicht wiederherstellen können, bleiben Spuren und Narben in unserem Gedächtnis und auf unserer Seele zurück, die sich immer wieder zeigen bzw., von äußeren Umständen angestoßen, immer wieder »aufgerissen« werden.

Zunächst müssen wir verstehen, dass Gefühle und Emotionen nicht dasselbe sind. Emotionen sind eine innere Empfindung, die eine körperliche Reaktion und dazugehörende Denkprozesse beinhalten. Gefühle sind dabei nur eine Komponente. Ich habe also ein Gefühl, das ich im Körper spüre, dieses Gefühl löst eine Reaktion aus, die wiederum meine Gedanken dazu bestimmt.

Beispiel: Ein großer Hund läuft auf mich zu. Ich empfinde Angst, mein Herz schlägt schneller als gewohnt, und ich spüre den Impuls, fortlaufen zu wollen. Dabei spielt die Bewertung der Situation eine entscheidende Rolle. Habe ich schon einmal erlebt, dass ein Hund oder ein anderes Tier bedrohlich war, oder haben Eltern in einer solchen Situation ängstlich reagiert, bewerte auch ich diese Situation als gefährlich und gebe dem Überlebensimpuls »Flucht« nach. Diese Reaktion ist sinnvoll und seit Urzeiten als Überlebensprogramm in unserem Gehirn gespeichert.

Habe ich jedoch eine positive Erfahrung mit großen Hunden gemacht oder reagieren meine Bindungspersonen gelassen oder freudig, wird eine andere Emotion mein Verhalten bestimmen, und ich reagiere ebenfalls mit Freude oder Neugier auf das heranlaufende Tier. Beide Reaktionen haben unterschiedliche Folgen und wirken sich außerdem auf andere Beteiligte aus.

In der Verhaltenstherapie wird diese Tatsache genutzt, um durch eine neue Bewertung und einen damit einhergehenden neuen Gedanken eine veränderte Reaktion auf Situationen, die durch einschränkende Emotionen belastet sind, zu etablieren. Die Neubewertung löst ein anderes Gefühl aus, und so kann der Teufelskreis unterbrochen werden. Dafür ist eine bewusste Reflexion oder eine korrigierende Erfahrung notwendig, für die im akuten Fall kaum Zeit bleibt.

Es lohnt sich jedoch, im Nachhinein zu erforschen, woher die Emotion ursprünglich stammt, und nicht selten erkennen wir, dass sie bereits seit mehr als drei oder vier Generationen in der Familie auftaucht.

Kapitel 2:

Das Kind als Erbe der Familienwunde

Noch bevor ein Kind das Licht der Welt erblickt, haben sich seine Eltern ein Bild von ihm gemacht. Wünsche, Sehnsüchte, gesellschaftliche Erwartungen und eigene unerfüllte Bedürfnisse weben einen Schleier, der sich um das wahre Wesen des neuen Erdenbürgers legt und von Beginn an dafür sorgt, dass wir unser Kind nicht richtig sehen können. Unbewusst projizieren wir unsere Träume und Ängste in unsere Kinder hinein und merken dabei nicht, dass wir alte, von vielen Generationen geprägte Muster wiederholen.

Wir folgen einem Drang, der in unserem eigenen Treuevertrag mit unseren Eltern und Vorfahrinnen begründet ist. Als wir Kinder waren, wollten wir die (seelischen) Wunden der von uns geliebten Menschen heilen, indem wir bereit waren, unsere eigene Entwicklung dafür zu opfern. Wir wurden zu Kindern, wie unsere Eltern sie brauchten, oder machten sie mit aller Macht darauf aufmerksam, dass im Familiensystem etwas nicht in Ordnung war. Die dadurch entstandenen Defizite und die Weitergabe transgenerationaler Traumaerfahrungen sorgen bis heute dafür, dass unsere Beziehungen zu anderen, zu uns selbst und zu unseren Kindern von den Schatten der Vergangenheit belastet sind.

Alles beginnt schon vor der Geburt

Ein erlebtes Trauma hat eine immense Auswirkung auf die eigene Körperwahrnehmung und den Umgang mit Emotionen, aber auch ein transgenerational vererbtes Trauma beeinflusst die Art und den Umgang der Beziehung zu unseren Kindern von Anfang an. Da wir heute wissen, dass auch Überlebensstrategien und Abwehrmechanismen vererbt werden, können die bereits vor der Schwangerschaft empfundenen Emotionen und inneren Bewertungen von Eltern mit beeinflussen, ob eine Schwangerschaft entsteht und wie diese verläuft.

Wie schon beschrieben, zeigen uns die Erkenntnisse der Epigenetik, wie die durch Eltern oder Großeltern erworbenen Fähigkeiten und Erfahrungen bei ihren Kindern und Kindeskindern landen. Wenn Keimzellen, wie bei Tierversuchen nachgewiesen, von traumatischem Stress betroffen sind – also das Epigenom verändert ist –, wird diese Veränderung an die Kinder weitervererbt, da sie ja in Eizelle bzw. Spermium vorliegt, aus denen das Kind entsteht. Wenn eine Frau während einer traumatischen Erfahrung schwanger ist, kann sogar die dritte Generation betroffen sein, weil ja bereits der Fötus Keimzellen besitzt, die ebenfalls über die Plazenta indirekt beeinflusst werden: Später vererbt dieses Kind das durch die Erfahrungen der Großmutter veränderte Epigenom an seine Kinder weiter. Zudem erlebt dieses Kind nach der Geburt seine von Traumata beeinträchtigten Eltern im persönlichen Kontakt und speichert diese Erfahrungen der Beziehung ebenfalls in seiner Keimzelle. Zusammen mit der bereits in ihm angelegten Traumainformationen in Eizellen bzw. Spermien wird diese Prägung, insbesondere wenn sie von extremen Emotionen begleitet ist, Teil des mit den Genen weitergegebenen epigenetischen Codes.

Unsere Geburt ist somit nicht der Anfang, sondern eine Fortsetzung dessen, was schon lange vor uns zum Leben unseres Stammbaums gehörte.

Bewusstsein schaffen als erster Schritt

Durch das Bewusstmachen von über Generationen hinweg übernommenen Verhaltensmustern und Überlebensstrategien können werdende Eltern und Bindungspersonen lernen, diese Einflüsse zu reflektieren. Das ermöglicht es ihnen, ihre Haltung in aktuellen Beziehungen und zu sich selbst zu überdenken und einen unvoreingenommenen Blick auf ihre Kinder zu entwickeln. Diese Arbeit kann bereits zu Beginn eines neuen Lebens insbesondere für Mutter und Kind einen heilenden Einfluss auf die Weitergabe transgenerationaler Traumata haben.

Während der Schwangerschaft ist der Fötus eng mit der Mutter verbunden, nicht nur physisch durch die Plazenta und die Nabelschnur, sondern auch auf molekularer Ebene. Der Stresszustand der Mutter kann durch die Freisetzung von Stresshormonen wie Cortisol zu epigenetischen Veränderungen beim Fötus führen. Diese Hormone können die Genexpression des Fötus beeinflussen, indem sie bestimmte Gene an- oder ausschalten, was langfristige Auswirkungen auf die Gesundheit und das Verhalten des Kindes haben kann. Es braucht dazu aber nicht nur äußerlich erlebten Stress im Leben einer werdenden Mutter, auch ihr inneres »vererbtes« Stressprogramm kann die Einstellung zur Schwangerschaft und deren Verlauf nachhaltig beeinflussen.

Folgendes Fallbeispiel aus meiner therapeutischen Praxis macht die Auswirkungen von traumatischer Erfahrung während der Schwangerschaft und Geburt zur Zeit des Zweiten Weltkrieges bis in die heutige Zeit deutlich.

Beispiel Maximilian – Das Trauma aus dem Luftschutzbunker

Christiane sucht meine Praxis mit ihrem zehnjährigen Sohn Maximilian auf. Sie macht sich große Sorgen um ihr sonst fröhliches und unbeschwertes Kind. Seit einiger Zeit wolle er sich nicht mehr mit Freunden treffen, sei lustlos, vergrabe sich in seinem Zimmer, selbst bei schönstem Sonnenschein. Es ist, als wäre plötzlich das innere Licht bei Maximilian ausgegangen, berichtet Christiane.

Zur Diagnostik befrage ich die Mutter nach biografischen Daten und erfahre, dass sie nach der Geburt von Maximilian für einige Zeit an einer Wochenbettdepression erkrankt war. Als wir tiefer in die Familiengeschichte vordringen, wird die transgenerationale Weitergabe traumatischer Erfahrungen während der Schwangerschaft und Geburt sichtbar.

Es begann mit der Urgroßmutter Anna, die während ihrer Schwangerschaft mit Tochter Brigitte eine sehr stressige Zeit erlebte. Ihr Mann war Soldat im Zweiten Weltkrieg, und die junge Mutter stand in einer solch bedrohlichen Zeit ganz allein da, musste Alltag und Schwangerschaft ohne ihren Mann bewältigen. Die hohe Belastung und die ständigen Ängste führten zu einem erhöhten Cortisolspiegel bei Anna, der über die Plazenta an das ungeborene Kind, die Tochter Brigitte, weitergegeben wurde. Brigitte wurde 1945 unter dramatischen Umständen in einem Luftschutzkeller während eines Bombenangriffs geboren und wuchs mit einer erhöhten Stressanfälligkeit auf. Als Brigitte selbst schwanger wurde, litt sie unter Unruhe und plötzlichen Angstzuständen, die sie sich nicht erklären konnte. Sie hatte ein sicheres Zuhause, einen fürsorglichen Ehemann, und die Schwangerschaft verlief ohne Komplikationen. Besonders große Angst hatte Brigitte vor der Geburt selbst. Ihr war zu diesem

Zeitpunkt nicht bewusst, dass es eine Körpererinnerung an die eigene dramatische Geburt war, bei der sie sowohl die Unruhe und Ängste ihrer Mutter als auch die eigene existenzielle Bedrohung als ungeborenes Kind spürte. Nachdem der Geburtstermin deutlich überschritten war, entschied das betreuende Ärzteteam, die Geburt einzuleiten. Brigitte erlebte eine traumatische Geburt, starke Schmerzen und eine kurzfristige, medizinisch notwendige Trennung von ihrer Tochter Christiane. Dieses Erlebnis hatte große Auswirkungen auf die Bindung zwischen Mutter und Kind.

Christiane zeigte bereits in jungen Jahren Anzeichen von Angststörungen und übermäßige Stressreaktionen. Sie konnte nicht allein im Dunkeln schlafen, geriet in Panik, wenn sie allein in einem Raum war. Besonders tragisch erlebte Christiane den Tod ihres jüngeren Bruders, der am plötzlichen Kindstod starb, als Christiane zehn Jahre alt war. Nach der Geburt ihres ersten Sohnes Maximilian erkrankte sie an einer postpartalen Depression, wodurch auch ihre Beziehung zum Sohn maßgeblich beeinflusst wurde, weil sie als Sicherheit spendende Bindungsperson nicht ausreichend zur Verfügung stehen konnte.

Die Traumawege sind vorgespurt

Hier wird deutlich, dass Traumafolgesyndrome in jeder Generation zu beobachten sind. Bereits der psychische Zustand der Urgroßmutter Anna während ihrer Schwangerschaft zur Zeit des Zweiten Weltkrieges prägt den Umgang mit Stress für die nachfolgenden Generationen, deren Probleme durch Wiederholungen und neue Schicksalsschläge weiter verstärkt wurden. Der Tod des Bruders verstärkte die Instabilität von Christiane, deren Gefühl von Sicherheit in der Welt nun noch mehr verloren ging. Sie erinnert sich an ihre Ängste, als ihr Sohn Maximilian ein kleines Kind war, und kann zum ersten Mal einen Bezug zur eigenen Geschichte erkennen.

Maximilian ist nun in dem Alter, in dem sie selbst als Kind den Bruder verloren hat. Es scheint kein Zufall zu sein, dass er nun Symptome zeigt, die wahrscheinlich auch bei der kleinen zehnjährigen Christiane hätten bemerkt werden können. Maximilian trägt die transgenerationale Wunde seiner Mutter und Großmutter, die ihrerseits schon mit dem Erleben der Urgroßmutter verbunden sind.

Seine eigene große Traumaerfahrung ist die Depression der Mutter, die ihn zu Beginn seines Lebens nicht so halten konnte, wie es ein kleiner Säugling braucht. Als depressive Mutter war sie nicht ausreichend in der Lage, ihr Kind zu spiegeln, das innere Band der Sicherheit entstand nicht, weil die Mutter wie abwesend wirkte und auf die Signale des Kindes nur wenig bis gar nicht reagierte.

Die Generation-Code®-Methode gründet sich auch auf die Beobachtungen der Säuglingsforschung, die aufzeigt, wie sehr der Säugling und später das Kleinkind bereit sind, ihre Bindungspersonen zu »unterstützen«, ihnen helfen zu wollen, damit sie sich erholen, gestärkt werden und dann hoffentlich wieder als sicherheitsspendendes Gegenüber zur Verfügung stehen können. So erlebt man Maximilian in den ersten Jahren als »Sonnenkind«. Er erscheint pflegeleicht und angepasst, macht seiner Mutter keine Sorgen. Er behält seine Nöte für sich, um die labile Mutter nicht weiter zu belasten. Mit zehn Jahren entsteht bei ihm eine kindliche Depression, und ich gehe davon aus, dass Maximilian die Verlusterfahrung der Mutter als transgenerationales Erbe in seinen Zellen trägt. Christiane hat dieses Trauma nicht auflösen können und hat selbst als Kind ihre eigenen Sorgen zurückgenommen, weil ihre Mutter den plötzlichen Tod ihres Sohnes, des Bruders von Christiane, verkraften musste.

Diesen Heilungsimpuls des Kindes nennen Ingrid Alexander und ich in unserem Konzept Generation-Code® den »Treuevertrag des Kindes«. Ich möchte ihn im Folgenden vorstellen und am Beispiel von Maximilian nachvollziehbar machen.

Der Treuevertrag des Kindes

Der ursprüngliche archaische Grundkonflikt entsteht, weil wir als völlig abhängige Wesen in eine Welt hineingeboren werden, in der wir auf die Bereitschaft unserer Bindungspersonen, für uns sorgen zu wollen, angewiesen sind. Dafür hat uns die Evolution gut ausgestattet. Die Superkraft Bindung und unser ausgeprägter Überlebenssinn sorgen für den Wunsch nach Zugehörigkeit und ermöglichen uns so, im Schutz der vertrauten Bindungspersonen die nötige Sicherheit für unser Heranwachsen zu finden. Im besten Fall entsteht in unserer Kindheit das tiefe Urvertrauen, so, wie man ist, richtig und geliebt zu sein. Erst dann können wir uns dem zweiten großen Drang nach individueller Entwicklung und Autonomie zuwenden. Für die Entwicklung des Urvertrauens braucht das Kind Eltern, die selbst bindungsfähig, stabil und reif genug sind, sich dieser anspruchsvollen Aufgabe stellen zu können.

Ideale Eltern gibt es aber nicht und auch keine perfekten Umstände, und so passen wir uns bereits als Säuglinge bestmöglich an die Umstände und unsere Beziehungspersonen an. Auf diese Weise können selbst kleine Babys einen gewissen Einfluss auf die Stabilität ihrer Mutter bzw. ihres Vaters nehmen. In der Säuglingsforschung wurde beobachtet, wie vom Kind, wenn auch in eingeschränktem Maße, Impulse dazu ausgehen. Daniel Stern beschreibt, wie sich das kleine Wesen in seine Bezugspersonen einfühlen kann und beispielsweise die im Gesicht der Eltern wahrgenommenen subtilen körperlichen Reaktionen mittels seiner Imitationsfähigkeit nachahmt. Das gilt für Gesichtsausdrücke, Gesamtausdruck der Sprache und Haltung der Bezugsperson. Die Fähigkeit, spüren zu können, was die Mutter braucht, sich ihr anzupassen und mit ihr zu kommunizieren, sorgt dafür, dass die Mutter mit dem Baby in Kontakt geht und ihm die so dringend notwendige Aufmerksamkeit schenkt.

Die feine Abstimmung zwischen Mutter und Säugling, die aus unzähligen Informationen des Nervensystems besteht und Hormone, Emotionen und Verhalten steuert, ist ein ausgefeiltes systemisches Meisterwerk und braucht zudem ein aufmerksames und sensibles Umfeld, um einen optimalen Boden für die Entstehung von Urvertrauen und sicherer Bindung zu schaffen. Dafür tragen in erster Linie die Eltern, aber auch die Gesellschaft die Verantwortung. Die meisten Eltern, die ich erleben durfte, waren bemühte Bindungspersonen für ihre Kinder und wollten für diese alles richtig machen. Besonders heute erlebe ich junge Eltern als fast schon perfektionistisch in dieser Aufgabe. Sie wissen, worauf es ankommt, haben unzählige Elternratgeber gelesen, Podcasts gehört und sich mit der zukünftigen neuen Rolle als Mutter oder Vater auseinandergesetzt. Doch oft erleben sie trotzdem eine große Hilflosigkeit, wenn sie den realen Anforderungen mit einem kleinen Baby gegenüberstehen. Der Grund ist nicht nur die fehlende Erfahrung, sondern auch die Tatsache, dass mit der Schwangerschaft und der Geburt eines Kindes ein neues Kapitel der Weitergabe transgenerationaler Themen aufgeschlagen wird. Alte Wunden, unerfüllte Sehnsüchte, Botschaften und Aufträge drängen aus der Tiefe der Familienseele. Mit dem neuen Erdenbürger wird auch eine neue Wachstums- und Heilungschance für den Familienclan geboren – und damit werden nicht nur Hoffnungen wachgerufen, sondern auch die alten Narben neu belebt.

Die fünf kindlichen Heilungswege

Unbewusst haben unsere Kinder ein tiefes Gespür für das, was ihren Eltern fehlt, und sie möchten diese für erlittenes Leid entschädigen. Im Umgang der Eltern mit ihrem Kind und seinen Bedürfnissen offenbaren sich deren unerfüllte Sehnsüchte, und unbewusst senden sie Botschaften und Aufträge an ihre Kinder, die sie oft selbst schon von ihren eigenen Bezugspersonen erhalten haben. Mit ihrem Wunsch, die Kinder mögen es besser haben als sie oder es soll ihnen etwas besser gelingen, als es den Eltern möglich war, teilt sich auch ihre eigene Wunde mit. Der Mangel, an dem sie litten, soll in der nächsten Generation beseitigt sein.

Wir finden diese Lebensthemen fast immer auch in vorherigen Generationen. Es scheint so, als wollten die Ahninnen entschädigt werden, damit transgenerative Heilung geschehen kann. Auch Schuld- und Schamgefühle drängen nach Auflösung, und indem das Kind diese Anteile den Eltern abnimmt, schützt es diese vor ihrem größten Schmerz. Dafür trägt das Kind offensichtlich ein tiefes unbewusstes Wissen in sich, mit dem es jede von den Eltern oder Ahnen benötigte Rolle einnehmen kann, selbst wenn es zum Zeitpunkt dieser »Vertragsschließung« nicht reif genug für diese Aufgabe ist.

Die Generation-Code®-Methode beschreibt fünf vom Kind ausgehende Heilungswege und seinen Versuch, die Eltern mittels des kindlichen Treuevertrags reifen und zu stabilen Erwachsenen werden zu lassen. Diese Heilungsimpulse können jeder für sich, aber auch in einer ausgewogenen Mischung zu beobachten sein. Hier gehe ich nur kurz auf die verschiedenen Heilungswege ein. Ab Seite 93 vertiefe ich diesen Ansatz, der eine wichtige Grundlage für das Entstehen von Verhaltensweisen oder die Entwicklung von (Krankheits-)Symptomen bildet.

1. Das Kind nimmt sich mit den eigenen Bedürfnissen zurück und belastet die Eltern nicht. Es passt sich an und verzichtet auf die Entwicklung von authentischer Autonomie.
2. Das Kind ersetzt den Eltern fehlende Personen, wie z. B. Partner oder Partnerinnen, verstorbene Geschwister oder Eltern, die ihnen in der Kindheit nicht zur Verfügung standen, oder ist selbst wie ein versorgender Elternteil.
3. Das Kind ist den Eltern Modell und entwickelt Persönlichkeitsanteile, die ihnen fehlen. Es zeigt ihnen, wie sie sich auch (anders) verhalten könnten.
4. Das Kind stellt sich als inneres Kind der Eltern (oder eines anderen Vorfahren) zur Verfügung. Das bedeutet, dass es unbewusst die Rolle eines in der Vergangenheit unversorgten Kindes einnimmt. So kann eine Mutter, die selbst keine Mutter hatte, sich stellvertretend in der Tochter noch einmal so versorgen, wie sie es als Kind gebraucht hätte.
5. Das Kind spiegelt den Eltern ihre unbearbeiteten Themen und übernimmt deren verleugnete Anteile, indem es sie stellvertretend für die Eltern auslebt.

Beim kindlichen, unbewusst gefassten Beschluss der Elternrettung gibt es jedoch noch eine tiefere Dimension: Der vom Kind ausgehende Heilungsversuch hat Weiterentwicklung für das Individuum und den gesamten Familienclan zum Ziel. In seiner Liebe und Abhängigkeit macht das Kind die Elternrettung zu seinem Lebenssinn und verfolgt diese ein Leben lang. Selbst wenn es längst erwachsen ist, und sogar dann, wenn die Eltern nicht mehr leben, stellt es alles in diesen Dienst und opfert dafür sogar die eigene authentische Persönlichkeitsentwicklung. Es überträgt diesen Wunsch zudem auf Freundinnen, Kollegen, Partnerinnen und sogar auf die eigenen Kinder. So soll doch noch glücken, was als Kind nicht erreicht werden konnte: den Glanz im Auge der

Mutter oder des Vaters entfachen zu können und diese endlich glücklich zu sehen.

Maximilians Ahnen und die Traumakette

Beispielhaft lässt sich an Maximilians Geschichte aufzeigen, wie sich dieses Prinzip durch die Ahnenlinie zieht, sich wiederholt oder neu auflädt; wie alle gemeinsam versuchen, Heilung ins System zu bringen, und dabei das Schicksal wiederholen.

Brigitte ist in unserem Fallbeispiel bereits im Mutterleib dem »realen« Stress durch den Zweiten Weltkrieg ausgesetzt. Die Geburt unter dramatischen Umständen im Luftschutzkeller hat sich in jede Zelle eingeprägt. Als Schwangere erlebt sie gleichzeitig die Ängste ihrer Mutter Anna, obwohl Tochter Christiane in einer friedlichen und äußerlich stabilen Lebenssituation auf die Welt kommen wird.

Ihr sind diese Zusammenhänge vermutlich nicht bewusst, und sie erlebt eine reale Bedrohung, wenn sie an die Geburt und die Zukunft ihrer kleinen Tochter denkt. Es ist zu vermuten, dass hier die Ursache für den verspäteten Geburtstermin liegt. Eine Bewusstmachung der Verwechslung und eine therapeutische Intervention hätten sicherlich eine Wiederholung der traumatischen Geburt verhindern können.

Aber so erlebt auch Christiane das transgenerationale Geburtstrauma und in der Folge keine stimmige Spiegelung und auch keine sicherheitsspendende Reaktion der Mutter auf ihre Bedürfnisse. Zudem nimmt Christiane den hinter dem mütterlichen Verhalten liegenden Mangel an Sicherheit wahr und »schützt« die Mutter an deren wundestem Punkt. Nach dem Modell der fünf Heilungswege des Kindes reagiert sie mit Symptomen einer Angststörung und zeigt damit auf, dass das Familientrauma Heilung braucht. Sie stabilisiert Mutter Brigitte damit, die nun auch ihr eigenes (inneres) ängstliches Kind in der Tochter versorgen kann, wie sie selbst es gebraucht hätte. Nach dem Tod des Bruders und durch die dadurch zusätzlich traumatisierte Mutter kann Christiane diese noch weniger mit eigenen Ängsten und ihrer eigenen Trauer über den Verlust des Bruders belasten. Sie bleibt mit dieser Not allein, entwickelt Überlebensstrategien, die sie vom eigenen Erleben abspalten.

Christianes Depression nach der Geburt ihres Sohnes Maximilian zeigt die vielen nicht bearbeiteten inneren Verletzungen und transgenerational weitergegebenen Wunden auf. Nicht nur das eigene Geburtstrauma, sondern auch das der Mutter und der Großmutter brechen hier auf. Vermutlich löst die Tatsache, einen Sohn bekommen zu haben, zusätzlich den nicht verarbeiteten Schmerz um den Bruder (den verlorenen Sohn der Mutter) aus, und so führt alles zusammen unweigerlich zu einem seelischen Zusammenbruch.

Auf diese Weise wird die Familienwunde auch hier weitergereicht, weil erneut eine Sicherheit spendende Mutter fehlt, ein Kind nicht die Bindungserfahrungen erhält, die es gebraucht hätte. Das Schicksal der Ahninnen wird wie ein Päckchen von einer zur nächsten Generation weitergereicht und scheint gefüllt mit Mahnungen, Verboten, traumatischen Abspaltungen und der Hoffnung auf Entschädigung für die Vorfahrinnen.

Den Kreislauf des Leids durchbrechen

Die Arbeit mit dem Generation-Code® for Kids bietet die Möglichkeit, diese komplexen Dynamiken zu verstehen und zu transformieren. Es geht darum, die Ketten der Vergangenheit zu lösen und Raum für Heilung und Wachstum zu schaffen – nicht nur für das Individuum, sondern auch für die nachfolgenden Generationen.

Maximilian ist nun zehn Jahre alt, und seine »Mission« der Mutterrettung läuft schon eine Weile. Da ein Kind mit zehn Jahren sowohl von seiner Gehirnentwicklung als auch seiner seelischen Reifung nicht in der Lage ist, wie ein Erwachsener auf die eigene Biografie zu schauen und seine inneren Konflikte aufzuarbeiten, muss hier eine andere Möglichkeit gefunden werden.

Für eine Auflösung transgenerationaler Wunden in der Familie mit Kindern hat sich eine Kombination von therapeutischen und pädagogischen Interventionen bewährt.

Der erste Schritt ist die Arbeit mit den Eltern zum Thema ihrer Treueverträge mit den eigenen Eltern und das Erleben korrigierter Kindheitserfahrungen. Das führt zu einer Veränderung alter Glaubens- und Verhaltensmuster, die dann nicht mehr unreflektiert an die eigenen Kinder weitergereicht werden. So werden sie zum Cycle Breaker und unterbrechen den Zyklus der transgenerationalen Weitergabe dysfunktionaler Familienmuster.

▷▷ Ich empfehle allen Eltern und Bindungspersonen, eigene Ahnenarbeit zu machen. Dazu habe ich das Praxisbuch »Vererbtes Schicksal« geschrieben, in dem du eine wertvolle Anleitung dazu findest und das dich darin unterstützt, unbewusstes Wissen um Familienwunden und vererbtes Leid zu erforschen. Dabei helfen dir auch der Fragebogen, das Genogramm und der Leitfaden für Gespräche mit Angehörigen, die du kostenlos downloaden kannst (siehe Seite 355).

In unserem Beispiel zeigte Christiane sich offen für eine intensive transgenerationale Biografiearbeit und erkannte für sich die Zusammenhänge hinsichtlich ihrer (vererbten) Symptome und ihres mütterlichen Verhaltens gegenüber dem Sohn. Dabei half ihr eine ressourcenorientierte Herangehensweise, bei der nicht nur das Leid der Vorfahrinnen, sondern auch deren Versorgung im Vordergrund steht und sie Zeugin werden konnte, was ihre Mutter und Großmutter idealerweise hätten erleben müssen, um sich gesund und authentisch entfalten zu können. Ich werde dieses Herzstück des Konzepts, die Versorgung der Ahnen mit Heilserum, noch an anderer Stelle sehr ausführlich beschreiben (siehe Seite 138). Mit dieser versorgten Ahnenlinie im Rücken konnte Christiane sich auch für sich selbst eine passgenaue Beantwortung ihrer Bedürfnisse als Kind vorstellen und im therapeutischen Rahmen noch einmal erleben. Obwohl die Dinge waren, wie sie waren, konnte sich Christiane eine alternative Erinnerung gestalten, die es ihrem verwundeten inneren Kind ermöglicht, zu heilen und übernommene Glaubenssätze transformieren zu können. So konnten sich dysfunktionale Muster nachhaltig verändern und wirken sich jetzt positiv auf die transgenerationale Weitergabe an den Sohn aus.

Doch das allein reicht nicht aus, um die bereits bestehende Weitergabe und damit die Symptome von Maximilian zu lindern. Dazu müssen wir zusätzlich bei ihnen selbst ansetzen und im Familiensystem Veränderungen im Hier und Jetzt anstoßen.

Maximilians Wunsch nach einer glücklichen Mutter

In einem Eltern-Kind-Gespräch richtete ich meine Aufmerksamkeit auf das Erleben der depressiven Symptome von Maximilian und stellte Fragen, die ihm ermöglichten, seine eigenen Emotionen zu erkunden. Auch hier standen eine ressourcenorientierte Herangehensweise im Vordergrund und die Vorstellung, wie ideale Eltern und insbesondere eine Mutter, wie er sie bräuchte, auf ihn und seine Bedürfnisse reagieren müssten.

Bei dieser Frage wurde Maximilian traurig und schien seine Tränen vor der Mutter verbergen zu wollen. Christiane standen ebenfalls die Tränen in den Augen, während der Vater eher verlegen von einem zum anderen blickte. Es war offensichtlich, dass Maximilian seine Mutter vor ihrer eigenen Traurigkeit beschützen wollte, und so spiegelte ich ihm sein Anliegen und stellte in Aussicht, dass die Mutter sich mit ihren Sorgen an mich oder andere Personen wenden könnte. (Ob der Vater das übernehmen könnte, war mir nicht klar, deshalb erwähnte ich es vorerst nicht.) Beruhigt von dieser Möglichkeit, konnte sich Maximilian auf den Prozess einlassen.

Eine Mutter, wie er sie sich wünschte, würde nicht traurig werden, wenn er weinen müsse. Sie wäre auch viel glücklicher als die eigene Mutter, sagte er leise. Gemeinsam malten wir uns eine glückliche Mutter für Maximilian aus. Diese machte sich nicht so viele Sorgen um ihr Kind, war aber stark und belastbar und konnte die Gefühle von Maximilian gut aushalten. Außerdem brauchte es diese Mutter nicht, dass ihr Sohn immer glücklich und zufrieden sei. Dabei erfuhren alle Anwesenden, wie viel Druck es Maximilian machte, der Sonnenschein der Familie zu sein. Diese Mutter konnte auch aushalten, dass ihr Sohn unglücklich, wütend und ängstlich war – während wir uns das so vorstellten, war deutlich zu sehen, wie sich Maximilian körperlich entspannte. Er machte eine neue und wichtige Erfahrung, indem er sich diese passgenaue Vorstellung machte, und erlebte, wie Mutter und Vater interessiert und wohlwollend reagierten. Es gelang uns sogar, dass Maximilian sich von der Mutter in den Arm nehmen und trösten ließ, wobei ich sehr darauf achtete, dass nicht erneut ein abwehrendes oder unsicheres Körpersignal von der Mutter ausgesendet wurde.

In weiteren Sitzungen spielten wir zusammen das Stammbaumspiel *Starke Wurzeln,* das ich auf der Grundlage des Generation-Code®-Konzeptes entwickelt habe, und Maximilian erfuhr zum ersten Mal, dass seine Mutter im Alter von zehn Jahren ihren Bruder verloren hatte. Maximilian hörte sehr aufmerksam zu und erzählte uns von einem unsichtbaren kleinen Bruder, den er sich in seiner Fantasie vorstellte und der immer an seiner Seite war. Mit einem »Heilserumstein« (ein Element des Spiels) konnte Maximilian in diese Zeit »zurückreisen«, und gemeinsam überlegten wir, was damals hätte dazu führen können, dass der Bruder am Leben hätte bleiben können. Wir spannen den Faden weiter, und die ganze Familie wurde Zeuge, wie der Bruder der Mutter eine glückliche Kindheit verleben durfte und Christiane weder ihren Bruder vermissen musste noch eine trauernde Mutter hatte, die man nicht belasten konnte. Es musste nicht konkret ausgesprochen werden, weil alle den Zusammenhang zwischen dem Verlust des mütterlichen Bruders und dem Auftrag an Maximilian, ein glückliches und unbeschwertes Kind zu sein, verstanden hatten. Weitere Sitzungen folgten, und das Licht in Maximilian wurde wieder heller. Das Beste daran war, dass es von nun an nicht mehr für die Mutter, die Großmutter oder den verstorbenen Bruder der Mutter leuchten musste, sondern ganz allein für Maximilian selbst.

Kann man ein Geburtstrauma heilen?

Hast du selbst oder eine Frau aus deiner Ahninnenlinie ein Geburtstrauma erlebt? Ich empfehle dir, dieses Trauma aufzulösen, weil es deine (bzw. eine weitere) Schwangerschaft und die Geburt deines Kindes sehr beeinflussen kann. Es gibt heute Geburtspsychologinnen, die dich zu diesem Thema begleiten können. Es kann aber auch schon helfen, deine unbewussten und bewussten Ängste zu lindern, wenn du dir vorstellst, wie eine ideale Schwangerschaft und Geburt aussähen. Damit kannst du die reale Vergangenheit zwar nicht verändern, aber du wirst erstaunt sein, wie sehr dir die positive Vorstellung dabei hilft, deine Ängste und Sorgen zu lindern. Ich vergleiche dies gern mit einem Antidot bzw. Gegengift. Ich verbrachte meine Kindheit in Afrika, dem wunderschönen Land Namibia, und wenn ich mit einem Großvater in den Busch ging, trug er stets für den Notfall ein Schlangenserum bei sich. Es ist ein passendes Bild für die folgende Übung. Das Serum kann den Schlangenbiss nicht ungeschehen machen, aber es kann dafür sorgen, dass das Gift der Schlange kein weiteres Unheil im Körper verursacht.

Übung 2: Den Anfang heilen

Art der Übung: Imagination
Ziel der Übung: Ein heilendes Gegenbild zu einer belastenden Erfahrung schaffen
Dauer: ca. 40 Minuten
Triggerpotenzial: ***

Wichtig: Wenn du selbst eine traumatische Geburt erlebt hast, solltest du diese Übung nicht allein durchführen. Du kannst auch die Wirkung der Übung etwas abmildern, indem du dir die wichtigen Merkmale einer idealen Schwangerschaft und Geburt nur aufschreibst, statt sie in deiner Vorstellungskraft lebendig und echt werden zu lassen. Denk bei einer emotionalen Überwältigung auch an deinen Notfallkoffer (siehe Seite 40).

Vorbereitung

Es hat sich bewährt, die Übungen vorher auf dein Smartphone aufzusprechen und sie dann einfach abzuspielen, um dich ganz auf die inneren Bilder einlassen zu können. Je nachdem, ob diese Übung für dich persönlich oder für eine Ahnin ist, tausche entsprechend Worte wie »du« durch »sie« aus.

Nimm dir für diese Übung ausreichend Zeit und sorge dafür, ungestört zu sein und einen Raum für dich zu haben. Wenn du Meditationsmusik magst und sie dir beim Entspannen hilft, nutze das. Stell dir einen Wecker, um gegebenenfalls wieder geweckt zu werden, falls du dabei einschlafen solltest.

Durchführung

Mach es dir bequem, nimm eine angenehme Körperhaltung ein, mit der du dich gut auf diese Übung einlassen kannst.

Schenk dir nun zwei tiefe, ruhige Atemzüge. Bei jedem Ausatmen lässt du dich ein wenig tiefer in die Entspannung und Gelassenheit sinken. Bleib mit deiner Aufmerksamkeit bei deiner Atmung und nimm wahr, wie gleichmäßig sie sich wiederholt – ein immer wiederkehrender Rhythmus.

Wenn Gedanken aufkommen, heiße sie willkommen, halt sie aber nicht fest und lass sie wie kleine Wolken am Himmel vorüberziehen.

Nimm wahr, dass du in Sicherheit bist, und mach dir bewusst, wofür du im Hier und Jetzt dankbar bist. Mal dir nun mit allen Sinnen aus, was es für eine ideale Schwangerschaft und Geburt für dich (oder eine der Ahninnen) bräuchte.

Folgende Fragen vertiefen deine Vorstellung:

» Welche passgenauen Umstände gibt es jetzt in deinem Leben? Eine erfüllende Partnerschaft vielleicht, liebe Freundinnen, Familie, Menschen, die Sicherheit und Fürsorge spenden.
» Wie fühlt es sich für dich genau an, so umsorgt zu sein? Wie wirkt es sich körperlich aus?
» Ein sicheres und geborgenes Zuhause: Mal es dir ausführlich aus …! Wo ist der passende Platz, ein Safe Place oder Nest, wie sieht es genau aus, gibt es bestimmte Laute, die diese Geborgenheit noch untermalen? Auch ein Geruch kann tiefes Wohlgefühl auslösen, hier an diesem sicheren Ort.

» Wie sind die für dich idealen Bedingungen in Bezug auf den Job oder andere alltägliche Umstände?
» Die perfekte Betreuung durch Fachpersonal, bei dem du dich in den besten Händen fühlst: Wie genau sind diese Menschen, welche Einstellung haben sie, was ermöglichen sie?
» Woran spürst du, dass alles in bester Ordnung ist mit dir und dem Baby?
» Die perfekte Geburt: Es ist alles genau so, wie es richtig ist für Mutter und Kind. Geh alle Einzelheiten durch.
» Die Art der Geburt, der richtige Ort, liebevolle und kompetente Personen, die ideale medizinische Versorgung. Achte dabei auch auf Details wie die richtigen Lichtverhältnisse, Temperatur, Geräusche, Stimmen, die Atmosphäre.
» Was braucht es noch, damit du dich so richtig gut fühlst während der Geburt? Stell es dir in allen Farben vor. Achte dabei auf dein Körpergefühl … Was fehlt vielleicht noch, oder ist schon alles rund?
» Und dann ist dein Baby da, und auch jetzt ist alles so ganz richtig. Einfach perfekt! Die erste Begegnung zwischen euch ist genau so, wie es für euch richtig ist. Tauch ein und genieß mit allen Sinnen. Wenn du berührt bist, lass deinen Tränen freien Lauf. Alles darf sein in diesem heiligen Moment.
» Wenn du magst und du dich in dieser geheilten Erfahrung wohlfühlst, halt sie in deiner Erinnerung fest, indem du sie an einem imaginären Anker festmachst. Das kann dir im Alltag dazu dienen, dich rasch an das Erlebte zu erinnern und einen Glimmermoment zu erleben.

Komm dann in deinem eigenen Tempo zurück in das Hier und Jetzt, den Raum, in dem du bist. Schau dich um und realisiere, dass du wieder ganz wach bist. Mach dir gegebenenfalls Notizen, oder tausch dich mit einer Person deines Vertrauens aus.

Starke Wurzeln – die Heilung des Stammbaums

An den Jahresringen eines Baumstamms erkennst du nicht nur das Alter eines Baums, sie geben auch Auskunft über die klimatischen Bedingungen in jedem Jahr. Eine große Trockenheit lässt den Baum schlechter wachsen und macht ihn anfälliger für Schädlinge und Krankheiten. Jahre mit reichlichen Regenfällen und angenehmen klimatischen Bedingungen lassen ihn kräftig wachsen. Auch den Wurzeln des Baums kann man die unterschiedlichen Bedingungen ansehen, bei Trockenheit wachsen die Wurzeln vielleicht tiefer in den Boden hinein, oder sie verzweigen sich mehr an der Oberfläche, je nach Bodenbeschaffenheit.

Übertragen auf deinen Stammbaum, könnte man an dessen Jahresringen und Wurzeln verstehen, wie sich Schicksalsschläge und Umweltbedingungen ausgewirkt haben. Wie bei einer mehrjährigen Pflanze haben die Erfahrungen der vorherigen Generationen den Stamm und die Wurzeln des Familienbaums geprägt. Wenn in deiner Familiengeschichte Menschen ihre Heimat verloren haben, wird man die Narben der Entwurzelung bis heute an den Aufnahmeorganen des Baums finden. Durch diese Verletzungen kann auch im Hier und Jetzt die Versorgung des gesamten Baums deutlich eingeschränkt sein, wenn die Wurzeln Nahrung, selbst wenn diese ausreichend vorhanden ist, nicht aufnehmen können.

Die nachträgliche Heilung verletzter Wurzeln

Die Generation-Code®-Methode ist wie eine Wurzelbehandlung, mit der es gelingt, die Wurzeln des Stammbaums zu heilen. Um das Thema der transgenerationalen Weitergabe von Traumata und Überlebensstrategien noch besser mit bedürfnisorientierter Erziehung zu verknüpfen, stelle ich mir den Stammbaum mit seinen Generationen und seinen Wurzeln vor. Dabei bekommt jedes Grundbedürfnis eine Wurzel zugeteilt. Beim Beispiel Heimatverlust ist das Grundbedürfnis nach einem Platz im Leben verletzt und hat über viele Generationen Auswirkungen auf die ganze Familie. Menschen, die ihr Zuhause, ihr Land, aber auch wichtige Menschen, die ihnen Heimat bedeutet haben, hinter sich lassen mussten, empfinden oft eine tiefe Verlorenheit in der Welt. Ihr größtes Ziel ist es, diese Wurzeln wieder schlagen zu können. Doch gleichzeitig muss das Leid der Vorfahren geteilt werden, und man darf dieses Glück nicht erfahren.

Ich selbst kenne das Gefühl der Entwurzelung sehr gut, da meine Mutter als Kind aus Ostpreußen floh und später gemeinsam mit ihrer Familie als Auswanderer nach Afrika ging. Die Wiederholung ihres Schicksals traf mich im selben Alter, als ich mit 15 Jahren nach dem Tod meines Vaters aus Namibia nach Deutschland zog. Menschen mit einer solchen Ahnengeschichte ziehen oft wie Nomaden durchs Leben und kommen gefühlt einfach nicht an. Nachdem ich meine Geschichte aufgearbeitet hatte, konnte ich endlich eine Heimat finden und fand ein kleines Häuschen, das mir das Gefühl eines Zuhauses bis heute schenkt. Andere mit dem Verlust von Heimat oder des Zuhauses stecken in den folgenden Generationen unglaublich viel Energie in den Bau eines Eigenheims und opfern dafür sogar ihre Zeit mit den aufwachsenden Kindern. Der Mission, seiner Familie das Verlorene wiederzugeben und sie rückwirkend zu entschädigen, wird alles untergeordnet. Schnell wird deutlich, dass diese Versorgung nach hinten in die Ahnenreihen gerichtet ist und das Kind in der Gegenwart einen hohen Preis dafür zahlt. Man kann sich gut vorstellen, was dieses Thema für die vielen Menschen auf der Welt bedeutet, die in diesem Augenblick auf der Flucht sind und alles hinter sich lassen mussten, um ihr Leben und das ihrer Kinder zu retten. Viele leben jahrelang in Flüchtlingslagern und provisorischen Unterkünften und wissen nicht, ob und wann sie wieder ein Zuhause haben werden.

Für ein kleines Kind sind in erster Linie seine Eltern sein Zuhause. Wenn dieses nicht sicher ist oder ein Elternteil seinem Kind nicht den wichtigen Platz im eigenen Herzen geben kann, ist das noch gravierender in seinen Auswirkungen für die Entwicklung des Kindes als ein materieller Platz wie Haus oder Land.

Mit dem Generation-Code® können wir Eltern die Bedeutung der Grundbedürfnisse vor dem Hintergrund transgenerationaler Verletzungen bewusst machen und mit der Arbeit am Stammbaum die verletzten Wurzeln wieder heilen lassen.

Hierbei hilft uns die Vorstellung einer idealen Versorgung, wie ich sie schon an anderen Stellen erwähnt habe.

Die folgende Übung kannst du immer wieder machen, wenn du euren Stammbaum stärken willst und diese Kraft spürbar werden soll. So kannst du auch gemeinsam mit deinem Kind die Wurzeln des Stammbaums stärken.

Übung 3: Die Wurzeln des Stammbaums heilen

Art der Übung: Ressourcenübung
Ziel der Übung: Stärkung von Beziehungen und Erleben von Gemeinschaft
Übung: ca. 30–90 Minuten
Material: Stifte und Block bzw. Vorlage, Familienfotos, Klebstoff, Materialien zum Verzieren
Triggerpotenzial: **

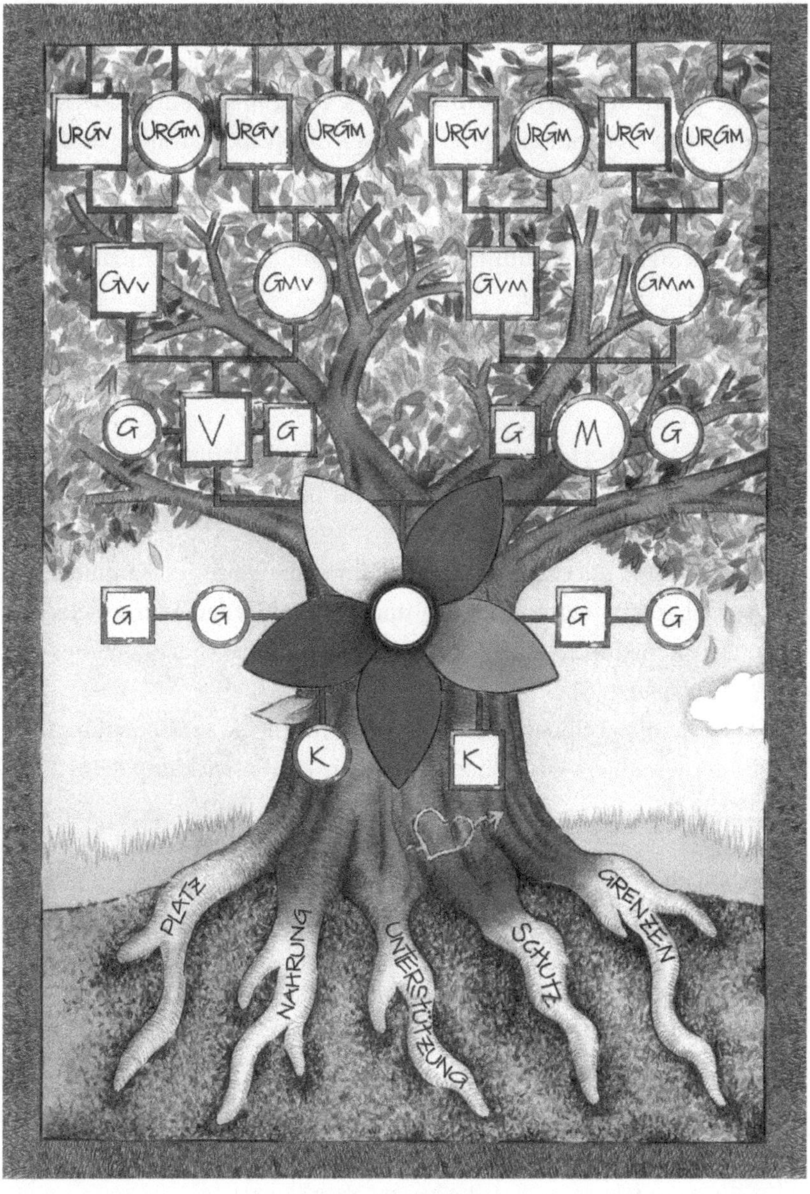

Der Ahnenbaum

Vorbereitung

Ihr benötigt einen Zeichenblock und/oder eine Stammbaumvorlage (siehe Seite 71), Malstifte, Fotos von Familienmitgliedern mehrerer Generationen, Bastelkleber fürs Verzieren und alles, was ihr schön findet wie Sticker, Glitzer, Perlen, Schmucksteine, Blumen oder Kräuter.

» Zeichnet einen Stammbaum auf oder nutzt die Stammbaumvorlage auf Seite 71.
» Malt wichtige Personen aus eurer Familie auf den Baum. Ihr könnt auch Familienfotos nehmen und an dem Baum platzieren.
» Für den Überblick ist es hilfreich, die linke Baumseite für die väterliche Linie, die rechte Seite für die mütterliche Linie zu nehmen (siehe Abbildung).
» Euer Kind oder eure Kinder malt ihr in die Mitte des Stammes.
» Malt dem Baum Wurzeln und tragt in jeder Wurzel ein Grundbedürfnis ein: (1) Platz, (2) Nahrung, (3) Unterstützung, (4) Schutz, (5) Grenzen.
» In Kapitel 3 findest du nähere Ausführungen zur Bedeutung der jeweiligen Grundbedürfnisse für die Entwicklung deines Kindes.

Durchführung

Wie sähe eine ideale Versorgung eures Stammbaums aus?

» Welche Personen könnten ein Heilserum gebrauchen? Warum und zu welchem Zeitpunkt?
» Welche Wurzel wurde verletzt?
» Wählt eine Person aus und überlegt gemeinsam, was in dem Heilserum enthalten sein muss, damit es ihr gut geht. Eine Liste mit Ideen findest du am Ende der Übung.
» Achtet darauf, dass nicht ihr das Heilserum sein müsst, sondern dass es von den richtigen Personen zur richtigen Zeit

kommt. Es können auch ideale Umstände sein, etwa dass es keinen Krieg gibt, ein Land, in dem es genug zu essen gibt, etc.

» Malt, verziert und schmückt den Baum um die ausgewählte Person herum. Wenn es die Generation als Ganzes betroffen hat, macht sichtbar, dass alle versorgt sind!

Vorschläge für das Heilserum

Weltfrieden, liebevolle Eltern, ideale medizinische Versorgung, gesunde Kinder, glückliche Großeltern, ausgewogenes Wetter, perfekte Arbeitsbedingungen, ideale Schulen, beste Freunde, Fülle, Reichtum, idealer Schutz etc.

Beispiel

Mira findet, dass ihre Oma unter ihrer Krebserkrankung vor zwei Jahren gelitten hat und dass es deshalb auch Miras Mutter lange schlecht ging vor Sorge. Sie klebt Blumen und Kräuter als ideale Medizin um das Foto der Großmutter und streut noch ein wenig Glitzer dazu, um die Anwesenheit eines Schutzengels zu symbolisieren. Sie malt die Wurzel Schutz mit einem kräftigen Grün an, zeichnet ein paar grüne Blätter als Schutzkranz um das Bild ihrer Mutter. Jetzt spürt sie, wie alle in der Familie erleichtert sind, auch Mira selbst.

Macht euch auch die Stärken bewusst, die schon jetzt in der Familie weitergegeben werden.

Malt die Stärken ebenfalls mit einer passenden Farbe oder einem Wort in den Stammbaum zur betreffenden Person.

» Wer hat den Stammbaum mit einer besonderen Gabe oder einem Talent gestärkt?

» Wer ist ein besonders guter Versorger oder eine gute Versorgerin?

» Gab es Helden oder Heldinnen in dieser Familie?

- Wer wird bewundert und wofür?
- Weshalb ist es ein Privileg, Teil dieser Familie zu sein? Wofür bist du dankbar? Erzählt es euch gegenseitig.

Beantwortet diese Fragen zum Abschluss: Was kann sich jetzt in eurem Leben zum Positiven verändern? Woran könnt ihr das feststellen? Woran merken es auch andere, z. B. Freunde oder die Kassiererin im Supermarkt?

Genießt diesen wundervollen Moment und hängt im Anschluss dieses wunderschön gestaltete Bild an einem Ort auf, wo ihr es immer mal wieder anschauen könnt.

Kapitel 3:

Kindliche Entwicklung und transgenerationale Weitergabe

Das kindliche Gehirn muss sich erst entwickeln und reifen; eine Zeit der Chancen und Möglichkeiten, die genutzt oder nicht genutzt werden, je nachdem, in welchen Umständen und mit welchen Menschen Kinder aufwachsen. In einem sehr großen Maße entscheidet diese Zeit jedoch mit, wer sie eines Tages sein werden. In jedem Fall bestimmen die gelungenen Interaktionen mit wichtigen Bindungspersonen, ob und wie sich das Kind entwickelt und ob es lernt, sich selbst zu regulieren, ob es seine Emotionen integrieren kann und sich und sein Selbsterleben verbal auszudrücken vermag.

Entwicklungsphasen des kindlichen Gehirns

Die verschiedenen Lebensphasen eines Kindes stehen in direkter Verbindung zur Entwicklung seines Gehirns, die bereits in der Schwangerschaft begonnen hat. Je jünger das Kind ist, desto sensibler und zerbrechlicher sind diese Prozesse und bedürfen einer aufmerksamen und zugewandten Begleitung durch liebevolle Bindungspersonen. Wenn uns bewusst ist, dass auch wir als Eltern, Erzieherinnen, Lehrer und weitere Bezugspersonen unsere Erfahrungen aus der eigenen Kindheit stets im Umgang mit dem Kind einfließen lassen, können wir erkennen, dass transgenerational übermittelte Lebensstrategien, übernommene

Emotionen und vererbte Erfahrungen die Begleitung unserer Kinder beeinflussen werden. Meist geschieht das unbewusst und in guter Absicht verborgen.

Zu wissen, in welcher Lebensphase welche Reifeschritte überhaupt möglich sind und wann wir vergebens etwas von unseren Kindern einfordern, weil sie es von ihrer Gehirnentwicklung her noch gar nicht können, ist ein Muss in der Begleitung von Kindern.

Das Dreieinige Gehirn

Das Modell des Dreieinigen Gehirns beschreibt eine Gehirnstruktur, die drei Stufen umfasst: das Reptiliengehirn, das limbische System und den Neokortex mit dem präfrontalen Kortex. Jedes dieser Gehirne ist für unterschiedliche Funktionen verantwortlich und spiegelt verschiedene Entwicklungsstufen wider, aber sie sind alle untereinander vernetzt.

Das Gehirn ist nicht gleich vom ersten Tag an mit allen drei Ebenen »betriebsbereit«. Sein hierarchischer Aufbau umfasst, dass jede neue Ebene in die bereits zuvor entwickelte Ebene integriert wird. Auf der höheren präfrontalen Ebene sind die neuronalen Netze hoch entwickelt und sehr komplex. Sie ermöglicht uns, Gefühle und Gedanken auf eine sehr differenzierte Weise zu verarbeiten, wir können uns in die Gedanken und Gefühlswelt anderer hineinversetzen, und insbesondere durch die Entwicklung des präfrontalen Kortex erhalten wir die Möglichkeit der bewussten Erinnerungen unserer Vergangenheit und einer bewussten Vorstellung der Zukunft, wodurch eine emotionale Integration von Vergangenheit, Gegenwart und Zukunft möglich ist und Selbstregulation schafft.

1. Reptiliengehirn (autonomes Nervensystem)

Im ältesten Bereich unseres Gehirns, auch Reptiliengehirn, autonomes Gehirn oder Stammhirn genannt, werden unsere grundlegenden Überlebensfunktionen wie Atmung, Herzschlag und instinktives Verhalten organisiert.

Das Reptiliengehirn entwickelt sich am Ende der Schwangerschaft bis etwa zum dritten Monat nach der Geburt. Hier sind die grundlegenden Überlebensfunktionen und Reflexe des Neugeborenen zunächst dominant. Dieser Teil des Gehirns ist wichtig für die Regulierung von Erregungszuständen, weil er grundlegende Funktionen steuert, die für unser Überleben notwendig sind. Dazu gehören:

» Kampf-oder-Flucht-Reaktion: Wenn wir in Gefahr sind, hilft uns das Reptiliengehirn, unmittelbar zu entscheiden, ob wir kämpfen oder weglaufen sollen.
» Grundlegende Körperfunktionen: Es kontrolliert wichtige Körperfunktionen wie Herzschlag, Atmung und Schlaf, die alle beeinflussen, wie erregt oder entspannt wir sind.
» Automatische Reaktionen: Viele unserer automatischen Reaktionen, wie das Zusammenzucken bei einem lauten Geräusch, werden vom Reptiliengehirn gesteuert.

2. Limbisches System (paläomammalisches Gehirn)

Das limbische oder emotionale Gehirn ist zuständig für Emotionen, Gedächtnis und soziale Bindungen. Ab einem Alter von drei Monaten bis etwa zum zwölften Lebensmonat ist dieser Teil des Gehirns im Wachstum. Im Laufe der ersten Jahre entwickelt sich das limbische System weiter. Kinder beginnen, emotionale Bindungen zu ihren Eltern und Bezugspersonen aufzubauen bzw. zu festigen. Sie zeigen emotionale Reaktionen und können einfache soziale Interaktionen verstehen und herbeiführen.

- » Das limbische System ist für Emotionen, Gedächtnis und Motivation verantwortlich. Es spielt eine zentrale Rolle bei der Verarbeitung von Emotionen und der Bildung von Erinnerungen.
- » Zu den Hauptkomponenten gehören der Hippocampus, die Amygdala und der Hypothalamus.

3. Der Neokortex und präfrontaler Kortex (neomammalisches Gehirn)

Das denkende und mentalisierende Gehirn – also das Gehirn, das fähig ist, psychische Zustände in sich selbst und bei anderen wahrzunehmen und zu interpretieren – ist verantwortlich für höhere kognitive Funktionen wie Denken, Planen, Problemlösen und Sprache. Der präfrontale Kortex entwickelt sich gegen Ende des achten Lebensmonats und reift bis ins junge Erwachsenenalter. Logische Zusammenhänge werden zunehmend verstanden und die Umwelt bewusster und differenziert wahrgenommen, was zu einer komplexeren Problemlösungsfähigkeit führt.

- » Der Neokortex ist der jüngste Teil des Gehirns und verantwortlich für höhere kognitive Funktionen wie Denken, Planen, Problemlösen und Sprache.
- » Er besteht aus den vier Hirnlappen: Frontal-, Parietal-, Temporal- und Okzipitallappen.

Die Entwicklung dieses dreieinigen Gehirns ist ein schrittweiser Prozess, bei dem grundlegende Funktionen zuerst etabliert werden, gefolgt von emotionalen und schließlich kognitiven Fähigkeiten. Neben motorischen Fertigkeiten braucht unser Kind auch emotionale Kompetenzen, die es sich mit dem Fortschreiten seiner Gehirnentwicklung aneignet; damit und mithilfe seiner ihn spiegelnden Bezugspersonen lernt es, sich selbst immer besser zu regulieren.

Unser Nervensystem, bestehend aus dem zentralen Nervensystem (Gehirn und Rückenmark) und dem peripheren Nervensystem (Nerven, die den Rest des Körpers durchziehen), arbeitet eng mit diesen drei Gehirnteilen zusammen, um eine koordinierte und integrierte Funktion von Körper und Psyche zu gewährleisten.

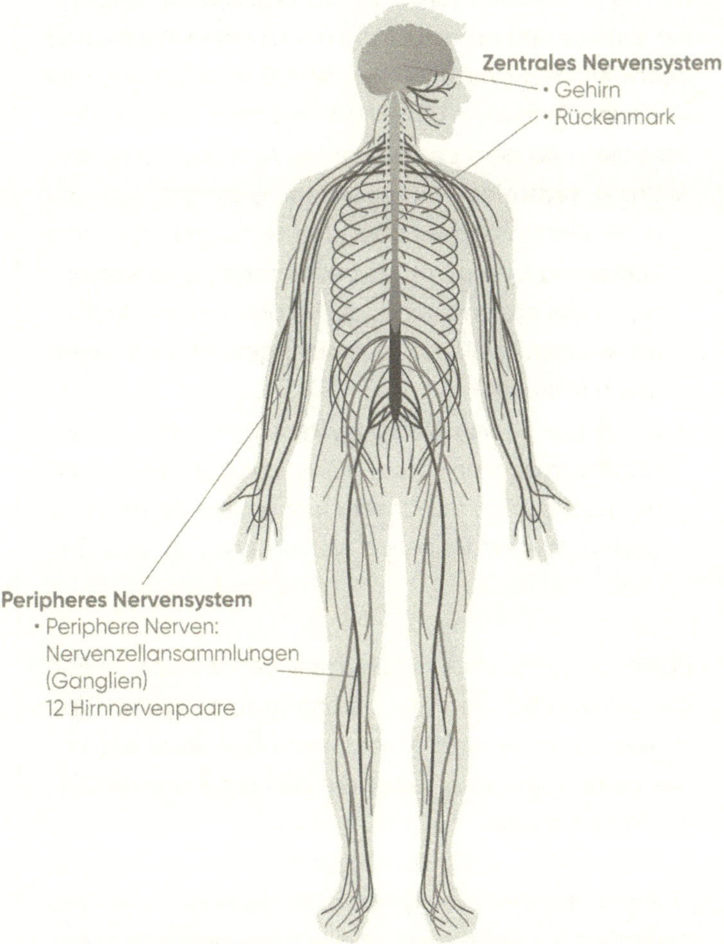

Das periphere Nervensystem

Wie funktioniert unser Nervensystem?

Körper, Psyche und Verhalten wirken wechselseitig aufeinander ein. Gefühle können durch unsere Gedanken und die Einschätzung einer Situation beeinflusst werden, zeigen aber körperliche Auswirkungen – und können auch über den Körper wieder reguliert werden. Mithin kann unser Körperzustand auch unsere Psyche und auch unsere Bewertung einer Situation verändern. Hier ein kleiner Einblick in unser Nervensystem, das aus dem zentralen und dem peripheren Nervensystem besteht.

- Unser **zentrales Nervensystem** erstreckt sich auf unser Gehirn und ist über den Hirnstamm mit dem Rückenmark verknüpft. Es besteht aus vielen Nervenzellen, die alle untereinander verbunden sind. Im Gehirn werden alle Reize zusammengeführt, verarbeitet und organisiert.
- Unser **peripheres Nervensystem** beinhaltet zudem Nerven im ganzen Körper außerhalb des Gehirns und des Rückenmarks und verbindet unsere Organe und auch Arme und Beine mit Nervenzellen unseres Gehirns.

Beide Systeme sind miteinander verlinkt und helfen uns, unmittelbar auf Anforderungen zu reagieren. Wie in einer Zentrale werden im Gehirn alle Reize zusammengeführt und verarbeitet, die der Körper und die Sinnesorgane melden.

Das periphere Nervensystem wird weiter in zwei Teile untergliedert, das somatische und das autonome Nervensystem:

1. Somatisches Nervensystem: Hier werden unsere **bewussten** Bewegungen, wie etwa das Bewegen von Armen und Beinen, gesteuert, und wir können gezielt handeln und unsere Muskeln kontrollieren.
2. Autonomes Nervensystem: Dieses System regelt alle **unbewussten** Vorgänge im Körper, wie Atmung, Herzschlag und Verdauung. Es arbeitet automatisch, ohne dass wir darüber nachdenken müssen.

Das autonome oder auch vegetative Nervensystem hat ebenfalls zwei wichtige Hauptfunktionen:

1. **Sympathikus:** Dieser Teil des autonomen Nervensystems bereitet den Körper auf Aktivität und Stress vor. Er aktiviert die Kampf-oder-Flucht-Reaktion, indem er den Herzschlag beschleunigt, die Durchblutung der Muskeln erhöht und die Freisetzung von Energie fördert.
2. **Parasympathikus:** Dieser Teil hilft dem Körper, sich zu entspannen und zu erholen. Er fördert die Ruhe-und-Verdauung-Reaktion, indem er den Herzschlag verlangsamt, die Verdauung anregt und die Energieeinsparung unterstützt.

Der Sympathikus und der Parasympathikus arbeiten zusammen, um das Gleichgewicht im Körper zu halten und sicherzustellen, dass der Körper sowohl in stressigen als auch in entspannten Situationen richtig funktioniert.

Wie es zu Stressreaktionen kommt

Das zentrale und das periphere Nervensystem kommunizieren ständig miteinander, um unsere Bewegungen und Körperfunktionen zu koordinieren. Während uns der Gehirnbereich des präfrontalen Kortex ermöglicht, Entscheidungen zu fällen, und bestimmt, welche Fähigkeiten wir einsetzen oder wie wir uns in einer Situation verhalten wollen, werden im limbischen Teil des Gehirns die mit der Situation verbundenen Gefühle erzeugt. Mithilfe von Neurotransmittern und Hormonen erfolgt die Abstimmung zwischen allen Körpersystemen und Organen.

Eine besondere Rolle bei der Entstehung und Erinnerung von Emotionen kommt dem mandelförmigen kleinen Bereich der Amygdala zu. Die Amygdala hat ihren Sitz ebenfalls im limbischen Gehirn und empfängt die Informationen aller Sinnesorgane. Bewertet werden die Körpersignale vom Hippocampus, dem entwicklungsgeschichtlich ältesten Bereich des Gehirns, der für die Gefahrenerkennung zuständig ist. Wenn wir etwas als beängstigend oder belastend erleben, aktiviert die Amygdala ihre Nervenzellen. Sie gibt der Nebenniere und dem Hypothalamus, der die Hormonausschüttung steuert, das Signal zur Stressreaktion. Blitzschnell werden Stresshormone wie Adrenalin, Noradrenalin und Cortisol ausgeschüttet und unser Nervensystem damit geflutet. Wir reagieren dann mit unseren Urinstinkten: Flucht, Angriff und Verteidigung oder mit Erstarrung. Bei einem Trauma ist die Verbindung zwischen Amygdala und Hypocampus gestört. Die zum Trauma gehörenden Erinnerungen können nicht weitergeleitet werden; wir geraten also in Stress, ohne zu wissen, warum.

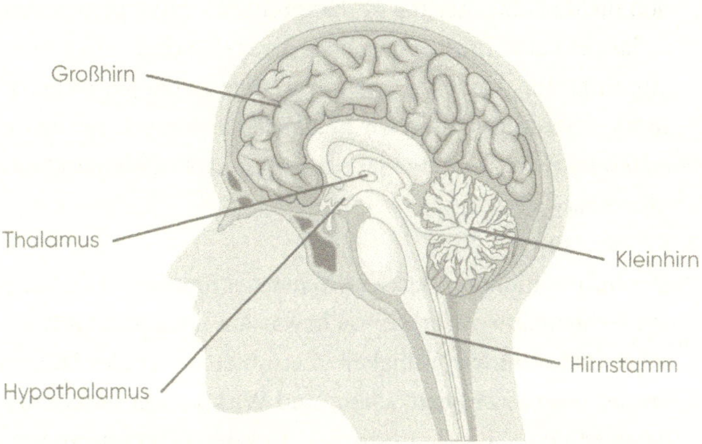

Das zentrale Nervensystem

So reift das Gehirn unserer Kinder

Mit folgender Übersicht erhältst du eine differenziertere Vorstellung davon, welche Reifeschritte im Laufe der kindlichen Entwicklung im Gehirn stattfinden.

1. Ein bis zwei Jahre:
   In diesem Alter kommt es zu einer raschen Vermehrung der Verbindungen zwischen den beiden Gehirnhälften. Es werden die Grundlagen für die Sprachentwicklung gelegt, und die Koordination der rechten und linken Körperseite wird umfassend vorbereitet. Soziale Interaktionen werden verstanden und eingegangen, Bindungsfähigkeit ist weitestgehend entstanden.
2. Drei bis vier Jahre:
   Erst ab diesem Alter kann das Gedächtnis genutzt werden. Erfahrungen und Erlebnisse aus den ersten Lebensjahren wer-

den nicht als Erinnerung im Langzeitgedächtnis gespeichert, sodass es keine Erinnerungen an die ersten drei Lebensjahre gibt (infantile Amnesie) und nur wenige an die Jahre vier bis sechs. Allerdings wissen wir heute, dass Erinnerungen an die ersten Jahre im Körpergedächtnis verankert werden und hier »abrufbar« sind.

3. Ab vier Jahren:
   Der Informationsaustausch zwischen der linken und der rechten Gehirnhälfte verbessert sich, was die Integration analytischer und intuitiver Fähigkeiten ermöglicht. Kinder können immer besser zwischen Schein und Wirklichkeit unterscheiden und erkennen die Gedanken und Beweggründe anderer Menschen, indem sie sich in diese hineinversetzen können.
4. Sechs Jahre:
   Jetzt können sich Kinder zunehmend selbst regulieren, ihre Gefühle kontrollieren und ihre Bedürfnisbefriedigung aufschieben. Diese neue Phase intellektueller Reife ermöglicht eine größere Konzentrationsfähigkeit und ein zielgerichtetes Lernen. Die Reifung des Stirnlappens (präfrontaler Kortex) erleichtert logisches Denken, Urteilsfähigkeit, Rechnen und vernünftiges Verhalten.
5. Sechs bis zwölf Jahre:
   Während nun die graue Gehirnsubstanz in den hinteren Hirnregionen stark zunimmt, verbessern sich sprachliche Fähigkeiten und räumliches Vorstellungsvermögen. Die Struktur des Gehirns formt sich immer weiter aus und spiegelt zunehmend die vorherrschenden Aktivitäten und Interessen wider. In dieser Zeit bilden sich die Persönlichkeit und der individuelle Charakter weiter aus.
6. In der Pubertät findet noch mal eine umfassende Umstrukturierung des kindlichen Gehirns statt, die es zu verstehen gilt, um mit den in dieser Zeit typischen Verhaltensweisen und

den Herausforderungen für Eltern und Heranwachsende umgehen zu lernen. Denn in dieser Phase wird das Gehirn optimiert, und die Effizienz und Spezialisierung der neuronalen Netzwerke werden verbessert. Diese Weiterentwicklung ist mit einer intensiveren emotionalen Reaktion verbunden, die zu starken körperlichen und emotionalen Veränderungen führt.

7. Wenn mit 24 Jahren die kindliche Gehirnentwicklung optimal abgeschlossen wurde, arbeiten alle drei Gehirne harmonisch zusammen und ermöglichen uns einen guten Zugang zu unseren Emotionen, die wir nun reflektieren und einordnen können. Wir besitzen Weitblick und sind zu feinster Analyse fähig, zudem können wir selbst starke Emotionen zulassen und beruhigen.

▷▷ Wenn du die folgenden Entwicklungsphasen in Beziehung zur Gehirnentwicklung deines Kindes setzt, verstehst du die Bedeutung einer guten elterlichen Begleitung für eine gesunde seelische Entwicklung besser. Besonders wichtig finde ich es auch, deine eigene Entwicklung als Kind an dieser Stelle unter die Lupe zu nehmen. In welchem Alter hattest du gute oder eher schlechte Bedingungen für dein seelisches Wachstum?

Entwicklungsphasen nach Erikson

Obwohl heute neuere Erkenntnisse der Hirnforschung und Neurobiologie Eingang gefunden haben in das Wissen über kindliche Entwicklungsaufgaben, sind für mich die Entwicklungsphasen, wie Erik Erikson sie beschrieben hat, noch immer gültig. Erikson teilt das Leben eines Menschen in acht Entwicklungsphasen ein, die von der Kindheit bis ins hohe Alter aufeinander aufbauen. In jeder Stufe gibt es einen psychosozialen Entwicklungsschritt, der für das Kind, den Jugendlichen und Erwachsenen einen Konflikt bzw. eine Krise beinhaltet, die es zu lösen gilt. Ist der Konflikt bewältigt, so hat der Mensch ausreichend Rüstzeug entwickelt, um die nächste Stufe erreichen zu können.

Erikson verstand sein Modell so, dass, wenn die Entwicklungsaufgabe einer vorherigen Stufe nicht gelungen war, auch die Krise der nächsten Stufe nicht angemessen gemeistert werden kann.

In diesem Buch beschäftigen wir uns nur mit den ersten sechs der acht Entwicklungsphasen, die für die Kindheit bis hin zum jungen Erwachsenenalter wichtig sind.

1. **Vertrauen vs. Misstrauen** (0–1 Jahr): In dieser Phase entwickeln Kinder ein Gefühl des Vertrauens, wenn ihre Bedürfnisse zuverlässig erfüllt werden.
2. **Autonomie vs. Scham und Zweifel** (1–3 Jahre): Kinder beginnen, ihre Unabhängigkeit zu erkunden, und entwickeln ein Gefühl der Autonomie, wenn sie dazu ermutigt werden.
3. **Initiative vs. Schuldgefühl** (3–6 Jahre): Kinder beginnen, Initiative zu ergreifen und eigene Aktivitäten zu planen. Unterstützung in dieser Phase fördert ein Gefühl der mutvollen Initiative und Selbstwirksamkeit.
4. **Werksinn vs. Minderwertigkeitsgefühl** (7–12 Jahre): Kinder entwickeln ein Gefühl der Kompetenz und des Werksinns, wenn sie erfolgreich in schulischen und sozialen Aktivitäten sind. Hier entsteht idealerweise die Lust am Lernen.
5. **Identität vs. Rollendiffusion** (Adoleszenz, 13–19 Jahre): Jugendliche arbeiten daran, ihre eigene Identität zu finden und ein kohärentes (positives und lebensbejahendes) Selbstbild zu entwickeln.
6. **Intimität vs. Isolation** (junges Erwachsenenalter, 20–45 Jahre): Die eigene Identität festigt sich, und erst dann wird eine

Grundlage für Intimität und Partnerschaft geschaffen. Es geht darum, sich auf Beziehungen zu anderen einlassen zu können, sich selbst nicht im anderen zu verlieren, aber auch nicht in die Isolation zu gehen.

Transgenerationales Trauma und Bindung

Zu verstehen, wer ich bin, was mich ausmacht und was ich in diesem Leben erreichen möchte, bedarf eines umfassend entwickelten Selbstbildes. Erst in Beziehungen zu anderen, die auf mich reagieren, mich spiegeln und sich aktiv auf mich einlassen, erfahre ich mich und meine Persönlichkeit. Wenn meine Bedürfnisse erkannt und passgenau beantwortet werden, lerne ich mich selbst kennen und erlebe eine innere und äußere Harmonie, die sich als Erinnerung in meinen Gedächtnissystemen verankert und zu einer Integration der unterschiedlichen Gehirnbereiche führt. Mit der Unterscheidung zwischen Selbst und anderen beginnt die selbstständige Regulation der eigenen Emotionen und Handlungen.

Ein Leben lang greifen wir auf diese ersten Erfahrungen zurück und geben sie an die nachfolgenden Generationen weiter. Das gilt ebenso für disharmonische Erfahrungen in Beziehungen, die unangenehme Gefühle erzeugen und auf die wir als Schutz unseres Selbsterlebens mit Abwehrmechanismen reagieren mussten.

Während ein Kind die verschiedenen Wachstumsphasen durchläuft, braucht es jeweils eine passende Beantwortung seiner Bedürfnisse und damit Erwachsene, die ihre eigene Entwicklung optimal erleben konnten. Selbstverständlich sollte Liebe immer die Basis sein, auf der diese Beziehungserfahrungen wachsen dürfen.

Sichere Bindung als Schlüssel zur Liebesfähigkeit

Liebe und Abhängigkeit liegen sehr nah beieinander. Vielleicht ist genau das die Funktion der Liebe, dass sie uns willig macht, uns dem anderen, in diesem Fall unseren Eltern, als Kind ganz hinzugeben und ihnen unser Leben anzuvertrauen. Und ebenso schafft es Liebe, dass Eltern bereit sind, alles zu geben für dieses hilflose kleine Wesen, das ihnen anvertraut wurde. Ob Liebe vorhanden ist, ob sie wachsen kann und ob unser Herz offen bleibt für die Liebe, hängt sehr eng mit den Erfahrungen zusammen, die wir mit unseren ersten Liebesbeziehungen machen.

In unseren Zellen sind die Erfahrungen unserer Vorfahren gespeichert, und das gilt auch für unser Herz. Wenn eine Urgroßmutter Kinder verloren hat, ein Großvater als Kind fortgegeben wurde, wenn unsere Eltern Gewalt oder Missbrauch in der Familie erlebt haben, mussten sie aus Schutz vor diesen unerträglichen Gefühlen des Schmerzes und der Ohnmacht ihr Herz verschließen. Die eigene Liebe bleibt im Herzen gefangen, kann nicht gezeigt werden, und auch die Liebe des anderen kann nicht empfangen werden. Die Liebe kann auch dann nicht frei fließen, wenn ich das Kind in meinem Bauch nicht will oder wenn ich aufgrund einer Depression emotional erstarrt bin.

Besonders zu Beginn des Lebens, wenn das kleine Baby auf die Spiegelung und passgenaue Versorgung seiner Grundbedürfnisse durch eine feinfühlige und verlässliche Bindungsperson angewiesen ist, können dann wichtige Lernerfahrungen nicht bereitgestellt werden. Kann eine belastete Mutter die Bedürfnisse des Kindes nicht deuten und seine Gefühle nicht ausreichend spiegeln oder ist sie selbst durch ihr eigenes Gefühlschaos absorbiert und nur körperlich, aber nicht psychisch anwesend, können wichtige Vernetzungen im Gehirn des Kindes nicht gelingen. Selbstentfremdung entsteht, und mit der Erfahrung, dass

Bedürfnisse nicht (passgenau) erfüllt werden, kann kein Urvertrauen und somit keine Liebesfähigkeit entstehen. Dieses Urvertrauen brauchen wir jedoch, um uns in dieser Welt und der Beziehung zu anderen sicher fühlen zu können. Nur dann können wir unsere Liebe freizügig verschenken und ebenso die Liebesgeschenke anderer empfangen.

Die vier Bindungsphasen

Weil Bindung mit Liebe so viel zu tun hat, möchte ich dir auch hier einen tieferen Einblick geben und diese empfindsame Zeit der Bindung kurz erläutern. John Bowlby, der Entwickler der Bindungstheorie, unterscheidet vier Phasen der Bindungsentwicklung, die entscheidend für die emotionale und soziale Entwicklung eines Kindes sind.

» In der **Vorphase der Bindung** (0–2 Monate) braucht der Säugling vor allem den Blickkontakt und liebevolle Berührungen seiner primären Bezugsperson, der Mutter, um ein Gefühl von Nähe und Fürsorge zu empfinden. Das Baby zeigt seine Bedürfnisse mit angeborenen Verhaltensweisen wie weinen, anschauen, schreien, saugen, umklammern und anschmiegen. Es braucht 100 Prozent Aufmerksamkeit der Bindungsperson, da es existenziell abhängig ist.

» In der **zweiten Bindungsphase** (2–6 Monate), der beginnenden Bindung, fängt das Kind an, auf vertraute Personen anders zu reagieren als auf Fremde. Es lächelt deutlich mehr und lässt sich durch bekannte Gesichter und Stimmen beruhigen. Das Baby bevorzugt also die primären Bezugspersonen, diese erkennt es an der Stimme, dem Geruch und weiteren Eigenschaften. Das Kind entwickelt im Idealfall erste Selbstwirksamkeitserfahrungen, also die Erfahrung, dass das eigene Verhalten etwas bewirkt und dazu genutzt werden kann, mit der Umwelt zu kommunizieren. In dieser Phase wäre eine Trennung von der Mutter absolut fatal und führt eigentlich immer zu einem Bindungstrauma. Das Kind ist hilflos in dieser Lebensphase und angewiesen auf eine Sicherheit spendende Beziehung.

» In der **dritten Bindungsphase**, der ausgeprägten Bindung (etwa 8 Monate bis 2 Jahre), wird das Bindungsverhalten eines Kindes differenzierter. Im optimalen Fall sind seine Eltern und Bezugspersonen jetzt zum sicheren Hafen geworden. Das Kind beginnt zu »fremdeln« und zeigt gegenüber fremden Personen ängstliche Reaktionen. In dieser Phase lernt das Kind allmählich, ob es Menschen grundsätzlich vertrauen kann oder nicht. Trennungen von den primären Bezugspersonen fallen dem Kind schwer, und es entwickelt Trennungsangst. Das Gefühl der Angst ist ein natürliches Schutzsystem, das das Bindungsverhalten aktiviert, um das Sicherheitsgefühl zu bewahren oder wiederherzustellen. Es ist ein Zeichen guter Bindung, wenn das Kind nicht in einer unbekannten Umgebung allein gelassen werden möchte und mit Trennungsangst reagiert.

» In der **vierten Bindungsphase** der reziproken, also wechselseitigen Beziehungen (ab 2 Jahren) hat das Kind ein sogenanntes »inneres Arbeitsmodell« entwickelt, in dem seine bisherigen Bindungserfahrungen gespeichert sind. Hat das Kind eine sichere Bindung zu seinen primären Bindungspersonen entwickelt, dann kann es Trennungen hinnehmen, da es verinnerlicht hat, dass es jederzeit zurück in den »sicheren Hafen« kann. Dieses tief verinnerlichte Gefühl der Sicherheit und Geborgenheit ist eine grundlegende Voraussetzung für die Hinwendung zur Welt. Erst jetzt ist die Basis für eine gesunde Autonomieentwicklung geschaffen, und kindliche Neugier und Entdeckerverhalten verhelfen dem Kind zu wichtigen Erfahrungen von Selbstwirksamkeit. Jetzt kann es auch Verhandlungen und Kompromisse eingehen und verstehen, dass Eltern auch eigene Bedürfnisse und Pläne haben.

Diese Phasen sind nicht strikt voneinander getrennt und können sich überschneiden. Sie bieten jedoch einen hilfreichen Rahmen, um die Entwicklung der Bindung zwischen Kindern und ihren Bezugspersonen zu verstehen.

▷▷ Für eine gelingende Bedürfnisbefriedigung als Grundlage für eine stimmige, kongruente Selbstentwicklung des Kindes kommt unseren primären Bindungspersonen, meist unseren Eltern, also eine große Aufgabe zu, die besonders in den ersten sechs Lebensjahren des Kindes mit Feinfühligkeit und Liebe erfüllt werden sollte. Das bedeutet aber auch: Dass wir gesehen wurden und ob wir überhaupt erkannt wurden als das Wesen, das wir sind, bestimmt, wie wir uns selbst sehen und ob wir uns und andere lieben können.

Als Psychotherapeutin für Kinder, Jugendliche und Erwachsene kann ich nach vielen Jahren der Begleitung sagen, dass Menschen, die zu mir kamen, nicht nur ihre Symptome verlieren, sondern in erster Linie sich selbst und die Liebe zu sich finden wollen. Sie wollen übernommene Bilder hinterfragen und aufgeben, sind auf der Suche nach ihrem authentischen Sein.

Auch in der Kindertherapie geht es darum, diese Verstrickungen mit den Bindungspersonen zu lösen, das Kind aus der Rolle des Symptomträgers zu befreien und einen klaren Blick auf dessen individuelle Bedürfnisse zu ermöglichen. Die primären Bezugspersonen, also Eltern, Pflegeeltern, Großeltern, müssen in die Therapie mit einbezogen werden und Familienkonstellationen und weitere Lebensumstände mit beachtet werden.

Der archaische Grundkonflikt und die scheinbare Lösung des Kindes

Vor dem Hintergrund der Bedeutung von guten Bindungserfahrungen und der Tatsache, dass der Mensch als absolut abhängiges und hilfloses Wesen geboren und somit existenziell auf den Schutz und die Versorgung durch seine Bindungspersonen angewiesen ist, ist es nachvollziehbar, dass auch das Kind selbst etwas beitragen kann für sein eigenes Überleben. Der Drang, überleben zu wollen, ist ein archaisches Ziel, ein Urinstinkt, dem alles untergeordnet wird, und es gilt, sich anzupassen um jeden Preis, um ein Höchstmaß an Sicherheit zu erreichen. Doch es gibt einen weiteren archaischen Impuls, der uns alle vorantreibt: der Drang nach Entfaltung, nach Autonomie und Individualität. Damit eine gesunde Ablösung zunächst aus der Symbiose mit der Mutter und später von der Herkunftsfamilie gelingen kann, braucht es Eltern, die uns zu Beginn diesen existenziellen Schutz zur Verfügung stellen und uns dann später auch gern in unser eigenständiges Leben verabschieden können. Dazu braucht es Bezugspersonen, die selbst ihre Wachstumsphasen erfolgreich abschließen konnten und jetzt ihrem Kind all diese notwendigen Prozesse optimal ermöglichen können. Da es jedoch keine perfekten Eltern gibt, die selbst unversehrt und ohne Defizite aus ihrer eigenen Kindheit hervorgegangen sind, gelingt eine reibungslose Kindheitsentwicklung eigentlich nie, und insbesondere scheitern wir am wichtigen Ablösungsschritt, der eher selten oder fast nie ausreichend gelingt. So bleibt das Kind lebenslang an die Eltern gebunden.

Ingrid Alexander und ich erforschten 1993 gemeinsam diesen archaischen Grundkonflikt, der das Spannungsfeld zwischen Anpassung und Autonomie beherrscht. Die scheinbare Lösung, so erkannten wir, war der »Treuevertrag«, den das Kind selbst als

Heilungsversuch einbringt. Indem es sein eigenes Potenzial unterdrückt und sich den Bindungspersonen für deren persönliche Weiterentwicklung zur Verfügung stellt, hofft das Kind, diese zu reifen Erwachsenen zu machen, die dann die Eltern sein können, die es für seine Entwicklung braucht. Es geht um mehr als nur ein Anpassungsverhalten des abhängigen Kindes, es ist ein klarer und in sich stimmiger Heilungsimpuls vonseiten des Kindes, mit dem eine Weiterentwicklung des gesamten Ahnenstammes beginnen soll. Das Kind spiegelt den Eltern ihre Defizite und Wunden und bietet sich als Ersatzperson an, um eine nicht abgeschlossene Reifung vollenden zu können. Es schont die Eltern oder ist ihnen ein Vorbild, um Orientierung und Anleitung zu geben. In Bezug auf abgespaltene Emotionen stellt sich das Kind zur Verfügung, hütet die nicht gelebten Gefühle der Eltern und verkapselt sie ebenfalls tief in sich oder drückt sie aus, um endlich Heilung zu bewirken.

Die fünf Heilungswege des Kindes

Hier möchte ich diesen Lösungsversuch des Kindes ausführlich beschreiben. Wenn dir beim Lesen Parallelen zu deiner eigenen Geschichte auffallen oder du das Verhalten deines Kindes darin widergespiegelt siehst, mach dir Notizen. Später werde ich darauf eingehen, wie es gelingen kann, diesen aus Liebe und Loyalität des Kindes entstandenen Treuevertrag behutsam aufzulösen. Wenn wir verstehen, dass das Kind ebenfalls einen Beitrag für diese wichtige Phase zu geben vermag und wir diesen entschlüsseln und auf das transgenerationale Gesamtgeschehen zurückführen können, werden wir nachhaltig und umfassend für gesunde Veränderungen im System sorgen können.

Das kindliche Verhalten ist immer ein Spiegel dessen, was es erlebt, und von dem, was es nicht erlebt, aber braucht.

Heilungsweg I: Das (un-)versorgte innere Kind eines (Groß-)Elternteils sein

Eltern übertragen unbewusst eigene nicht erfüllte Bedürfnisse und die damit in Zusammenhang stehende Kindheitswunde auf ihr Kind. Mit dem Wunsch, dass es ihrem Kind einmal besser gehen soll, »erhält« das Kind automatisch die unverarbeiteten Erfahrungen und Emotionen der Eltern und reagiert darauf, indem es sich als deren inneres Kind zur Verfügung stellt. Epigenetisch trägt es zudem die Erfahrung der Eltern bereits in seiner Keimzelle, und im Verhalten der Eltern überträgt sich auch die aus dem Trauma resultierende Art der Beziehungsgestaltung zwischen Eltern und Kind. Es kann zudem auch zu einer Übertragung des eigenen Treuevertrags mit den Eltern oder Großeltern auf die Nachkommen führen, indem im Kind das unversorgte innere Kind des Großvaters oder der Großmutter nachträglich versorgt werden soll. Da dieser Heilungsweg am kompliziertesten erscheint, habe ich ein ausführliches Fallbeispiel gewählt, um es zu verdeutlichen:

Beispiel Beate, Merlin und der Großvater

Beate hatte eine enge Beziehung zu ihrem Vater. Dieser war nie wirklich erwachsen geworden, habe als Vater keine Verantwortung übernommen, sich weitestgehend aus Entscheidungen in der Erziehung der Tochter herausgehalten und hielt sich weder an Vereinbarungen noch an Regeln. Das führte oft zu Streit in der Beziehung zwischen ihm und der Mutter von Beate, und schließlich trennten sich die Eltern. Doch die kleine Tochter hing an ihrem Vater und bewunderte ihn für seine unbeschwerte Art. Es schien ihr nichts auszumachen, wenn der Vater sie »versetzte« oder sie an den Papa-Wochenenden immer öfter allein zu Hause ließ, während er mit seinen Kumpels zum Fußball verabredet war. Obwohl der Vater sie liebte, hatte er manchmal überhöhte Ansprüche, erwartete Loyalität und bedingungslosen Gehorsam. Auch das nahm Beate hin und litt still.

Beates Vater hatte eine schwere Kindheit; er wuchs im Heim auf und wurde später von einer Pflegefamilie zur nächsten weitergereicht, weil er mit seinen heftigen Wutausbrüchen alle zur Verzweiflung brachte. Mit 17 Jahren geriet er in eine Clique von jugendlichen Straftätern und wurde selbst straffällig. Ein ihm zugewandter Sozialarbeiter vollbrachte ein Wunder, und Beates Vater machte eine Kehrtwende. Er absolvierte eine Lehre, lernte seine Frau kennen, und die kleine Beate wurde geboren.

Er mochte die Tochter, doch hätte er lieber einen Sohn gehabt, mit dem er – wie er mal gesagt hatte – Fußball spielen könne. Beate hatte sich alle Mühe gegeben, einen guten Sohn abzugeben, da sie aber ein sehr zartes und sensibles Geschöpf war, schien dieser Plan nicht aufzugehen. Umso glücklicher war Beate, als sie eines Tages selbst einen Sohn zur Welt brachte. Fast war es so, als würde sie diesen ihrem Vater »schenken«. Beate liebte ihren kleinen Merlin über alles, und ihr Vater war ein sehr glücklicher und stolzer Großvater.

Nun konnte Beate endlich ihren Vater heilen. Merlin war nicht nur der ersehnte Sohn für den Vater, auch das innere Kind des Vaters konnte sie hier versorgen. Endlich bekam der Vater stellvertretend eine schöne Kindheit mit Eltern, die sich sorgen und ihren Sohn niemals weggeben.

Der Großvater war nun regelmäßig zu Besuch und erlebte die Kindheit des kleinen Merlin aus nächster Nähe. Es war eine Wohltat, und offensichtlich heilte seine alte Wunde zunehmend.

So wunderbar das auch klingen mag, es hatte für Merlin nicht nur gute Seiten. Die rückwärts in die Ahnenlinie versorgende Mutter sieht ja nicht wirklich ihn als der, der er ist. Stattdessen lebt er das Leben des Großvaters als Kind und erfüllt ohne Klagen diese Aufgabe für Mutter und Großvater. Natürlich ist es niemandem bewusst, und alles geschieht aus bester Absicht. Als Merlin 17 wird, verändert er sich schlagartig und gerät in eine rechtsradikale Clique. Die Familie ist ratlos, Merlin scheint nicht mehr erreichbar zu sein und wendet sich von der Familie ab.

Merlin wurde nicht gesehen und sucht nach einer Identität. Er lässt sich als 17-Jähriger auf eine Gruppe von Menschen ein, die genau dieses Defizit auszugleichen scheinen. Er kann sich mit anderen und deren Ideologie identifizieren, glaubt endlich zu wissen, wer er sei. In der Psychologie kennt man dieses durch eine Identitätskrise ausgelöste »Identity Commitment«. Um die Anerkennung der Gruppe oder ihres charismatischen Anführers zu bekommen, öffnet sich Merlin für eine Ideologie, die ganz anders ist als die Werte, mit denen er aufgewachsen ist. In diesem Anderssein kann Merlin sich zum ersten Mal als eigenständiges Wesen wahrnehmen. Er spürt die Verzweiflung der Eltern, das Entsetzen über seine radikalen Ideen und glaubt, sich endlich selbst zu spüren. Eine fatale Verwechslung, die bereits an seinem ersten Lebenstag seinen Lauf nahm.

Auch wenn die Geschichte von Beate und Merlin außergewöhnlich klingen mag, offenbart sie das Dilemma des Kindes. Eine ganze Kindheit lang steht Merlin im Dienst der Heilung für den Großvater, gibt seine eigene authentische Entwicklung auf und ist am Ende im gleichen Alter ebenso verloren wie der Großvater.

Heilungsweg II: Die Eltern nicht beanspruchen

Kinder belasteter Eltern passen sich oft an deren Bedürfnisse an und zeigen sich nicht mehr mit eigenen Nöten. Sie wollen ihre Mutter, ihren Vater nicht noch zusätzlich fordern. Um das bewerkstelligen zu können, müssen sie sich von ihren eigenen Bedürfnissen abschneiden und ihre Wünsche, versorgt zu werden, leugnen. Das Kind entwickelt eine scheinbare Bedürfnislosigkeit, verschließt seine eigenen Wünsche und Gefühle in sich und beginnt, sich selbst zu versorgen. Dies geschieht auf unreife Art und Weise, und es findet eine Fixierung auf die jeweilige Altersstufe statt, in der der Mangel sowohl transgenerational als auch biografisch am gravierendsten war. Kinder, die sich selbst »beeltern«, scheinen schon früh unabhängig und selbstständig zu sein. Nicht selten sind es die Sonnenkinder, die immer strahlen und kaum Probleme machen.

Auch wenn Kinder das Verhalten einer depressiven Mutter oder eines alkoholkranken Vaters nicht nachvollziehen können, nehmen sie doch sehr detailliert die damit im Zusammenhang stehende Wunde der Eltern wahr. Sie entwickeln sensible Antennen für die emotionale Verfassung der Bezugsperson und stellen sich darauf ein.

Beispielsweise erlebte ich den kleinen Arne, der bereits mit vier Jahren bei der Hausarbeit mithalf und sich selbst und sogar seinen jüngeren Bruder mit Essen versorgte. Seine depressive Mutter lag oft bis nach dem Mittagessen im Bett und war nicht in der Lage, die Kinder zu versorgen. Das mag ein extremes Beispiel sein, doch wir sollten nicht unterschätzen, wie viele Eltern es gibt, die psychisch belastet sind. Das können auch harmlosere Situationen sein, wie eine Überlastung während der Hausbauphase oder der Verlust einer Arbeitsstelle, die den Vater oder die Mutter in eine Krise stürzen. Selbst wenn diese Situation nur vorübergehend war, lernt das Kind in dieser Phase seiner Entwicklung, eigene Wünsche und Bedürfnisse nicht einzufordern. Später können sich dann Symptome wie Ängste, Zwänge oder eine kindliche Depression zeigen, und im besten Fall verstehen Eltern dann, was ihr Kind braucht.

Heilungsweg III: Eltern für die Eltern sein

Vielleicht hast du den Begriff der Parentifizierung schon einmal gehört. Damit ist eine Rollenumkehr zwischen Eltern und Kind gemeint. Eltern, die ihre Kinder in die Rolle eines Erwachsenen bringen, benutzen ihre Kinder für ihre eigenen Bedürfnisse. Das Kind selbst fühlt sich automatisch für das Wohlergehen der Eltern verantwortlich, selbst dann, wenn Eltern dies nicht bewusst einfordern.

Wie Arne im letzten Beispiel, beginnen Kinder damit, die Eltern (bzw. einen Elternteil) zu umsorgen und unter Umständen sogar die Versorgung jüngerer Geschwister zu übernehmen. Manche Eltern fordern dies ganz offen von ihren Kindern oder ziehen das Kind in den Trennungskrieg der Eltern mit hinein und instrumentalisieren es. So soll sich das Kind zum Beispiel parteiisch zeigen und seine Gefühle für den anderen Elternteil leugnen.

Laut Albert Pesso füllen Kinder von sich aus jede Lücke im System, ersetzen also Personen, die fehlen oder aber zu einem früheren Zeitpunkt gefehlt haben. Ist also eine Mutter ohne Mutter aufgewachsen, weil diese früh gestorben ist, übernimmt das Kind instinktiv die Rolle einer Mutter für die Mutter, um die Defizite in deren kindlicher Entwicklung auszugleichen. Diese hohe Verantwortlichkeit kann zu einer Überforderung und Schädigung des Kindes führen und wird als emotionaler Missbrauch betrachtet. Da ein Kind sich den (emotionalen) Zusammenbruch ihrer Bezugsperson nicht »leisten« kann, versucht es mit aller Kraft, diese Aufgabe zu erfüllen. Der Preis für diese Anstrengung ist, eine unbeschwerte Kindheit und das Gefühl, einfach nur Kind sein zu dürfen, aufzugeben. Die kindliche Entwicklung wird gestört, eine gesunde Identitätsentwicklung ist blockiert.

Heilungsweg IV: Vorbild für die Eltern sein

Bei der Entwicklung des Generation-Code®-Konzeptes fiel uns immer wieder auf, dass Kinder genau die Qualitäten und Fähigkeiten besonders gut entwickeln, die ihre Eltern gebraucht hätten, um sich in ihrem Leben frei entfalten zu können. Es schien, als wollten die Kinder ihren Eltern sagen: »Schau, so musst du es machen, damit es gelingt!« Sie sind ihren Eltern Modell, fordern sie auf diese Weise auf, es ihnen gleichzutun. In der Hoffnung, die Eltern auf diese Weise in ihre Reifung und Kompetenz zu bringen, verausgabt sich das Kind und entfremdet sich von sich selbst.

Beispiel Aurelia

Aurelias Mutter ist eine ängstliche und sehr angepasste Frau. Sie wird bereits mit 23 Jahren schwanger und zieht zum Vater des Kindes in eine andere Stadt. Aurelias Vater ist eher dominant und behandelt seine Freundin recht bestimmend. Aurelias Mutter zieht sich immer mehr zurück, überlässt Entscheidungen ihrem Freund und ist kaum sichtbar mit eigenen Wünschen. In der Mutterrolle geht sie auf und tut alles für die kleine Tochter.

Aurelia entwickelt sich zu einem willensstarken Kind, und im Kindergarten ist sie in der Gruppe die »Bestimmerin«. Immer öfter stellt sich die kleine Aurelia bei einem Streit der Eltern schützend vor die Mutter und sagt dem Vater ihre Meinung. Als Aurelia in die Schule kommt, kann sie sich gut durchsetzen und bestimmt in ihrer Freundesclique, wo es langgeht.

Vielleicht denkst du jetzt, dass dies doch wünschenswert sei und man sich für Aurelia freuen kann. Sie erscheint selbstbewusst und stark. In der Tat entwickelt sie bereits früh genau die Qualitäten, die der Mutter zu fehlen scheinen, und ist ihr damit ein Vorbild. Ich kenne viele »Aurelias«, die als Erwachsene eher schwächere Partner oder Partnerinnen wählten, wo sie, umgekehrt zu den eigenen Eltern, selbst die Dominante sind. Solche Frauen können oft keine gleich starken Menschen in ihrem Leben zulassen, weil sie es nicht gelernt haben, auf Augenhöhe und partnerschaftlich miteinander umgehen zu können. Da sie um keinen Preis wie ihre Mütter enden wollen, drehen sie den Spieß um, und so geht das Spiel um Macht und Unterwerfung weiter. Die dabei entwickelte Scheinidentität wird als echt erlebt, und so entfernt sich Aurelia jeden Tag ein wenig mehr von ihrem authentischen Selbst. Selbstverständlich finden wir dieses Phänomen auch bei Söhnen, die erleben, dass einer der beiden Eltern dominiert wird, und er wird dann ebenso als Vorbild fungieren. So kann es sein, dass ein Sohn später eine dominante Frau heiratet, wenn die eigene Mutter eher schwach war. Wenn er den Vater als unterdrückt erkennt, finden wir auch hier häufig in der Partnerwahl eine Umkehrung.

Die Vorbilder, die unsere Kinder für uns einnehmen, sind sehr vielfältig. Vielleicht sind dir schon eigene Gedanken dazu gekommen. Setz dir diese Brille der kindlichen Treue auf und beobachte dein Kind. Wo ist es dir ein Vorbild?

Heilungsweg V: Hüterin des Bösen – Das introjizierte Introjekt

Luise Reddemann beschreibt in ihrem Buch »Kriegskinder und Kriegsenkel in der Psychotherapie« sogenannte »schwarze Gefühle«, die wir Deutschen nach dem Zweiten Weltkrieg und den Verbrechen des Nationalsozialismus von unseren Vorfahren übernommen haben. Es sind die Gefühle, die unsere Urgroßeltern, Großeltern und Eltern durch die Schuld des Mitmachens, die Scham des Wegsehens, den Hass auf sich und andere, die

Angst vor Vergeltung und die Trauer über das Grauen und die Sinnlosigkeit dieses Krieges entwickelten, verdrängten und an die folgende Generation weiterreichten. Viele unserer Ahninnen waren selbst Täter oder gehörten Täterfamilien an, und so erbten wir nicht nur die Opferseiten, sondern auch die Täterschaft. Im Schweigen über das, was geschehen war, in Form von Gewalt wie sexuellem Missbrauch oder indem diese schwer auszuhaltenden Gefühle in die eigenen Kinder hineingeprügelt wurden, wurde das Grauen weitergegeben. Kinder nehmen diese Täter- und Opferanteile ihrer Eltern in sich auf; ein Prozess der Einverleibung, den Psychotherapeutinnen Introjektion nennen. Ein Introjekt ist der (Täter-)Anteil eines anderen, den wir in unsere Psyche aufgenommen haben. Man kann sich das wie einen Stempel vorstellen, den das schädigende Verhalten, das ein Täter auf uns ausübt, in unsere Seele gepresst hat. Dieser Abdruck ist irgendwann wie ein Teil von uns, wir können dann nicht mehr unterscheiden, sondern glauben, dass wir (auch) so sind. Indem diese Täteranteile in uns wirken, fügen wir uns selbst, aber auch anderen erneut Schaden zu. So werden Opfer selbst zu Täterinnen.

Meine Kollegin Ingrid Alexander erkannte ein weiteres Phänomen: das »introjizierte Introjekt«, das als weiterer Heilungsweg des Kindes angesehen werden kann. In diesem Fall übernimmt das Kind ein Täterintrojekt der Eltern und verkapselt es in sich, damit das Böse nicht mehr weiter in der Welt ist. Es »bewacht« sozusagen diese Täteranteile in sich und stellt damit den eigenen Körper, in dem dieser Kampf dann stattfindet, zur Verfügung.

Beispiel Clarissa

Clarissas Großmutter Ramona wurde zur Adoption freigegeben. Ihre Mutter war eine Roma, der Vater, heißt es, sei bei einem Schiffsunglück umgekommen. Angeblich habe die Mutter nicht für ihre zwei Kinder sorgen können, doch Hinweise lassen vermuten, dass sie dem Naziregime zum Opfer gefallen und in einem Konzentrationslager umgekommen war. Ramona wurde von einer Familie adoptiert, die liebevoll für sie sorgte. Sie sah ihre Mutter nach ihrem siebten Lebensjahr nie wieder.

Schon als kleines Mädchen hatte ihre Enkeltochter Clarissa eine »Vorliebe« für Ordnung und Sauberkeit. Vor dem Schlafengehen mussten alle Kleidungsstücke akkurat zusammengelegt werden, und das kleine Mädchen konnte nicht einschlafen, bevor nicht alle Kuscheltiere und Puppen mit einem Kuss bedacht wurden. Mit sieben Jahren weiteten sich die Zwangsrituale aus, und in der Pubertät entwickelte Clarissa eine Zwangserkrankung. Ihre Ordnungszwänge wurden von Jahr zu Jahr schlimmer, und sie begann zusätzlich, sich selbst zu verletzen. Als sie zu mir in die Behandlung kam, war Clarissa 14 Jahre alt und sehr verzweifelt. Nach und nach erfuhr ich von Clarissas Eltern von der traumatischen Kindheit der Großmutter, und plötzlich ergaben die Symptome einen Sinn.

Die siebenjährige Ramona konnte das Verschwinden ihrer Mutter nicht einordnen, außer dass sie ihr deshalb weggenommen wurde, weil diese nicht in ordentlichen Verhältnissen gelebt habe. Den Trennungsschmerz von Mutter und auch Vater musste das Waisenkind verdrängen, denn niemand half ihr, das furchtbare Drama zu verstehen. Bei einer gemeinsamen Sitzung mit Ramona erklärte sie sich aus Liebe für ihre Enkeltochter bereit, über ihre wenigen, aber schmerzhaften Erinnerungen aus dieser Zeit zu sprechen. Sie sei für ein halbes Jahr in einem Waisenhaus gewesen. Hier habe niemand auch nur ein liebes Wort für das verängstigte Mädchen gehabt. Sie erinnerte sich an eine lieblose Versorgung mit Nahrung und Kleidung. Wer nicht spurte, bekam die Unbarmherzigkeit der Leitung zu spüren, die nicht mit Schlägen sparte. Ramona hatte sich angepasst, versuchte, alles richtig zu machen, und war in ständiger Alarmbereitschaft, um den Strafen zu entgehen. Als die Adoptiveltern sich für sie entschieden, war es ihre Rettung. Um zu überleben, hatte Ramona ihren Schmerz und ihre Ängste tief in sich vergraben, und vom ersten Tag ihrer Adoption an war ihre ursprüngliche Herkunft wie abgeschnitten. Tatsächlich habe sie bei ihren eigenen Kindern immer sehr auf Ordnung geachtet. Nach außen musste alles perfekt sein, der gute Eindruck ist das Wichtigste, schärfte sie ihren Kindern ein.

Dass nun dieser starke Ordnungsdrang als Zwangserkrankung bei der Enkelin auftaucht, schmerzt die alte Frau sehr. Ramona hat den Schmerz und die abgespaltenen Emotionen der Großmutter in sich aufgenommen und lange versucht, sie ebenso zu verkapseln. Selbstkontrolle und tadellose Ordnung waren für die Großmutter ein Garant fürs Überleben und halfen ihr, ihre Ängste und Trauer nicht spüren zu müssen. Clarissa tat alles dafür, dieses Gebot der Großmutter einzuhalten, denn die Spuren des großmütterlichen Traumas waren in ihren Genen aktiv. Doch der alte Schmerz drängt aus den Tiefen der unbewussten Familienseele nach oben, und nur die Selbstverletzung scheint diese Qual für Clarissa ein wenig lindern zu können. Sie ist nun Täterin und Opfer in einer Person und versucht um jeden Preis, das transgenerationale Erbe zu bewachen.

Clarissa war bei dem Gespräch mit der Großmutter anwesend. Wie versteinert hörte sie den Schilderungen der Großmutter zu. Plötzlich fing sie an zu weinen, all die zurückgehaltenen Emotionen brachen aus ihr heraus und erfassten in ihrer Intensität auch die Großmutter und die Eltern. Ein Tränenstrom durchflutete den Raum, und ich spürte bei aller Heftigkeit, dass es eine Erlösung für alle war. Clarissa war fast unter der Last der vererbten Emotionen ihrer Großmutter zerbrochen. Aus Treue war sie bereit, den Schmerz in sich zu begraben und mit äußerster Kontrolle zu bändigen; wie einen Tiger, der in einen Käfig gesteckt wird und bewacht werden muss.

Im Anschluss an diese Sitzung führte ich mit der Familie ein Ritual durch, bei dem das Leid, das der Großmutter zugefügt worden war, symbolisiert durch einen großen Stein in der Mitte lag. Jedes Familienmitglied wählte einen der kleinen Steine, die ebenfalls in der Mitte lagen und der stellvertretend für die Tatsache stand, dass alle auf ihre Weise versuchen, den Schmerz mitzutragen. Im weiteren Verlauf des Rituals ging es darum, das Leid zu benennen und der Großmutter Mitgefühl auszudrücken. In einer Schüssel mit Wasser wird jeder Stein gewaschen und gereinigt im Kreis weitergereicht. Im nächsten Schritt ging es darum, die nun frei gewordene Energie für etwas Neues zu nutzen. Auf diese Weise konnte der Familienwunde noch einmal eine Würdigung zukommen und betont werden, dass auch die folgenden Generationen das schwere Leid geteilt haben.

Heilungswege und innere Distanz

Kinder, die mit diesen Heilungsimpulsen auf verletzte Eltern und Ahninnen reagieren, beschreiten meist mehrere Heilungswege, die nicht isoliert voneinander betrachtet werden können. Ein Kind kann Vorbild für die Mutter sein und sich als versorgtes inneres Kind zur Verfügung stellen und gleichzeitig die Eltern beeltern.

Kinder, die sich selbst beeltern und auch keine oder sehr wenig elterliche Fürsorge erlebt haben, entwickeln sogenannte omnipotente Instanzen. Wenn niemand da war, um zu helfen, glaubt das Kind, selbst die Antwort sein zu müssen. Diese Kinder können als Erwachsene schlecht annehmen; es ist, als wären ihre Aufnahmeorgane (die Wurzeln des Baums) wie verkümmert. Ihr Trick zu überleben bestand aus dem größenwahnsinnigen kindlichen Beschluss, dass sie niemanden außer sich selbst brauchen. Eltern sind die Welt für Kinder, doch wenn diese Welt versagt, ist nur noch auf sich selbst Verlass. Diese Kinder ziehen sich in ihr inneres Universum zurück, werden ein sich selbst befruchtendes Bäumchen und kommen auf ihre Weise sehr gut mit dem Leben zurecht. Jedenfalls signalisieren diese Menschen uns das. Sie haben etwas Unerreichbares an sich; es scheint unmöglich, eine echte Nähe zu ihnen aufzubauen, und nicht selten verzweifeln wir bei dem Versuch, sie aus diesem (inneren) Gefängnis befreien zu wollen.

Übung 4: Deine Heilungswege als Kind

Art der Übung: Selbstreflexion
Ziel der Übung: Die eigenen kindlichen Heilungswege erkennen
Dauer: ca. 30 Minuten
Triggerpotenzial: ***

Vorbereitung

Nimm dir für diese Übung ausreichend Zeit und sorge dafür, ungestört zu sein und einen Raum für dich zu haben. Halte deinen Notfallkoffer bereit (siehe Seite 40).

Durchführung

Suche dir eine bequeme Haltung im Sitzen oder Liegen und schließe die Augen. Dann stell dir die folgenden Fragen.

» Gab es Zeiten, in denen deine Eltern stark belastet waren?
» War ein Elternteil körperlich oder psychisch krank?
» Warst du früh selbstständig und konntest dadurch deine Eltern entlasten?
» Haben Mutter oder Vater als Kind einen wichtigen Menschen verloren?
» Wie sähe das perfekte Kind für deine Eltern aus?
» Was könnte deine Mutter/dein Vater gut von dir lernen?

» Welche Rolle hast du für Mutter und/oder Vater übernommen?
» Wie viele Geschwister hast du, welche Geschwisterposition ist deine?
» Haben deine Eltern oder Großeltern ein schweres Trauma erlitten?
» Gibt es ein Familiengeheimnis?
» Welche Frage sollte man deinen Eltern lieber nicht stellen?
» Unter welchem Verhalten dir selbst gegenüber leidest du am meisten?

Indem du dich mit deiner Kindheit und dem eigenen Treuevertrag beschäftigst, kannst du erste kleine Veränderungsprozesse in Gang setzen. Du bist heute die Person, zu der dich deine Kindheitserlebnisse und die vererbten Emotionen und Erfahrungen deiner Vorfahren geformt haben. Doch die auf diese Weise entstandene Persönlichkeit ist nicht für immer in Stein gemeißelt. Unsere Zellen kommunizieren jeden Tag aufs Neue mit unserer Umwelt und mit anderen Menschen. Positive und korrigierende Erfahrungen werden aufgenommen und in unseren Gedächtnissystemen gespeichert. Die Epigenetik zeigt, dass wir abgeschaltete Gene durch gute Bindungserfahrungen wieder anschalten können und Heilung in jedem Moment möglich ist. Du wirst dich als immer authentischer erleben und dann diese guten Erfahrungen an deine zukünftigen Kinder und Enkel weitergeben.

Die Erfüllung der kindlichen Grundbedürfnisse

Eine gesunde kindliche Entwicklung endet nicht mit einer gelungenen (oder eben nicht ausreichend gelungenen) Bindung; die Grundbedürfnisse müssen während der gesamten Kindheit möglichst passgenau erfüllt werden. Ob unsere Eltern bzw. andere wichtige Bezugspersonen in ihrer Kindheit eine ausreichende Erfüllung ihrer Grundbedürfnisse erfahren haben, entscheidet stark mit, inwieweit sie in der Lage sind, diese wichtige Aufgabe zu erfüllen.

Für die Entwicklung einer harmonischen Persönlichkeit mit einem stabilen Selbst braucht das Kind die Erfahrung einer gelungenen Spiegelung, die es ihm ermöglicht, sich selbst zu erleben und kennenzulernen. Das Kind hat das Grundbedürfnis nach Platz, Nahrung, Unterstützung und Förderung, Schutz und gesunden Grenzen. Es braucht eine Mutter, die ihr Kind bereits im Mutterleib willkommen heißen kann, die es gerne stillt, die sich in das Erleben des Säuglings einfühlen und mit ihm in Kontakt treten kann. Das Kind braucht einen Vater, der die Bedürfnisse des Kindes versteht und ausreichend beantworten kann und will. Dabei kommt es auch auf eine passgenaue Bedürfnisbefriedigung an, die sich für das Baby stimmig und richtig anfühlt. Doch wer auf dieser Welt könnte das so perfekt erfüllen?

Eine Idealerfüllung gibt es nicht

In einer Zeit, die den Eltern mehr denn je abverlangt, die einfordert, neben der Familie auch beruflich alles zu geben, und in der zudem unsere persönlichen Ziele von Entfaltung bitte nicht hintanstehen sollen, ist es nicht realistisch, unser Kind immer im Blick zu haben und zu jeder Zeit auf seine Bedürfnisse eingehen zu können. Und selbst dann können Eltern die Schatten der transgenerationalen Traumaweitergabe nicht vollkommen abwehren. Es gibt Ahnenreihen mit ausschließlich »idealen« Erfahrungen; wir alle sind mehr oder weniger an irgendeinem Punkt selbst bedürftig geblieben, haben die meisten von uns in ihrer Kindheit Bezugspersonen erlebt, die Traumata oder Verluste erleiden mussten. Viele Grundbedürfnisse konnten somit auch nur in eingeschränktem Maße erfüllt werden und haben ihre Spuren in unseren Gedächtnissystemen hinterlassen. Für alle Eltern bedeutet dies, dass sie in der Weise, wie ihre eigenen Bedürfnisse beantwortet oder missachtet wurden, jetzt selbst auf die Bedürfnisse ihres Kindes reagieren werden. Damit wir mit neuen, unbekannten Situationen umgehen können, sucht unser Gehirn automatisch nach Gedächtnisspuren in unserer Vergangenheit, die uns verraten können, wie wir uns in der gegenwärtigen Situation verhalten sollten. Zudem wirken bestimmte Erinnerungsauslöser (Trigger), die auch die unterschiedlichen Gedächtnisspuren aus unserer Kindheit aufgreifen und zu einer jeweils »passenden« Erinnerung zusammenfügen. So ist es einleuchtend, dass im Umgang mit unserem eigenen Kind ständig Erinnerungen aus vielen unterschiedlichen Erfahrungen in der Beziehung zu der eigenen Mutter, dem eigenen Vater (oder den Bezugspersonen von damals) ausgelöst werden. Das passiert meist unbewusst.

Natürlich spielen auch andere Vorbilder eine wichtige Rolle. Freundinnen, erfahrene Mütter, Väter, Hebammen und andere Fachleute werden in dieser Zeit zu wichtigen Ratgebern, deren Beistand die jungen Eltern unbedingt brauchen. Sie beeinflussen aber nur das bewusste Handeln. Wesentlich stärker sind die »vererbten« Erinnerungen. Denn auch unsere Eltern hatten Eltern mit Kindheitserfahrungen, die ihr Handeln und ihre Fähigkeiten im Umgang mit kindlicher Bedürfnisbefriedigung beeinflusst haben.

Übung 5: Auf den Spuren der Einflüsse auf dich

Art der Übung: Selbstreflexion
Ziel der Übung: Transgenerationale Traumahinweise erkennen
Dauer: ca. 30 Minuten
Material: Papier, Stift
Triggerpotenzial: **

Vorbereitung

Nimm dir für diese Übung ausreichend Zeit und sorge dafür, ungestört zu sein und einen Raum für dich zu haben, und halte deinen Notfallkoffer bereit.

Durchführung

Suche dir eine angenehme Sitzposition und entspanne dich. Wenn du willst, lass ruhige Musik laufen.

Reflektiere über die folgenden Fragen und mach dir Notizen.

» Waren dir deine Mutter und dein Vater ein gutes Vorbild?
» Orientierst du dich heute an dem, was du mit ihnen erfahren hast?
» Gestaltest du den Umgang mit deinem Kind ähnlich? Was willst du anders machen?
» Welche Familientradition willst du unbedingt weiterführen? Welche auf keinen Fall?
» Wie hast du deine Mutter in ihrer Rolle erlebt? Wie deinen Vater?
» Gibt es weitere Vorbilder?
» Wie groß sind die Anforderungen und Erwartungen an dich selbst in der Elternrolle?
» Wie gut gelingt es dir, deine persönlichen Vorstellungen für das Begleiten deines Kindes umzusetzen?
» Wie gut fühlst du dich unterstützt von deinem Partner, deiner Partnerin bzw. dem anderen Elternteil des Kindes?

Wenn du die Beziehung zu deinen Eltern oder zu einem von beiden als negativ erlebt hast, willst du es wahrscheinlich unbedingt anders machen bei deinem Kind? Aber auch wenn die Beziehung zur Mutter eher negativ war und wir uns vornehmen, es bei unserem Kind anders zu machen, bleibt der Einfluss der eigenen Mutter sehr groß. Dies gilt im gleichen Maße auch für die Beziehung zum Vater oder zu anderen Bezugspersonen.

Die fünf Grundbedürfnisse des Kindes nach Albert Pesso

1. Das Grundbedürfnis nach Platz

Wir alle brauchen einen guten uranfänglichen Platz, den uns unsere Eltern schenken, an dem wir gezeugt werden und sie sich über unser Entstehen von Herzen freuen. In der Gebärmutter gut eingenistet, geschützt und umsorgt, gehalten und getragen, rechtzeitig losgelassen und im Leben willkommen geheißen, können wir auch Ja sagen zum Leben und zu uns.

So ein Platz wird uns die Fähigkeit schenken, uns mit uns selbst und mit anderen zu verbinden; ebenso später auch mit unserem Partner und unserem Kind. Das tiefe Gefühl einer Daseinsberechtigung schenkt Gelassenheit und Sicherheit. Ich bin gewollt, darf meinen Platz in der Familie, in der Welt einnehmen. Mein Platz auf Erden steht mir zu.

2. Das Grundbedürfnis nach Nahrung

Die ersten guten Erfahrungen nach der Geburt mit einer liebevollen, zugewandten Mutter, die ihr Kind gerne stillt, seine Signale erkennt und prompt reagiert, sind für das Kind grundlegend wichtig. Zu diesem Zeitpunkt ist die Nahrungsaufnahme eng mit mütterlicher Nähe und Kontakt verbunden. Wir nehmen also die ersten inneren Bilder unserer wichtigsten Bindungsperson mit der Muttermilch in uns auf. Ist diese Erfahrung von Gefülltsein eine positive, weil es kein Zuviel und kein Zuwenig, aber auch keine belastete Fütterungssituation gibt und auch emotionale Nahrung in Form von Liebe fließen darf, wird das Kind mit angenehmen Körperempfindungen, die Glück bedeuten, erfüllt.

Im Erwachsenenleben führen diese guten Erfahrungen zu dem Grundgefühl der Sättigung. Innere Zufriedenheit, ein gutes Selbstwertgefühl und die Fähigkeit, sich auch selbst gut versorgen zu können, sind wie ein Schatz, den wir später selbst weitergeben können, und so kann unsere Liebe auch in der Beziehung zu den eigenen Kindern fließen.

3. Das Grundbedürfnis nach Unterstützung und Halt

Die Art und Weise, wie eine Mutter, ein Vater ihr Neugeborenes halten, es tragen und wiegen, bestimmt darüber, ob es sich sicher oder unsicher fühlen wird. Mit jedem Wachstumsschritt wird eine andere Art der Unterstützung notwendig, und die Eltern müssen wissen, was sie ihrem Kind schon zumuten können und wo es weiterhin ihre Unterstützung braucht. Eltern dürfen fördern, sollten aber nicht zu fordernd sein.

Das Gras wächst nicht schneller, wenn man daran zieht, sagt eine Volksweisheit, und in diesem Sinne sollte sich die Unterstützung für das Kind immer an dessen Tempo orientieren. So erhält das Kind körperliche Stabilität und innere Sicherheit, es vertraut mehr und mehr in seine motorischen und geistigen Fähigkeiten und entwickelt Selbstwirksamkeit. Das wirkt sich motivierend auf alle Bereiche des Lebens aus. Das Kind weiß, dass sich Dinge entwickeln können, und so wächst Hoffnung darauf, dass am Ende alles gut wird. Auch dies geben wir dann später selbstverständlich weiter.

4. Das Grundbedürfnis nach Schutz

Seine Abhängigkeit und Hilflosigkeit lösen in den meisten Menschen das Bedürfnis aus, das Baby zu versorgen und es vor allem Bösen zu beschützen.

Schon eine werdende Mutter muss sich gut ernähren, muss Schädliches meiden und sollte sich in einer liebevollen Gemeinschaft sicher fühlen. Nach der Geburt erfährt das Baby im optimalen Fall, dass seine Eltern auch jetzt alle Gefahren von ihm fernhalten, es verteidigen und für es eintreten. Im Laufe seiner

Kindheit erlebt es, dass seine Eltern es beruhigen, wenn es Angst hat, dass sie seine Rechte sichern und sich vor ihr Kind stellen. Eltern übernehmen Verantwortung und sorgen dafür, dass ihr Kind keine Erfahrungen macht, die seiner seelischen Entwicklung schaden könnten. Sie schützen vor schädlichen Einflüssen wie zum Beispiel vor bestimmten Medieninhalten und sorgen dafür, dass ihr Kind nicht Zeuge von Gewalterfahrungen wird.

Ein gut geschütztes Kind wird ein Gefühl von Sicherheit in sich tragen, es wird sich entspannen können und sich auch selbst schützen lernen. Mit dieser inneren Sicherheit kann es Spannungen und Konflikte aushalten und sich für eigene Interessen starkmachen.

5. Das Grundbedürfnis nach Grenzen

Eine gesunde Begrenzung verhilft dem Kind dazu, seine ganze Kraft ausloten und entwickeln zu können, ohne Angst davor haben zu müssen, sich selbst oder anderen zu schaden. Die erste gute Grenzerfahrung ist der begrenzte Lebensraum des ungeborenen Kindes im Mutterleib. Es erfährt, dass es sich ausbreiten kann, aber nie die Grenze durchbrechen wird. Auch später sollten die Grenzen, die Eltern ihrem heranwachsenden Kind geben, diese Qualität haben: so »dehnbar«, dass kindliche Kraft sich entfalten, aber nie die Grenze durchbrochen werden kann.

So lernt das Kind, seine Energie, seine Gefühle (insbesondere Wut), seine Kreativität und Schaffenslust selbst zu steuern. Später weiß der Erwachsene, dass Gefühle wieder abklingen werden und Bedürfnisse endlich sind. Er kann sich von den Bedürfnissen anderer abgrenzen, kann Nein sagen, auch zu sich selbst, und hat gelernt, seine Kräfte richtig einzuschätzen, und diese gut integriert.

Mit folgender Limitierungsübung kannst du herausfinden, wie sich eine gesunde Grenze anfühlt und was es bedeutet, keine oder eine starre Grenze gesetzt zu bekommen.

Übung 6: Gesunde Grenzen erfahren

Art der Übung: Limitierungsübung
Ziel der Übung: Erkundung von gesunden Grenzen
Dauer: ca. 30 Minuten
Triggerpotenzial: *

Diese Übung eignet sich sehr dafür, sie gemeinsam als Eltern durchzuführen. Du kannst sie auch mit einer Person deines Vertrauens oder mit deinem Kind durchführen.

Vorbereitung

Setzt euch an einem Tisch einander gegenüber: Haltet eure Hände wie beim »Armdrücken«. Hier geht es nicht darum, wer von beiden der Stärkere ist, sondern darum herauszufinden, wie man geschützt die eigene Kraft erfahren kann.

Durchführung

Eine Person darf die Führung übernehmen und sich selbst am Handgelenk stützen, damit sie bestimmen kann, wie weit die andere Person mit ihrem Krafteinsatz kommt. Danach wechseln die Rollen, damit jeder diese wichtige Grenzerfahrung machen kann.

Experimentiert nun mit diesen drei Varianten und tauscht euch am Ende über eure Erfahrungen aus:

» Dein Gegenüber setzt 0 Prozent seiner Kraft ein – beim Armedrücken geht so deine Kraft ins Leere.
» Dein Gegenüber hält zu 100 Prozent dagegen – so schaffst du keinen Millimeter. Dafür kann es, wie erwähnt, notwendig sein, sich am Handgelenk zu unterstützen.
» Ihr vereinbart eine »Grenze«, bis zu der du kommen darfst (ca. die Hälfte des 90 °-Winkels). Dann gibt dir dein Gegen-

über ausreichend Widerstand, damit du deine ganze Kraft einsetzen kannst, um bis zur vereinbarten Grenze zu kommen. Dabei ist es erwünscht, so viel Widerstand zu erhalten, dass eine Anstrengung notwendig ist, um ans vereinbarte Ziel zu kommen. Ist die Grenze erreicht, geht es NICHT mehr weiter! Die Grenze wird gehalten.

Jetzt weißt du nicht nur kognitiv, was eine gesunde Grenze ist, sondern hast es auch körperlich erfahren und ein Gefühl dafür entwickelt. Wenn wir unseren Kindern einen sicheren Rahmen zur Verfügung stellen und sie sich darauf verlassen können, dass wir als Eltern die Grenzen wahren, können sie ihre ganze Kraft einsetzen und erleben. Eltern garantieren, dass niemand verletzt wird, und lassen somit einen sicheren Platz dafür entstehen, sich mit allen Gefühlen erleben zu dürfen. Das ist insbesondere bei Wut eine wichtige Erfahrung.

Löwenzahn und Orchidee – warum Kinder so unterschiedlich sind

Oft sind es die sogenannten Symptomträgerinnen der Familie, die irgendwann beim Psychotherapeuten vorgestellt werden – meist sensible und empfindsame Kinder, die auf bestimmte familiäre Konflikte oder unausgedrückte Emotionen reagieren und Symptome entwickeln. Der Psychologe und Kinderarzt W. Thomas Boyce hat erforscht, warum manche Kinder so widerstandsfähig sind wie ein Löwenzahn, der selbst auf Asphalt prächtig gedeiht, und andere wie eine empfindsame Orchidee darauf angewiesen sind, besonders gut beschützt und umsorgt zu werden, damit sie den Herausforderungen des Lebens gewachsen sind. Wenn du nicht nur ein Kind hast, wirst auch du die Unterschiede kennen, und vielleicht hast du dich selbst schon gefragt, wie es bei ähnlichen Lebensumständen und einer insgesamt gleichen Erziehung dazu kommen kann. Während Löwenzahnkinder robust erscheinen und eine hohe Widerstandskraft zu besitzen scheinen, haben es Orchideenkinder von Anfang an nicht leicht. Sie scheinen schneller krank zu werden, sind schüchtern, ängstlich und sensibel und laufen öfter Gefahr, von anderen gemobbt und ausgegrenzt zu werden. Die Besonderheiten der Orchideenkinder machen sie laut Boyces wissenschaftlichen Erkenntnissen zu wichtigen Mitgliedern der Gemeinschaft, die wie ein Seismograf sensibler auf schädliche Einflüsse reagieren und darauf aufmerksam machen, um Gesundheit und Sicherheit der menschlichen Spezies zu gewährleisten. Sie sind anfälliger für Stress und reagieren damit empfindsamer auf die Umwelt, in der sie aufwachsen, als Löwenzahnkinder dies tun. Sie sind auch jene Kinder, die feinfühliger auf die elterlichen Wunden zu reagieren scheinen, und ungelöste Familienthemen wiederholen sich in ihrem Leben.

Wir bezeichnen diese Kinder heute als hochsensibel und wissen viel darüber, was sie brauchen, um ihr Potenzial doch noch entfalten zu können. Aber auch hier haben weitergegebene dysfunktionale Muster vorheriger Generationen ihren unbewussten Einfluss auf unser Verhalten gegenüber diesen sensiblen Kindern und lassen uns so manches Mal in eine tiefe Verzweiflung rutschen. So kann eine Mutter auf ihren Löwenzahnsohn mit Gelassenheit und ruhiger Kompetenz reagieren, während sie die Bedürfnisse ihrer Orchideentochter mit einer Mischung aus Überfürsorglichkeit und Ablehnung beantwortet. Ihre ambivalenten Gefühle sind Ausdruck generationsübergreifender Konflikte und Verstrickungen, die ihr nicht bewusst sind.

Beispiel Liza

So erging es Janna mit ihrer Tochter Liza. Von Anfang an habe Liza mehr Aufmerksamkeit gebraucht als ihr Bruder Jannis. Liza war ein Schreikind, vertrug bestimmte Lebensmittel nicht, konnte nur schwer beruhigt werden und nahm scheinbar jeden Infekt mit. Janna und ihr Mann machten für Liza alles möglich und achteten auf eine für das sensible Baby notwendige Umgebung. Sie gaben ihr viel Aufmerksamkeit und sorgten für Ruhe und eine auf ihre Bedürfnisse abgestimmte Ernährung. Doch ihre Anstrengungen brachten nicht den ersehnten Erfolg. Liza blieb ein »Sorgenkind« und ist noch heute sehr empfindlich und ängstlich.

Janna erlebt sich im Kontakt mit Liza zwischen grenzenloser Geduld und Liebe und heftiger Wut und Ohnmacht. Laut den Aussagen ihrer Mutter war auch Janna ein ängstliches und empfindliches Kind gewesen. Als Oma rät diese ihrer Tochter heute, nicht so nachsichtig und behütend mit Liza zu sein. Es habe doch Janna auch nicht geschadet, dass sie zu ihrem Glück gezwungen worden wäre. Eine Aussage, die Janna richtig wütend macht, weil sie sich als Kind in ihrer Not nicht gesehen fühlte und bis heute unter ihrer erworbenen Ängstlichkeit leidet. Mit ihren Kindern wollte Janna anders umgehen, doch mit Liza kam auch das transgenerationale Thema der weiblichen Ahnenlinie in ihr Leben.

Jannas Mutter Adelheid war ein Nachkriegskind. 1946 geboren, war ihre Kindheit von Armut, Überlebenskampf und der Scham der Nation über den verlorenen Krieg und die damit ans Licht kommenden Gräueltaten der Nazis geprägt. Es war die Zeit der Trümmerfrauen und der abwesenden Väter, die entweder an der Front gefallen oder in Kriegsgefangenschaft waren. Kinder mussten funktionieren und so bald wie möglich mithelfen.

Adelheid war die vierte und jüngste Tochter und wurde von den drei älteren Schwestern betreut, während ihre Mutter für das Überleben der kleinen Familie sorgte. Eines Tages fiel der älteren Schwester ein Becher mit heißem Teewasser aus den Händen und verbrühte Adelheid am Rücken. Die schweren Brandwunden konnten nur notdürftig versorgt werden, da eine medizinische Behandlung nur unzureichend möglich war, und so blieben neben der traumatischen Erinnerung große Narben auf Adelheids Rücken zurück. Es begleiten sie seit dem Ereignis auch chronische Nervenschmerzen, sodass sie mit körperlichen und motorischen Einschränkungen leben muss. Doch Adelheid meisterte ihr Leben, indem sie viel von sich und anderen verlangte. Dieses Überlebensmuster gab sie auch an Janna weiter, der es in der Kindheit nicht »gestattet« war, Gefühle wie Angst, Schüchternheit oder Traurigkeit zu zeigen.

»Das Leben bestraft die Schwachen«, war Mutter Adelheids Leitsatz, der sich in Jannas Psyche einbrannte. Doch Janna erspürte die hinter der harten Schale der Mutter liegende zarte und zerbrechliche Seite und beschloss als Kind, diese Wunde der Mutter zu heilen. Mit Liza bekommt sie nun ein sensibles Mädchen, das die »verbotenen« Gefühle auszudrücken scheint. In ihr will sie unbewusst die Narben auf Adelheids Seele versorgen. Eine große Herausforderung für Jannas inneres Kind, das ebenfalls eine tiefe Seelenwunde trägt. Immer wenn ihre Anstrengungen, Liza gerecht zu werden und ihr all die Aufmerksamkeit und Versorgung zu geben, nicht erfolgreich sind, steigt in ihr eine ohnmächtige Wut auf. Sie selbst hatte sich als Kind mit der rauen Erziehung der Mutter abfinden und ihre Zartheit verleugnen müssen und empfindet es unbewusst als undankbar, wenn Liza trotz aller Bemühungen nicht zufriedenzustellen ist. Erst wenn Janna sich diesen Gefühlen ihres inneren Kindes stellen kann, wird sie sich selbst mit ihrer Geschichte annehmen können. Man könnte meinen, dass Liza nicht nur die sensiblen Seiten der Großmutter auslebt, sondern auch auf die »falsche Nahrung« der mütterlichen Fürsorge hinweist. Während Janna zu viel zugemutet und wenig Rücksicht auf ihre Ängste genommen wurde, erfährt Liza eine ungesunde Überfürsorglichkeit, die zu wenige Lernmöglichkeiten bietet, um Selbstwirksamkeit zu erfahren.

An dieser Stelle möchte ich Eltern und weiteren Bezugspersonen von hochsensiblen Kindern ein paar Hinweise zur Unterstützung im Alltag geben.

Das brauchen Eltern von Orchideenkindern

Wenn du ein hochsensibles Kind hast, bedenke, welchen Schatz es neben aller Anstrengung in euer Familiensystem bringt. Wertschätze deine Anstrengungen und erlaube dir, keine perfekte Mutter bzw. kein perfekter Vater sein zu müssen. Sprich mit einer Person deines Vertrauens über alle Facetten deiner Gefühle und erlaube ihnen, da zu sein. Sorge dafür, dich selbst gut regulieren zu können, denn nur dann kannst du auch deinem Kind helfen, sich zu regulieren.

In der Spiele-Apotheke® erfährst du, mit welchen Tools du es schaffen kannst, dich selbst zu regulieren und dein Nervensystem bei starken Gefühlen zu beruhigen (siehe ab Seite 344).

Hol dir Unterstützung von Fachleuten, die Erfahrung mit hochsensiblen Kindern haben, wenn du den Einfluss einer transgenerationalen Weitergabe hinter dem Verhalten deines Kindes vermutest. Mach dir bewusst, welches Thema hier verstanden werden will.

Übung 7: Dein hochsensibles Kind

Art der Übung: Selbstreflexion
Ziel der Übung: Den Umgang mit dem eigenen hochsensiblen Kind reflektieren
Material: Papier, Stift
Dauer: ca. 30 Minuten
Triggerpotenzial: **

Vorbereitung

Nimm dir für diese Übung ausreichend Zeit und sorge dafür, ungestört zu sein und einen Raum für dich zu haben.

Durchführung

Setz dich bequem hin und entspanne dich, bevor du über die folgenden Fragen reflektierst und dir dazu Notizen machst.

» Welche Themen haben sich schon in der Schwangerschaft angekündigt? (Zum Beispiel Ängste, Ablehnung oder Bevorzugung des Geschlechts des Kindes, unerwünschte Schwangerschaft, ambivalente Gefühle zur Mutterschaft oder Vaterschaft etc.)
» Woran hast du bemerkt, dass dein Kind hochsensibel ist?
» Auf welche Verhaltensweisen oder Wesensmerkmale deines Kindes reagierst du besonders stark (positiv wie negativ)?
» Was ist dein größter Wunsch für dieses Kind?
» Was glaubst du, bräuchte es, um deinem Kind die Unterstützung geben zu können, die es benötigt, um sich optimal zu entwickeln?
» Wie warst du selbst als Kind?
» Wer noch in der Familie galt als hochsensibel? Wie ist deine Beziehung zu dieser Person?
» Wie reagierst du auf die Anforderungen, die dir als Elternteil abverlangt werden?

- Welche Auswirkungen hat die Hochsensibilität deines Kindes auf das Familiensystem? Wie wirkt sie sich gegebenenfalls auf eure Partnerschaft aus?
- Wer im Ahnensystem hätte sich gewünscht, dich als Mutter oder Vater zu haben?
- Welche Frage hat gefehlt, um das letzte Puzzleteil für eine tiefgreifende Erkenntnis zu erhalten?

Notiere deine Antworten, und lass sie für einen Moment ruhen. Schau zu einem späteren Zeitpunkt erneut auf deine Notizen und beschreib deine Erkenntnisse.

Das brauchen Orchideenkinder in besonderem Maß

Mehr noch als Löwenzahnkinder benötigen Orchideenkinder in den ersten sieben Lebensjahren Aufmerksamkeit und Unterstützung, um sich optimal entwickeln zu können. Hier sind einige wichtige Aspekte, die berücksichtigt werden wollen.

1. Sicherheit und Geborgenheit: Hochsensible Kinder brauchen ein stabiles und sicheres Umfeld. Sie reagieren oft intensiver auf Veränderungen und Unsicherheiten. Schenk deinem Kind ausreichend Körperkontakt und die Möglichkeit, sich bei dir wie in einem sicheren Hafen entspannen zu können. Ein geregelter Tagesablauf und feste Rituale können ihm ebenfalls helfen, sich sicher und geborgen zu fühlen.

2. Emotionale Unterstützung: Diese Kinder nehmen Emotionen sehr intensiv wahr, sowohl ihre eigenen als auch die der Menschen um sie herum. Es ist wichtig, dass Eltern und weitere Bezugspersonen ihre Gefühle ernst nehmen und ihnen helfen, diese zu verstehen und zu verarbeiten. Kommuniziere offen und vertrauensvoll mit deinem Kind, lass es wissen, dass es jederzeit über seine Gefühle und Erlebnisse sprechen kann und du seine Sorgen ernst nimmst.

3. Individuelle Förderung: Orchideenkinder haben oft besondere Talente und Interessen. Sei neugierig und offen dafür, diese zu erkennen, und fördere sie, ohne dein Kind dabei zu überfordern. Zudem helfen kreative Aktivitäten wie Malen, Musizieren oder Basteln deinem Kind, seine Gefühle auszudrücken und seine Fähigkeiten zu entwickeln. Achte dabei auf transgenerationale Verwechslungen, denn nicht selten unterstützt man sein Kind bei Interessen, bei denen man selbst oder andere Personen im Ahnenstamm gefördert worden wären.

4. Rückzugsmöglichkeiten: Hochsensible Kinder können schnell von Reizen überflutet werden. Um sich entspannen und regenerieren zu können, benötigen sie ruhige Orte, an die sie sich zurückziehen können. Richte zusammen mit deinem Kind einen gemütlichen Kuschelplatz ein. Das kann eine schummrige kleine Höhle sein oder ein lichtdurchfluteter Platz auf einem Sofa. Lass dein Kind mitgestalten.

5. Geduld und Verständnis: Hochsensible Kinder brauchen oft mehr Zeit, um sich an neue Situationen zu gewöhnen oder Aufgaben zu bewältigen. Deine Geduld und dein Verständnis sind unerlässlich, damit sich dein Kind im eigenen Tempo an neue Erfahrungen herantraut.

6. Soziale Fähigkeiten: Hilf deinem Kind dabei, soziale Fähigkeiten zu entwickeln, indem du ihm zeigst, wie man Freundschaften schließt und Konflikte löst. Wenn dein Kind Schwierigkeiten hat, sich in sozialen Situationen zurechtzufinden, kannst du solche Momente mit Rollenspielen üben oder mit einem gezielten Gespräch über die Gefühle und Gedanken deines Kindes herausfinden, welche Unterstützung es braucht, um eine bestimmte soziale Herausforderung meistern zu können.

7. Positive Bestärkung: Ein liebevoller und unterstützender Umgang stärkt das Selbstbewusstsein deines Kindes und hilft ihm, sich sicher und wertgeschätzt zu fühlen. Vermeide Kritik und achte auf eine positive Bestärkung deines Kindes, bei der du aber keine unrealistischen oder idealisierenden Rückmeldungen geben solltest.

8. Achtsamkeit und Entspannung: Alle Kinder brauchen ein Handwerkszeug, das ihnen hilft, sich mehr und mehr selbst regulieren zu können. Techniken zur Entspannung und Achtsamkeit können helfen, mit Stress und Überreizung umzugehen. Hochsensiblen Kindern helfen Übungen wie kindgerechte Meditation, Atemübungen oder sanfte Bewegung wie beim Kinderyoga, um innerlich zur Ruhe zu kommen.

9. Ernährung und Schlaf: Dein hochsensibles Kind braucht wie alle Kinder eine ausgewogene Ernährung und ausreichend Schlaf, reagiert wahrscheinlich empfindlicher auf ungesunde Ernährung und Schlafmangel als andere Kinder, was seine Reizbarkeit und Empfindlichkeit verstärken kann.

10. Glückliche Eltern: Wie beschrieben reagieren hochsensible Kinder vermutlich noch empfindsamer auf transgenerationale Themen als Löwenzahnkinder. Sie spüren die hinter der elterlichen Bemühung liegende seelische Wunde und reagieren darauf mit entsprechendem Verhalten. Deshalb ist es unerlässlich, dass

Eltern sich ihren eigenen Wunden stellen und dafür sorgen, dass diese Heilung erfahren.

Das omnipotente Kind und seine Mission, die Eltern zu retten

Ob Löwenzahn oder Orchidee – jedes Kind ist in tiefer Liebe und Abhängigkeit mit seinen wichtigen Bezugspersonen verbunden. Die meisten Eltern sind überrascht, wenn sie feststellen, wie sehr sie selbst bis heute an diesem kindlichen Plan festhalten und wie er sich auf die Beziehung zum Partner, zur Partnerin und zu den eigenen Kindern auswirkt. Diese Mission war einst von existenzieller Bedeutung, und je größer die Not als Kind war, desto stärker wirkt sein Beschluss.

Besonders gefährlich ist dieser Mechanismus, wenn wir als Erwachsene von heute unser inneres Kind mit diesem Rettungsdrang gewähren lassen, ohne uns zu reflektieren. Das kann zu Verwechslungen in Beziehungen, zur Überanstrengung und Selbstausbeutung bis hin zum Burn-out führen. Verhaftet in der eigenen Kindheit, hast du keinen ausreichend klaren Blick auf dein Kind und verwechselst Partnerinnen und Freunde mit Bindungspersonen und Lebensumständen deiner Kindheit. Vielleicht hast du für dich schon herausgearbeitet, welche der fünf Heilungswege des Kindes du eingesetzt hast, um deine Familie zu unterstützen und zu »retten« (siehe Seite 73, Übung 3, und Seite 105, Übung 4).

Jetzt hast du die Gelegenheit, dir deinen kindlichen Beschluss genauer anzusehen. Wenn du verstanden hast, welcher Mission du folgst und welche Familienwunde damit geheilt werden soll, kannst du diesen Prozess auch bei deinem Kind besser erkennen und es von diesem »Auftrag« entbinden.

Die Magie der Fantasie

Kinder haben eine große Vorstellungskraft, und es gibt eine Phase der Entwicklung, in der sie in ihrer Fantasie alles sein können. Sie erleben im Spiel ihre inneren Helden und Heldinnen, erproben sich in unterschiedlichen Rollen und machen dabei wichtige Erfahrungen. Sie suchen sich Leitfiguren aus Märchen, Mythen, einer Kinderserie oder einem Zeichentrickfilm. Auch alte Sagen mit ihren Rittern, Prinzen, Prinzessinnen, Königinnen und Königen bieten eine Vorlage für ihre innere Haltung zum Leben. Unbewusst weben sie in diese Figuren ihre kindlichen Moralvorstellungen hinein und lassen sich umgekehrt von diesen Vorbildern inspirieren. Was wie harmlose Rollenspiele wirkt, ist ein ernsthafter Prozess, der auf vielen unterschiedlichen Ebenen die Identität eines Menschen prägt. Es entsteht der kindliche Beschluss, die Welt und dabei zunächst die Eltern und die Familie zu schützen und zu retten. Wird er nicht begrenzt, kann er sich in eine Art »Größenwahn« entwickeln, wie wir ihn heute nicht selten bei einflussreichen Führungspersonen in Politik und Wirtschaft finden. Es wäre spannend, ihre kindlichen Beschlüsse zu kennen.

Jetzt geht es um deinen Beschluss aus der Kindheit. Beachte bei dieser Übung, dass du mit intensiven Gefühlen aus deiner Vergangenheit in Kontakt kommen kannst, und halte deinen Notfallkoffer (siehe Seite 40) bereit.

Übung 8: Der Beschluss des omnipotenten Kindes in dir

Art der Übung: Imagination
Ziel der Übung: Erkundung der kindlichen omnipotenten Rettungsideen
Material: Stift, Papier, evtl. Smartphone
Dauer: ca. 30–60 Minuten
Triggerpotenzial: ***

Vorbereitung

Sorge für ausreichend Ruhe und einen geschützten Platz, an den du dich für einige Zeit zurückziehen kannst. Es hat sich bewährt, die nun folgende Anleitung mit dem Smartphone oder Ähnlichem aufzunehmen, indem du sie zunächst laut vorliest. So kannst du sie dir ungestört anhören und der Übung folgen. Wenn du Meditationsmusik magst, lass sie leise im Hintergrund laufen.

Durchführung

Erlaube dir nun hier an diesem Ort der Ruhe alles loszulassen, was dich belastet.

Stell dir vor, du könntest diese Gedanken und Gefühle in einem Gefäß deponieren, wo sie gut aufgehoben sind, so dass du frei bist für diese Übung. Konzentriere dich auf deine Atmung, und lass bei jedem Ausatmen ein wenig deiner körperlichen Anspannung los. (Pause.)

Beobachte deine Gedanken und sei neugierig, was du wohl als Nächstes denken wirst … Sind schon alle Gedanken in deinem imaginären Gefäß? (Pause.)

Während du dich nun in der Zeit zurücktreiben lässt, erlaube dir, innere Bilder auftauchen zu lassen zu den folgenden Bereichen:

» Was hast du als Kind gern gespielt an Rollenspielen oder anderen Spielen?

» Welche Filme, Bücher und Serien haben dich als Kind begeistert?
» Gab es ein Lieblingsmärchen, eine Lieblingsfigur? Lass sie vor deinem inneren Auge und Ohr noch einmal lebendig werden.
» Wer war dir als Kind ein Vorbild, wer hat dich mit seinen Taten und seiner Persönlichkeit beeindruckt oder fasziniert?
» Wie oder wer wolltest du sein?
» Was hast du unternommen, um diesem Vorbild nachzueifern?
» Wer hätte da sein müssen, um deine Mutter, deinen Vater oder weitere Familienmitglieder zu unterstützen? Was hätten sie in der Not gebraucht?

Lass diese Fragen eine Weile auf dich wirken, und erlaube deinem unbewussten Wissen, dir Bilder und Erinnerungen zu schenken, die du zunächst weder deutest noch analysierst.

Lass nun dein inneres Kind auftauchen, und bitte es, dir seine Leitfigur zu zeigen. Lass dir die Zeit, die du brauchst für diese Erfahrung, und bedanke dich dann bei deinem Unbewussten für das, was sich gezeigt hat. Bewerte es nicht, selbst wenn du es nicht gleich verstanden hast.

Erstelle nun einen kleinen Steckbrief deiner kindlichen Leitfigur:
» Sie trägt diesen Namen.
» So sieht sie aus.
» Sie ist bekannt für diese Taten.
» Ihre Fähigkeiten und Qualitäten sind folgende.
» Ihre Persönlichkeit kann mit diesen Adjektiven am besten beschrieben werden.
» Das ist ihr Lebensmotto.
» So lautet ihr Beschluss.
» Familie bedeutet ihr … (vollende den Satz).
» In dieser Umgebung fühlt sie sich am wohlsten.

» Das nimmt sie auf sich, um ihre Mission zu erfüllen.
» Ihre beste (Über-)Lebensstrategie ist diese.

Nachdem du diesen Steckbrief vervollständigt hast, kannst du dich fragen, ob du davon etwas bei dir selbst wiederfindest. Wie sehr hast du dich an ihr orientiert, und wie beeinflusst sie noch heute deine Entscheidungen und Ziele im Leben? Was ist Gutes aus diesem Beschluss deines inneren Kindes entstanden? Wo ist es eine Last oder Bürde für dich, diese Anforderungen an dich zu erfüllen?

Notiere deine Erkenntnisse, und wenn möglich, tausche dich mit einer Person deines Vertrauens aus. Besonders spannend ist diese Übung, wenn du sie gemeinsam mit deinem Partner, deiner Partnerin durchführst.

Welche Leitfigur beeinflusst dein Kind?

Nach dieser Übung hast du ein Gespür dafür bekommen, wie dein Kind-Ich sich gefühlt hat und welcher inneren Führung es folgt. Versetz dich jetzt in dein Kind hinein. Je nachdem, wie alt es ist, kannst du vielleicht nachfühlen, welche Vorbilder es beeindrucken. Mit etwa vier Jahren können Kinder sich in andere Personen hineinversetzen und deren Verhalten nachvollziehen, aber schon zuvor sind sie in der Lage, Empathie für die Menschen um sich herum zu empfinden. Beobachtungen zeigen, dass selbst Babys helfen wollen, wenn sie erleben, dass ihre Bezugspersonen Unterstützung brauchen. Hast du eine Idee, welchen Beschluss dein Kind fassen wird oder bereits gefasst hat?

Versetz dich in seine Lage, und stell dir eure Familiensituation aus seiner Sicht vor. Was sieht, spürt, hört und erlebt dein Kind?

Kapitel 4:

Den Teufelskreis der Weitergabe durchbrechen

Viele Eltern sagen, dass sie das Wissen um transgenerationale Weitergabe gern schon vor der Geburt ihrer Kinder gehabt hätten. Paare mit Kinderwunsch sollten frühzeitig etwas über ihre unbewussten Treueverträge, ihre unsichtbaren Bindungen mit Vorfahrinnen und ihrer eigenen kindlichen Mission, es besser zu machen als die Eltern, wissen. Geplante Elternschaft und Schwangerschaft bieten Gelegenheiten, übernommene Familientraditionen und weitergegebene Überlebensmuster zu reflektieren und sich mit den zugrunde liegenden eigenen Themen auseinanderzusetzen. Wer seine eigene Wunde kennt und weiß, wie schnell es zu Wiederholungen der eigenen Geschichte kommen kann, wird aufmerksamer und sensibler über seine Motive bei der Begleitung seiner Kinder nachdenken. Aber auch wenn deine Kinder schon älter oder sogar erwachsen sind, kannst du noch damit beginnen, die in deiner Familie weitergegebenen dysfunktionalen Muster zu erkennen und anzuerkennen, um sie dann aufzulösen.

In diesem Kapitel möchte ich dir ein paar hilfreiche Werkzeuge an die Hand geben, die dich dabei unterstützen, ein Cycle Breaker für deine Kinder und Enkelkinder zu sein. Nach einem ersten Überblick gehe ich auf die verschiedenen Möglichkeiten intensiver ein. Konkrete Übungen oder Anleitungen können dir helfen, auch hartnäckige Familienthemen anzugehen, und tief sitzende Trigger im Alltag auflösen.

Negative Familienmuster und transgenerationale Trigger stoppen

In dieser Übersicht findest du die Schritte, die dir helfen, negative und destruktive Familienmuster zu erkennen und aufzulösen. Die bisherigen und weitere Übungen in diesem und den nächsten Kapiteln helfen dir bei deiner Bewusstwerdung, Reflexion und Biografiearbeit. Du wirst auch einiges über das Familiensystem erfahren und wie du biografische Verstrickungen dort erkennen und auflösen kannst. Grundlegend wichtig ist dabei die Kommunikation, der ein eigenes Kapitel (ab Seite 234) gewidmet ist.

- » Reflexion: Indem du dir der eigenen in der Herkunftsfamilie erlernten Familienmuster bewusst wirst und verstehst, wie diese dein Verhalten dir selbst und deinen Kindern gegenüber beeinflussen, gehst du einen ersten wichtigen Schritt in Richtung Veränderung.
- » Biografiearbeit: Zu wissen, welche Wunde sich in der Zukunft auch bei deinen Kindern wiederfindet, wird vermutlich schmerzhaft für dich sein, doch nur so kannst du auch die Verstrickung mit den traumatischen Erfahrungen deiner Ahninnen erkennen und verstehen.
- » Bewusstwerdung: Wir bringen unbewusste, über viele Generationen entstandene Rollenvorstellungen mit, die unsere Einstellung als Eltern prägen. Sich diese bewusst zu machen und auch dazugehörende Ängste und Sorgen in Bezug auf diese neue Rolle zuzulassen, ist hilfreich und kann übernommene und unreflektierte Rollenbilder hinterfragen. Gespräche mit

den Eltern und Großeltern können deren Erfahrungen und Einstellungen verdeutlichen und geben uns die Möglichkeit zu differenzieren, welche Prägungen und Werte wir gern weiterführen möchten.

- Selbstfürsorge: Kinder brauchen glückliche Eltern. Du solltest dich selbst also mit deinen Bedürfnissen und Grenzen wahrnehmen. Welche Sehnsüchte, welche Wünsche warten noch immer darauf, erfüllt zu werden? Wie zufrieden bist du mit dir und deinem Leben? Nimmst du dich und deine Gefühle ernst? Wo überforderst du dich mit zu hohen Ansprüchen und Erwartungen an dich selbst?
- Innere Kindarbeit: Um dein inneres Kind nicht ständig mit deinem realen Kind zu verwechseln, solltest du dich diesem bedürftigen Teil deines Selbst zuwenden. Unsere inneren Eltern sind durch die Erfahrungen in unserer Kindheit und unserer individuellen Ahnengeschichte geprägt, und oft spiegelt sich das noch heute im Umgang mit uns selbst. Sich der eigenen Schattenseiten anzunehmen und unsere verlassenen inneren »Kellerkinder« zu befreien (siehe ab Seite 172), bedeutet einen Durchbruch in Bezug auf die Auflösung transgenerationaler Verstrickungen.
- Kommunikation: Tausche dich innerhalb der Partnerschaft über Erwartungen und Vorstellungen hinsichtlich Kindererziehung bzw. -begleitung aus. Schaut gemeinsam auf eure jeweilige Familiengeschichte und achtet besonders auf Parallelen und ähnliche Erfahrungen eurer Eltern und Ahnen.
- Neue Traditionen: Viele alte Traditionen mögen sich vertraut und gut anfühlen, doch einige davon wurden seit Ewigkeiten unreflektiert weitergereicht. Ver-

abschiede dich von längst überfälligen und sinnentleerten Traditionen, lade bewusst neue, gesunde Familientraditionen in eure Familie ein, und fülle sie mit sinngebenden und beziehungsstärkenden Elementen.

» Therapeutische oder pädagogische Unterstützung: Nicht immer gelingt es uns, uns selbst zu helfen, und so kann der neutrale Blick einer Therapeutin oder eines Familiencoaches sehr unterstützend sein. Du solltest nicht zögern, professionelle Hilfe in Betracht zu ziehen, um dysfunktionale Muster zu durchbrechen.

Wie gibst du die Wunde weiter?

Ein wesentlicher Schritt besteht darin, herauszufinden, welche Wunde du weitergibst. An welchem Punkt läufst du Gefahr, dich in alten Familienmustern zu verfangen, und was musst du wissen, um dir und deiner Familie helfen zu können, diese Verstrickungen aufzulösen?

Es gehört zur Natur der Evolution, dass wir aus den Fehlern der Vergangenheit lernen. Bedrohliche und traumatische Ereignisse haben schwere Verletzungen hinterlassen, aber auch neue Erfahrungen im Umgang mit Leid und Drama gebracht. Die dabei entwickelten Fähigkeiten, Überlebensstrategien und letztendlich auch die Lebensweisheiten, die aus der Krise heraus erworben wurden, sollen weitere Generationen vor einer Wiederholung schützen.

Unsere Vorfahrinnen wünschten sich ein besseres Leben für ihre Nachkommen, und auch wir wollen, dass es unseren Kindern einmal besser geht als uns. So soll ein bestimmter Mangel in der nächsten Generation gestillt werden, sollen Chancen, die verpasst wurden, endlich eingelöst werden können, und was verloren war, soll wiedererlangt werden. Diesem unbewussten Plan folgen wir alle und bemerken dabei diese unsichtbaren Bindungen nicht. Wir halten unsere Absichten, unsere Werte und Ziele für die unseren und lassen sie mit Worten, Taten und unausgesprochenen Signalen in unsere Kinder hineinsickern. Jeden Tag aufs Neue spüren unsere Kinder unbewusst, was emotional hinter unseren Bemühungen liegt.

Es ist, als wäre der Familienbrunnen mit einem Gift verunreinigt und kann trotz bester Absicht das gesunde Wachstum unserer Kinder nur begrenzt unterstützen.

Übung 9 Teil 1: So geben wir die Wunde weiter

Art der Übung: Imagination
Ziel der Übung: Erkundung transgenerationaler Weitergabe an dein Kind
Dauer: ca. 30–60 Minuten
Material: Papier, Stift, für Teil 2: Holzbausteine, Spielfiguren o. Ä.
Triggerpotenzial: ***

Vorbereitung

Nimm dir jetzt Zeit und Ruhe, sorge für einen geschützten Raum und halte deinen Notfallkoffer bereit (siehe Seite 40). Mach es dir bequem, nimm eine angenehme Körperhaltung ein, mit der du dich gut auf diese Übung einlassen kannst. Wenn du Meditationsmusik magst und sie dir beim Entspannen hilft, nutze das. Stell dir einen Wecker, um wieder geweckt zu werden, falls du bei der Übung einschlafen solltest. Es hat sich bewährt, Übungen wie diese vorher aufzunehmen, damit du sie abspielen und dich ganz auf die Übung einlassen kannst.

Durchführung

Schenk dir nun zwei tiefe, ruhige Atemzüge. Bei jedem Ausatmen lässt du dich ein wenig tiefer in die Entspannung und Gelassenheit sinken. Bleib mit deiner Aufmerksamkeit bei deiner Atmung und nimm wahr, wie gleichmäßig sie sich wiederholt – ein immer wiederkehrender Rhythmus. Wenn Gedanken aufkommen, heiße sie willkommen, halt sie aber nicht fest und lass sie wie kleine Wolken am Himmel vorüberziehen.

Stell nun folgende Fragen an dein unbewusstes Wissen:

» Worin soll es mein Kind einmal besser haben als ich?
» Was soll meinem Kind besser gelingen als mir?

Lass diese Fragen einige Minuten wirken und schau dann, welcher Zusammenhang mit deinem eigenen Leben und deinen unerfüllten Wünschen deutlich wird. Erlaube dir dabei, dass Emotionen, Gedanken, vielleicht auch Erinnerungen auftauchen dürfen. Alles, was sich zeigt, ist kostbar.

Lass auch die dazugehörenden Emotionen zu. Wenn Tränen, Angst oder Wutgefühle aufkommen, lass es geschehen und mach dir bewusst, dass diese Zeit des Mangels der Vergangenheit angehört.

Richte deine Aufmerksamkeit wieder auf deine Atmung, komm zurück in die Gegenwart und öffne wieder deine Augen. Orientiere dich im Raum und stell sicher, dass du wieder vollständig im Hier und Jetzt angekommen bist.

Notiere deine Erkenntnisse und wirf zusätzlich einen Blick in die Leben der vergangenen Generationen. Gab es jemanden, der diese Wünsche auch gern erfüllt bekommen hätte?

Folgende Fragen können diese Übung vertiefen:

» Was wünschst du dir für deine Kinder?
» Hattest du selbst diese Möglichkeiten?

- » Wer noch hätte das eigentlich haben müssen?
- » Welche Familienwunde steckt hinter diesen Wünschen?
- » Was ist deinem Kind möglich, wenn du deine guten Wünsche ausreichend erfolgreich umsetzen kannst?
- » Hättest du (oder ein Vorfahre) diese Möglichkeit oder diese Umstände gehabt, was wäre für dich (für sie) anders gewesen?
- » Welches Potenzial können deine Kinder mit diesen guten Voraussetzungen entwickeln?
- » Welches Potenzial hättest du gern entwickelt?

Notiere deine Antworten, und bewahre die Notizen für eine spätere Vertiefung auf.

Hast du das hinter den guten Wünschen verborgene Leid, das Defizit, die unerfüllten Sehnsüchte entdecken können?

Da diese guten Wünsche für unser Kind fast immer mit unseren eigenen unerfüllten Bedürfnissen und Verlusten verbunden sind, reichen wir unbewusst die Wunde an unsere Kinder weiter. Neben dem, was du an Gutem weitergibst, liegen auch deine Trauer, deine Enttäuschung und dein Schmerz verborgen.

Übung 9 Teil 2: So geben wir die Wunde weiter

Wenn du noch tiefer einsteigen möchtest, kannst du jetzt den zweiten Teil der Übung machen.

Begib dich dazu wieder in eine entspannte Position, und stell dir dazu vor, du würdest in einem Kunstmuseum eine Skulptur von dir und deinem Kind sehen, die mit der oben gestellten Frage zusammenhängt. Sie drückt aus, wie sich dein Wunsch für die Zukunft mit deiner eigenen Wunde vermischt. Lass dich überraschen, was du siehst. Nimm dann ein Blatt Papier und zeichne die Skulptur auf. Du kannst auch zwei Holzbausteine, Spielfiguren,

Stühle, Kissen oder Ähnliches nehmen und diese so aufbauen, wie du es in deiner Imagination gesehen hast.

Beispiel Bea und Nele

Bei Bea sah das so aus: Sie zeichnet sich mit ihrer 17 Jahre alten Tochter vor einer großen Holztür. Sie überreicht der Tochter feierlich einen goldenen Schlüssel, mit dem sie die schwere Tür öffnen soll. Bea wünscht sich für ihre Tochter Nele, dass sie den »Schlüssel zur Freiheit« hat und ihr eigenes Leben leben kann.

Im nächsten Schritt geht es darum, neben der offenkundigen Botschaft deiner Skulptur auch das unbewusste Wissen zu verstehen, was du in dir trägst. Betrachte also beide Personen, dich und dein Kind, in dieser Skulptur. Versetz dich in deine Position hinein und spüre, wie es sich wohl anfühlt. Welche Botschaft hast du für dein Kind, welche empfängst du? Schreib deine Erkenntnisse auf und versetz dich dann in die Position deines Kindes. Wie fühlt es sich jetzt an? Wie erlebst du als Kind deinen Elternteil. Welche Botschaft hast du?

Bei Bea und Nele war das so: Als sich Bea in ihre eigene Position versetzt, ist sie erstaunt, wie schwer sich der goldene Schlüssel anfühlt. Ihre Botschaft an Nele lautet: »Versteh, wie ernst ich es meine, und nimm mir diesen schweren Schlüssel ab. Erreiche, was mir nicht möglich war!«

In der Position von Nele empfängt sie den Schlüssel der Mutter, der sich jetzt wie eine Bürde anfühlt und ihren ganzen Körper zu lähmen scheint. Als Nele sendet sie an die Mutterposition folgende Botschaft: »Entlass mich aus der Verpflichtung, gib mich frei!«

Welche Botschaften kommen dir, wenn du dich in die jeweilige Position hineinversetzt? Gibt es eine neue Erkenntnis? Da im

Bild von Bea noch zwei weitere Elemente vorkommen, versetzt sich Bea noch in den Schlüssel und in die Tür. Hier sind weitere wichtige Informationen über das Mutter-Tochter-System enthalten.

Als Schlüssel spürt sie, wie wichtig sie ist und dass nur mit ihr die Tür zur Freiheit aufgeschlossen werden kann. Das große Gewicht des Schlüssels steht für die vielen Opfer, die schon viele Frauen der Ahnenlinie gebracht haben, indem sie auf ihre Freiheit zugunsten anderer Familienmitglieder verzichtet haben. Als Tür fühlt sie sich alt und mächtig. Ihr Schloss ist eisern und nicht so einfach zu öffnen. Es symbolisiert die begrenzenden Umstände, die verhindert haben, dass die Ahninnen persönliche Freiheit hätten leben können.

Bea versteht nach dieser Skulpturarbeit viel besser, wie ihre guten Wünsche für Tochter Nele mit der eigenen Ahnengeschichte zusammenhängen und wie sehr sie die Aufgabe, die seit vielen Generationen ersehnte Freiheit der weiblichen Vorfahrinnen zu erreichen, an ihre Tochter delegiert hat. Mit dieser neuen Sicht gelingt es Mutter und Tochter, aus ihren bisherigen Reaktionsmustern auszusteigen und neue Umgangsweisen zuzulassen. Bea übt keinen Druck mehr auf Nele aus, während diese sich besser von den Erwartungen der weiblichen Ahnenlinie abzugrenzen weiß und ihre eigenen Wünsche und Zukunftsvisionen zulässt.

Unser Unbewusstes drückt sich mit Bildern, Metaphern und Symbolen aus, die erst übersetzt werden müssen, damit sie von unserem Bewusstsein ausreichend eingeordnet und verstanden werden. Hier ist auch transgenerationales Wissen gespeichert, und mit der Hilfe von Symbolen und inneren Bildern, die während einer Meditation auftauchen, können wir auf umfassendes, seit Generationen in uns abgespeichertes Wissen zugreifen.

Falls es in deinem Bild weitere Elemente gibt, die etwas Wichtiges symbolisieren könnten, versetz dich ebenso in sie hinein. Welche weiteren Informationen werden dadurch für dich erfahrbar? Aus der Perspektive dieser Gegenstände, Landschaften, Tiere oder anderen Wesen kannst du wesentliche Aspekte erforschen, die du unbewusst bereits kennst, die dir aber noch nicht zugänglich sind. Manchmal hilft es, sich für das jeweilige Symbol einen realen Gegenstand auszuwählen und ihn bei der Erforschung in die Hand zu nehmen.

Folgende Fragen helfen dir bei der Erkundung dieser Symbole:

- Wie fühle ich mich als dieser Gegenstand, dieses Element oder Symbol (es kann hilfreich sein, das laut auszusprechen, zum Beispiel: Ich bin groß und sehr schwer. Ich bestehe aus Gold. Ich bin angereichert mit …)?
- Was verhindere oder ermögliche ich?
- Welche Familiengeschichte zeigt sich mit mir? (Achte auf weitere innere Bilder oder Assoziationen.)
- Wofür stehe ich?
- Gibt es eine besondere Verbindung zu einem Vorfahren?
- Wenn ich eine Botschaft, eine Warnung oder einen Auftrag, habe, wie lautet sie?
- Vielleicht fallen dir weitere Fragen ein.

Notiere die Antworten. Was hast du verstanden? Wenn du jetzt eine ungefähre Vorstellung von der Wunde hast, die du zusammen mit deinen guten Wünschen weitergibst, ist es an der Zeit, sich einmal anzuschauen, was es hätte geben müssen, damit diese Wunde nicht entstanden wäre.

Das Heilserum für die Versorgung der Familienwunde

Mit dem Generation-Code®-Konzept wollen wir zwar dem Leid begegnen und herausfinden, wie es sich auf die nächsten Generationen auswirkt, aber wir halten es für ebenso wichtig, auf die Ressourcen und Potenziale zu schauen. Um nicht im Leid stecken zu bleiben und es damit wieder und wieder emotional zu durchleben, richten wir sehr schnell den Blick auf das, was hätte da sein müssen. Auf Umstände und Personen, wie sie du oder deine Ahninnen im Leben gebraucht hätten, um sich optimal entwickeln und ihr ganzes Potenzial entfalten zu können. Das gilt genauso für deine Kinder. Der beste Weg, um für diese noch besser als Eltern da sein zu können, ist die Versorgung deines inneren Kindes und des inneren Kindes der Vorfahren.

▷▷ Die Vorstellung von Eltern, wie wir sie gebraucht hätten, kann uns dabei helfen, unsere ursprünglichen Bedürfnisse wahrzunehmen und eine neue Idee davon zu entwickeln, dass alte Sehnsüchte und Defizite aus der Kindheit doch noch gestillt werden können. Wenn du absolut sicher sein kannst, dass diese idealen Eltern dich nicht ablehnen, deine Bedürfnisse garantiert passgenau beantworten und dich so lieben, wie du bist, kannst du deine Gefühle und Bedürfnisse zulassen. Diese Eltern sind IMMER richtig für dich, egal was du brauchst. Sie sind ideal und perfekt. Das gilt auch für die passenden Lebensumstände, wie du sie gebraucht hättest.

In der Realität gibt es keine idealen Eltern, denn diese wären ja perfekt, und kein Mensch ist perfekt. Dieser Anspruch an uns selbst als Eltern ist daher nicht hilfreich und wird nur Gefühle des Versagens und Scheiterns fördern. Wir alle haben unsere Verletzungen und Entbehrungen aus unserer Kindheit mitgebracht. Unsere Wunden haben uns geprägt und beeinflussen jetzt unseren Umgang mit uns selbst und unseren Kindern. Trotzdem ist es an vielen Stellen sinnvoll, sich das Ideale vorzustellen, denn hier sind unsere innigsten Wünsche und Sehnsüchte erfüllt, und mit dem ganzen Glück scheint auch die Entwicklung des ganzen Potenzials möglich. Ich schreibe an verschiedenen Stellen dieses Buches von der Möglichkeit des Idealen. Sie hilft uns, die Bedürfnisse unserer Kinder besser zu verstehen, die Vergangenheit zu heilen und unsere eigenen elterlichen Kindheitserfahrungen zu korrigieren.

Warum ein passgenaues Heilserum?

Wer verletzt wurde, will sich beim nächsten Mal besser schützen, wer zu kurz gekommen ist, wird beim nächsten Mal nicht mehr so entspannt abwarten. Um uns vor erneuter Enttäuschung oder Bedürfnisverletzung zu schützen, verhalten wir uns oft entgegengesetzt zu unseren Bedürfnissen. Das wurde wissenschaftlich gut untersucht, und man sagt dann, Menschen verhalten sich inkongruent – ihr Verhalten passt nicht zu ihren Wünschen und Bedürfnissen. Wurde das Kind mit seinem Wunsch nach Nähe zurückgestoßen, lässt es vielleicht als Erwachsener keine Nähe in Beziehungen zu, um nicht wieder enttäuscht zu werden. Die Sehnsucht nach Nähe bleibt weiterhin unbeantwortet.

Viele Beziehungen leiden unter diesem Phänomen, und wir nennen es »Angst vor Nähe« oder beobachten uns selbst dabei, wie wir Menschen oder auch Gelegenheiten von uns wegschieben, die uns eigentlich guttun würden. Uns ist diese Angst vor einer erneuten Verletzung oft nicht bewusst, und so denken wir vielleicht, wir bräuchten keine Nähe.

In einer ersten kleinen Studie konnten wir nachweisen, dass die Arbeit mit dem Generation-Code® die Inkongruenz bei Teilnehmerinnen verringert hat. Sie waren also wieder mehr in der Lage, eine Versorgung ihrer authentischen Bedürfnisse anzunehmen, statt diese abzulehnen.

Von Anfang an glücklich mit idealen Eltern

Ideale Eltern sind genauso, wie wir sie gebraucht hätten, und das von Anfang an. Ideale Eltern sind nicht zwangsläufig immer nur lieb und nachsichtig, und es bedeutet auch nicht, dass es keinen Streit gibt und alles jederzeit harmonisch ist. Wenn du es brauchst, dass diese idealen Eltern auch mal so richtig streiten können oder mehr Grenzen setzen, weil dir das in der Kindheit gefehlt hat, dann erlebst du das bei idealen Eltern. Sie sind dir ein gutes Vorbild, bei dem du lernen kannst, wie ein konstruktiver Streit auf Augenhöhe und mit Respekt und Achtung vor der Würde des anderen gestaltet werden kann.

Die folgende Übung ist für dein inneres Kind gedacht, also den Teil in dir, der noch immer auf liebevolle elterliche Versorgung angewiesen ist. Du bleibst bei dieser Imagination gleichzeitig der Erwachsene, der du heute bist. Je nachdem, ob deine Eltern von dir als fürsorglich und liebevoll und als ausreichend gut empfunden wurden oder du dich von Vater oder Mutter vernachlässigt oder sogar missbraucht gefühlt hast, wird es dir leichter oder schwerer fallen, dir ideale Eltern vorzustellen.

Übung 10: Ideale Eltern und ideale Umstände

Art der Übung: Imagination
Ziel der Übung: Ein inneres Bild von idealen Eltern als Ressource entwerfen
Dauer: ca. 20 Minuten
Triggerpotenzial: ***

Vorbereitung

Du gehst mit dieser Übung ganz zurück an deinen Lebensanfang. Du stellst dir vor, dass du noch einmal auf die Welt kommst und diesmal von Anfang an bei idealen Eltern und in idealen Umständen aufwächst.

Solltest du Schwierigkeiten haben, dir ideale Eltern oder einen von beiden Elternteilen vorstellen zu können, weil es in der Realität so anders war, helfen dir Vorbilder, die du aus deinem bisherigen Leben kennst. Das können Eltern von Freunden sein, die du als Kind erlebt hast, aber auch Elternfiguren aus Filmen oder sogar aus der Tierwelt. Was hat sie ideal erscheinen lassen? Lass diese Fähigkeiten auf die idealen Eltern übergehen.

Such einen Ort der Ruhe auf, an dem du eine Zeit lang ungestört bist. Lies zunächst die folgende Anleitung durch und lass dich davon inspirieren. Lass dann in deiner Vorstellung diese idealen Eltern auftauchen und erlebe für dein inneres Kind, wie richtig es sich mit ihnen anfühlt.

Durchführung

Lass nun diese idealen Eltern, die seit deiner Zeugung in deinem Leben sind und bereits davor schon ein Paar waren, auftauchen. Diese Eltern lieben und achten einander sehr. Sie wünschen sich von Herzen ein Kind und sind voller Dankbarkeit und Freude darüber, dass es dich gibt.

Sie sind genauso, wie du sie brauchst, und dazu gehören auch ideale Umstände, die alles so ermöglichen, dass deine Bedürfnisse passgenau beantwortet werden können. So kannst du jetzt ganz Kind sein, denn diese Eltern brauchen dich nicht für eigene Bedürfnisse. Sie sind für dich da.

Lass dich überraschen, in welchem Alter du dich mit ihnen siehst. Entscheide, in welcher Zeit du diese neue Erfahrung für dein inneres Kind erleben willst.

Lass zu, dass du jetzt mit den idealen Eltern und den dazugehörenden idealen Umständen eine neue Erfahrung machst. Erlebe, wie diese Eltern genau die richtigen Worte für dich finden, sich auf eine für dich perfekte Weise um dich kümmern, sich so verhalten, dass du dich rundum wohlfühlst.

Dieses Gefühl von Stimmigkeit sollte jetzt deinen ganzen Körper durchfluten. Wenn es dich berührt, lass es geschehen, denn so war es ja nicht wirklich, und das macht dich vielleicht traurig. Bleib aber dabei, dass es so, wie es jetzt in dieser Vorstellung ist, richtig gewesen wäre.

Wenn sich alles rund und perfekt anfühlt und du vollkommen in dieser idealen Vorstellung bist, nimm wahr, wie sich dein Körper anfühlt. Dieses gute Gefühl soll dich zukünftig daran erinnern, wie es richtig gewesen wäre für dich als Kind, und so wähle bitte ein Symbol aus, das dich zukünftig an dieses Gefühl erinnern kann. Das kann ein schöner Stein sein, ein Bild, ein Duft oder eine Melodie. Nimm ihn als Glimmer in Besitz und ergänze damit deinen Notfallkoffer.

Zum Abschluss stell bitte wieder sicher, dass du ganz und gar im Hier und Jetzt bist: wach, klar und orientiert.

Diese Übung kann auch für weitere Altersstufen oder Lebensphasen erneut durchgeführt werden.

Eltern, wie Kinder sie brauchen

Wenn du eine Vorstellung davon hast, wie ideale Eltern dich umfassend versorgt haben und wie sich das emotional anfühlt, hast du eine gute Basis. Auf ihr kannst du aufbauen, wenn es um die Bereiche deiner Elternschaft geht, bei denen du unsicher bist, oder wenn das Verhalten deines Kindes dir zu sagen scheint, dass etwas nicht optimal ist. Wir vergessen oft, dass wir unsere Kinder fragen können, wie es ihnen mit einem Thema oder einer Person geht und was sie genau an diesem Punkt von uns brauchen. Dabei gilt es, ihr Alter und ihren Entwicklungsstand zu berücksichtigen (vergleiche dazu kindliche Entwicklungsstufen und Hirnentwicklung, Kapitel 3).

Sobald sich dein Kind verbal ausdrücken kann, ist es in der Lage, dir wichtige Hinweise zu geben, was es braucht. Auch hier ist es sinnvoll, die Idee einer idealen Versorgung einzuführen. Da Kinder noch keine Idee davon haben, was ideal in diesem Fall bedeuten soll, nutze ich eine andere Formulierung.

Ich frage: »Wenn eine Mutter/ein Vater das für ihr Kind so richtig perfekt machen würde, so wie es richtig ist, was würde sie/er dann sagen oder tun?« Meist antwortet das Kind dann prompt, doch du kannst auch Vorschläge machen: »Vielleicht würde eine Mutter, die das für ihr Kind so richtig, richtig macht, sagen … oder … tun.« An der spontanen Reaktion deines Kindes kannst du erkennen, ob deine Idee in eine richtige Richtung geht oder ob du falschliegst. Liegst du richtig, drückt dein Kind mit Blicken und seiner Körperhaltung Zustimmung aus, liegst du falsch, merkst du das ebenfalls schon am Körperausdruck, noch bevor dein Kind antwortet. Meistens nutzen die Kinder diese Vorlage, um noch mehr auf den Punkt zu bringen, was sie wirklich von einer idealen Bindungsperson brauchen. Ein Beispiel aus der Zeit, als mein Sohn klein war:

Mein Sohn als Beispiel

Mein Sohn liebte es, nach dem Gute-Nacht-Ritual noch heimlich unter der Bettdecke mit Lego-Figuren weiterzuspielen. Kleine Ermahnungen hatten keinen nachhaltigen Effekt, ihn zu bestrafen, kam für mich nicht in Betracht, und so kam es immer wieder vor, dass er am nächsten Tag übermüdet in den Schulalltag starten musste.

Eines Abends fragte ich ihn, wie eine Mutter reagieren müsse, dass es für ihn richtig sei, und ihm helfen könnte, morgens besser in den Tag starten zu können. Seine Antwort verblüffte mich: »Eine Mutter, die es für mich richtig macht, würde mit mir schimpfen und streng sein, damit ich es lasse und schlafe«, sagte er mit einer Klarheit, die keine Zweifel offen ließ. Da ich selbst einen strengen Vater gehabt hatte, der mir Angst einflößte, wollte ich eine liebevolle und nachsichtige Mutter sein, und so behagte mir die Antwort meines Sohnes zunächst gar nicht. Ich fragte weiter, was sich dann für ihn verändern würde, wenn diese Mutter schimpfen würde und streng sei. Seine Antwort war: »Ich kann es doch nicht selbst abstellen, es macht zu viel Spaß, es muss mir einfach verboten werden!«

Jetzt verstand ich sein Anliegen hinter der Forderung nach Strenge. Es ging um das Einhalten gesunder Grenzen, denn er selbst war dazu noch nicht eigenständig in der Lage. Tatsächlich war ich zu diesem Zeitpunkt nicht sehr gut im Grenzensetzen, weil ich aus eigener Erfahrung nur starre Grenzen oder durch meine Mutter viel Nachsichtigkeit erfahren hatte.

Am nächsten Abend sprach ich, so gut es mir möglich war, ein »Machtwort«, und mein Sohn war zwei Minuten später eingeschlafen. So einfach geht es vielleicht nicht immer, aber es ist ein spannender Weg, auf diese Weise von unseren Kindern zu lernen.

Die Familie als dynamisches System

Eine klassische Familie besteht aus drei Untersystemen: der Paarebene, der Eltern-Kind-Ebene und der Geschwisterebene. Alle drei Systeme stehen miteinander in Wechselwirkung und haben somit Einfluss aufeinander. Das bedeutet, dass sich der Zustand der Paarbeziehung von Eltern auf deren Kinder und auf die Geschwisterbeziehungen auswirken kann und umgekehrt.

» Das **Paarsystem** in einer Familie besteht hier aus den beiden Partnern (z. B. Ehepartnerinnen oder Lebenspartner) und bildet die Grundlage der Familie. Sie sind ein Liebespaar und begegnen sich zudem als die Eltern ihrer Kinder. Dieses System ist verantwortlich für die emotionale Unterstützung, die Kommunikation und die Zusammenarbeit zwischen den Partnerinnen. Es beeinflusst maßgeblich die Stabilität und das Wohlbefinden der gesamten Familie.
» **Eltern-Kind-System**: Dieses Untersystem umfasst die Beziehung zwischen den Eltern und ihren Kindern. Es ist entscheidend für die Erziehung, das Lernen und die soziale Entwicklung der Kinder. Hier werden Werte, Normen und Verhaltensweisen vermittelt. Die Eltern fungieren als Vorbilder und Schutzpersonen, während die Kinder lernen, sich in der Welt zurechtzufinden und ihre eigenen Identitäten zu entwickeln.
» Das **Geschwistersystem** besteht aus den Beziehungen zwischen den Geschwistern. Diese Beziehungen sind oft die längsten in einem menschlichen Leben und können sehr prägend sein. Geschwister interagieren miteinander, lernen voneinander und unterstützen sich gegenseitig. Sie entwickeln soziale Fähigkeiten wie Kooperation, Konfliktlösung und Empathie. Geschwister sind oft gleichzeitig beste Freunde und ärgste Rivalinnen.

Heute finden wir neben der einst klassischen Kernfamilie viele bunte und variantenreiche Familienkonstellationen, auf die ich später noch eingehen werde.

Kommt ein neues Familienmitglied dazu, ändert sich oft das gesamte System und braucht Unterstützung, um wieder in die Balance zu kommen. Das geschieht zum Beispiel, wenn ein Geschwisterchen geboren wird, Paare sich trennen und ein Elternteil auszieht. Manchmal werden auch Geschwister aufgeteilt und ziehen mit dem Elternteil mit, oder ein Kind verlässt die Familie, weil es beispielsweise eine Ausbildung in einer anderen Stadt beginnt. Die bisher verteilten Rollen verändern sich, manche Beziehungen werden jetzt enger, und es entstehen sogar Abhängigkeiten, während andere nicht mehr verfügbar erscheinen und sich Unsicherheit ausbreitet. Kommen neue Mitglieder hinzu, weil ein Stiefelternteil einzieht und Kinder aus erster Ehe mit ins System bringt, ändern sich alle Untersysteme.

All diese Bedingungen bringen Konfliktpotenzial und sind meist eine große Herausforderung für alle Beteiligten. Dazu kommen noch die äußeren Bedingungen wie die politische Situation, Auswirkungen durch kulturelle Bräuche und Sitten, Zwänge in einer Gemeinschaft, traumatische Erfahrungen wie Krieg und Vertreibung oder heftige Umweltkatastrophen. Und bei all dem gibt es noch eine weitere Ebene, die meist unbewusst, aber dennoch stark wirkt: Hinter jedem Familienmitglied steht eine eigene transgenerationale Familiengeschichte mit ihren weitergegebenen Botschaften, Delegationen und Überlebensmustern. Über Traditionen und Familiengeschichten leben die Vorfahren oft unbemerkt ebenfalls im System und mischen ordentlich mit.

Mitglieder einer Familie erleben sich und die Beziehungen zu anderen in unterschiedlichen Triaden, also Dreiecksverbindungen. Die erste Triade ist die Mutter-Vater-Kind-Triade. Weitere Triaden sind dann die Eltern-Kind-Geschwister-Triade oder die Mutter-Oma-Kind-Triade. Die Erfahrungen in einer Triade haben eine besondere und grundlegende Bedeutung für die Entwicklung unserer Persönlichkeit, unserer Werte und Normen. Wir erlernen in diesen Dreiecksverbindungen, welche Muster und Regeln gelten, und übernehmen Gefühle und Verhaltensmuster. Jede Triade entwickelt sich nach eigenen Mustern und bezieht dabei auch Umstände und Familienkultur mit ein.

Ist das Familiensystem in Balance?

Folgende Fragen kannst du dir stellen, wenn du die Balance in eurem Familiensystem unter die Lupe nehmen möchtest:

» Werden die Bindungen zu allen Mitgliedern im System ausreichend sicher erlebt? Wenn nicht, was braucht es, um wieder mehr Verbindung zu schaffen? So kann zum Beispiel die Geburt eines Geschwisterchens dafür verantwortlich sein, dass sich das Erstgeborene nicht mehr so sicher in seiner Beziehung zur Mutter erlebt, weil diese nun vorrangig mit dem Baby beschäftigt scheint.
» Welche Rolle hat das Kind im System übernommen? Muss es Elternkonflikte ausgleichen, eine Partnerrolle übernehmen oder auf andere Weise im System unterstützen? Das kann zum Beispiel geschehen, wenn ein Elternteil wenig anwesend oder durch Krankheit belastet ist. Was braucht das System, um das Kind wieder in die unbeschwerte Kindposition zu entlassen?
» Hat das Kind (oder der Erwachsene) noch immer einen Platz im System? Eine wichtige Frage, insbesondere in einer Patchwork-Familien-Situation. Wenn zum Beispiel die Eltern neue Partnerinnen haben und diese vielleicht sogar ein gemeinsames Kind bekommen, kann sich das Kind aus erster Ehe ver-

loren und verlassen fühlen. Was braucht es, um diesen Platz im System zu garantieren und spürbar zu machen?

- Ist der Kontakt zu beiden Eltern und allen Geschwistern weiterhin möglich? Kann das Kind jederzeit in Beziehung zu diesen Personen treten? Oft können Kinder nach einer Scheidung einen Elternteil nur selten besuchen. Manche Kinder werden aus ihrer vertrauten Umgebung gerissen, weil ein Elternteil nach der Trennung in eine andere Stadt zieht und somit auch der Verlust von weiteren vertrauten Personen, wie z. B. Freunden oder Großeltern, hinzukommt. Wie kann dieser Verlust und die damit im Zusammenhang stehende Trauerarbeit Platz finden, und was braucht es, um diese Wunde heilen zu lassen?
- Wie erlebt ein Kind die neue Partnerin, den neuen Partner der Eltern? Haben die beiden auch eine Beziehung aufbauen können? Gibt es Loyalitätskonflikte mit einem Elternteil? Manchmal ist ein Elternteil schwerer von den Folgen der Trennung belastet, und meist leidet das Kind mit. Was braucht es, um das Kind aus der Rolle des Trösters oder der Partnerin zu entbinden?

Bei all diesen Fragen gilt es, auch die transgenerationalen Familienwunden zu beachten, denn meist haben die einen großen Einfluss auf die Art und Weise, wie wir mit Veränderungen und Schicksalsschlägen umgehen. Oft finden wir gerade hier Wiederholungen von Ereignissen und Familienmustern. Dazu kommt die Tatsache, dass wir es ja besser machen wollen als unsere Eltern und somit bewusst eine gegenteilige Strategie als die unserer eigenen Eltern versuchen. Das hat heilende Aspekte, aber wie schon aufgezeigt, wird genau damit auch die Wunde weitergereicht. Reflektiere deshalb deine Entscheidungen und dein Verhalten, um die unbewusste Weitergabe von Leid zu reduzieren.

Übung 11: Das Familiennetz

Art der Übung: Darstellung der Bindungs- und Beziehungsqualitäten im Familiensystem
Ziel der Übung: Reflexion der Bindungs- und Beziehungsqualität im Familiensystem
Dauer: ca. 30 Minuten
Material: Farbstifte, Papier
Triggerpotenzial: **

Vorbereitung

Nimm dir für diese Übung ausreichend Zeit, zieh dich am besten an einen Ort zurück, an dem du ungestört bist.

Durchführung

Male für jedes Familienmitglied einen Punkt, ein Herz oder ein Strichmännchen in einer anderen Farbe auf ein Blatt Papier. Schreibe den Namen der betreffenden Person daneben. Ein wichtiges Haustier darf ebenfalls einen Platz bekommen. Die Abstände zwischen den Familienmitgliedern sollen aufzeigen, wie viel Nähe zwischen diesen Personen aufgrund der (aktuellen) Umstände möglich ist. Wähle nun die Verbindungsfäden:

- Eine dicke durchgezogene Line zwischen zwei Mitgliedern bedeutet eine sichere und positive Verbindung: ━━━━━━━━━━
- Eine gestrichelte Linie bedeutet eine weniger sichere bis unsichere Bindung: -
- Eine unterbrochene Linie zeigt auf, dass zwischen diesen Personen der Kontakt abgebrochen ist: ______ ______ ______
- Eine Zickzacklinie weist auf eine belastete oder konflikthafte Verbindung hin: /\/\/\/\/\/\/\/\/\/\/\/\/\/\/\/
- Eine Doppellinie gibt Auskunft darüber, dass diese Beziehung zu eng ist: ══════════════

Zeichne zusätzlich einen Kreis um die Personen die (überwiegend) zusammenleben.

Betrachte dieses Verbindungsnetz und lass es auf dich wirken. Was fällt dir auf? Mit diesen Fragen kannst du weitere Antworten erhalten:

» Welche Beziehung ist sicher und stabil?
» Welche eher unsicher? Welche Umstände haben dazu beigetragen?
» Welche Verbindung erscheint belastet und braucht dringend Aufmerksamkeit und eine Lösung?
» Gibt es eine Verbindung, die vor Kurzem abgebrochen ist? Wie wirkt sich das auf das Familiensystem aus?
» Gibt es Beziehungen, die schon lange abgebrochen sind? Was hat dazu geführt?
» Wer ist neu ins System gekommen? Was hat sich dadurch geändert?
» Wer wird vermisst? Von wem? Wie wirkt sich das auf alle aus?
» Gibt es Beziehungen, die aufgrund der Umstände eine zu enge Verbindung haben?
» Welche Triaden scheinen besonders bedeutsam für die aktuelle Situation zu sein?
» Wer in der Familie scheint einen sicheren Platz und gute stabile Beziehungen zu haben?
» Wer scheint eher abseits zu stehen und ist in seinen Beziehungen verunsichert?
» Gibt es Wiederholungen aus früheren Generationen wie z. B. Trennungen von einem Elternteil?
» Wie könnten die Verbindungen besser werden? Was kann jeder beitragen, damit es allen gut geht?

So stärkst du die Familienbande

Wenn du die Umstände reflektiert und erkannt hast, wo Bindungen geschwächt sind und wichtige Beziehungen eine Unterstützung brauchen, wähle aus den folgenden Anregungen Passendes heraus:

» Beziehungen unterstützen, indem es mehr Kontakt zwischen den betreffenden Personen gibt. Gemeinsames Erleben, Lachen, Nähe, liebevolle Begegnungen. Nutze dafür folgende Spiele aus der Spiele-Apotheke®: *Herzensverbinder, Liebeskiste, Heute bin ich du, Quasselstrippen.*

» Vertrauen in die Beziehung verstärken, zum Beispiel durch Zuverlässigkeit, Zuhören, Trost oder Fürsorglichkeit. Unterstützende Spiele aus der Spiele-Apotheke®: *Familiengeflüster, Herzpflaster, Liebeskiste.*

» Rituale entwickeln, die Verbindungen stärken (siehe ab Seite 351).

» Integration und Ausdruck von Emotionen wie Trauer, Angst oder Wut ermöglichen und darüber reden. Unterstützende Spiele aus der Spiele-Apotheke®: *Schleifenstab, Angsthase in der Grube, Herzpflaster, Körperlandschaft der Gefühle.*

» Überprüfen, ob abgebrochene Beziehungen wieder aufgenommen werden können und sollten.

» Übergänge von einem Familiensystem in ein anderes begleiten mithilfe von Übergangsritualen und Gesprächen. Unterstützende Spiele aus der Spiele-Apotheke®: *Herzensverbinder, Sorgengrübelchen, Ein Haus für deinen Namen.*

» Alle Mitglieder einbeziehen und einen Beitrag für die Gemeinschaft schenken lassen.

» Wiederholungen aus vorherigen Generationen erkennen und bearbeiten. Nutze dafür unter anderem das Ritual *Schuldgefühle ablegen* aus der Spiele-Apotheke®.

Wie Paare sich finden – Heilserum für das Familiensystem

Auch wenn sich viele heute der Tatsache bewusst sind, dass die Partnerwahl von unseren Beziehungserfahrungen aus der Kindheit geprägt ist, wissen sie bei Weitem nicht, wie ausgefeilt und verwickelt die Paardynamik und unsere Familienwunde miteinander sind.

Ich entdeckte, dass wir mit unserem Partner, unserer Partnerin einen unbewussten Paarvertrag eingehen, der sowohl das Versprechen, den anderen zu heilen, als auch das Zugeständnis, selbst Heilung zu erfahren, beinhaltet. So wie bei Magnus und Merit.

Beispiel Magnus und Merit

Die beiden sind seit 22 Jahren miteinander verheiratet, sie gelten als Traumpaar und haben auch schon einige Krisen gemeinsam überstanden. Ihre beiden Kinder sind erwachsen und ausgezogen, das Paar muss sich neu finden. Da Magnus ein Tanzmuffel ist, beginnt Merit allein einen Salsakurs und verliebt sich bereits in der ersten Stunde in einen anderen Mann. Obwohl Merit nicht fremdgeht, hat diese Tatsache eine große Wirkung auf das Paar, und so kommen sie beide zu mir und bitten um Unterstützung. Wir schauen uns gemeinsam die aktuellen Herausforderungen an – die Paarbeziehung und die persönliche Wachstumsphase beider Partner und berücksichtigen auch die neue Familienkonstellation und das offensichtlich belastende Empty-Nest-Syndrom (Leeres-Nest-Syndrom). Beide leiden auf ihre Weise unter dem Auszug der Kinder. Irgendwie, so finden sie, sind wir nicht mehr komplett, und die Kinder fehlen einfach.

Das Haus scheint verlassen, und Merit möchte wieder mehr rausgehen, Theater, Tanzen, Kultur, Freunde etc. Magnus scheint am Wochenende dagegen die Vorzüge der gemütlichen Couch zu genießen und will nichts unternehmen. Er fühlt sich vom Tatendrang seiner Frau überfordert, und sie fühlt sich wie eingesperrt in ihrer einstigen Dreamteam-Ehe. Die Partnerschaft muss sich wandeln, da sich vieles im System verändert hat. Damit ändern sich auch ihre Rollen, und andere Aspekte rücken wieder in den Vordergrund. Das Paar schaut sich mit meiner Anleitung seinen unbewussten Paarvertrag an, und beide erkennen, warum sie sich eigentlich zusammengetan haben. In ihrer Kindheit haben beide unter der Scheidung ihrer Eltern gelitten. Während Merits Eltern sich weiterhin gut verstanden haben und ihren Kindern gemeinsam Eltern sein konnten, stammt Magnus aus einer Familie, die zerrüttet scheint. Nach der Scheidung habe er seinen Vater höchstens einmal im Jahr gesehen. Seine Mutter habe er als abhängige Frau erlebt, die nach der Trennung in eine Depression gefallen sei. In Merit habe er eine fröhliche und unbeschwerte Frau gefunden und eine Mutter, die zwar für die Kinder da ist, aber dennoch für Lebensfreude und Unabhängigkeit sorgt. Merit liebte einst die ruhige und beständige Art von Magnus, der sich nie habe aus der Fassung bringen lassen und wie ein Fels in der Brandung sei. »Er hätte uns nie verlassen, und das war mir wichtig, damit meine Kinder nicht erleben müssen, was mir geschah«, sagt Merit. Als wir in die Ahnenreihen schauen, entdecken wir, dass auch Merits Mutter ohne Vater aufgewachsen ist, weil dieser nach dem Krieg mit einer anderen Frau »durchgebrannt« sei und ein anderes Leben begonnen habe. Die Familie habe er nie wieder gesehen.

Merit und Magnus hatten sich ewige Treue geschworen – und das nicht nur vor dem Altar. Kinder sollen beständige Eltern haben, die Familie darf niemals wieder auseinandergerissen werden. Das war der aus dem Leid entstandene Beschluss, der Merits und Magnus' Ehe zusammengehalten hatte. Doch jetzt, da die Kinder erwachsen waren, wurden sie auf sich als Paar zurückgeworfen. Die Erkundung ihres unbewussten Paarvertrags enthielt die Erkenntnisse, dass beide sowohl einander als auch ihren Eltern und Vorfahren eine Art Entschädigung und Heilung ermöglichen wollten. Als »ideale« Eltern wollten sie ihren Kindern diese beständigen Eltern sein, zuverlässig, selbstbestimmt und lebensfroh. Vieles ist ihnen in ihrer Elternzeit geglückt, und Schwieriges wurde dem gemeinsamen Ziel untergeordnet oder verdrängt. Spätestens nach dem Auszug der jüngsten Tochter ist der ursprüngliche Vertrag nicht mehr gültig bzw. scheint seinen Zweck erfüllt zu haben. Genau jetzt werden die einst als wohltuend erlebten Qualitäten als hinderlich oder negativ erlebt. Die lebensfreudige und aktive Merit wird von Magnus als überfordernd erfahren, die ruhige und beständige Zuverlässigkeit von Magnus von Merit als einengend erlebt. Das, was jeder bisher für diesen Deal geopfert hat, drängt mit Macht an die Oberfläche und möchte verstanden und erfüllt werden.

Um ihre Beziehung auf einer neuen, gereiften Paarebene weiterzuführen, muss der einst geschlossene Vertrag aufgelöst oder umgeschrieben werden. Dafür sind unterschiedliche Schritte notwendig, die auch du mit folgender Übung für dich und deinen Lebenspartner nachvollziehen kannst.

Übung 12: Der unbewusste Paarvertrag

Art der Übung: Imagination und Ritual
Ziel der Übung: Entschlüsselung und Auflösung des unbewussten Paarvertrags
Dauer: 30–60 Minuten
Material: Malblock und Stifte, Smartphone o. Ä.
Triggerpotenzial: **

Vorbereitung

Es ist sinnvoll, diese Übung zunächst aufzunehmen, z. B. mit dem Mobiltelefon, und sie dann abzuspielen, um sich ganz auf die Inhalte konzentrieren zu können. Suche einen Ort der Ruhe auf, wo du eine Zeit lang ungestört bist.

Durchführung

Nimm eine bequeme Körperhaltung ein, lass deinen Atem fließen, und komm innerlich zur Ruhe. Schenke allen Gedanken, die aufkommen, für eine Sekunde deine Aufmerksamkeit und lass sie dann weiterziehen. Fokussiere dich weiter auf deine Atmung und spüre, wie du beim Ausatmen alles loslässt, was gerade losgelassen werden möchte … (kleine Pause).

Lass nun vor deinem inneren Auge ein Bild von dir und deinem Partner, deiner Partnerin auftauchen. Das hat mit dem von euch geschlossenen Treuevertrag zu tun. Lass dich überraschen, wie du euch in dieser Szene/diesem Bild in Beziehung siehst. Öffne alle Sinne und spüre, höre, schaue, rieche oder schmecke sogar hin. Lass dieses innere Bild einfach entstehen ohne bestimmte Erwartungen, und nimm eine neugierige und nicht bewertende Haltung ein. Alles, was sich zeigt, ist kostbar (Pause). Komm dann aus diesem inneren Erleben wieder zurück ins Hier und Jetzt. Zeichne, was du gesehen hast.

Betrachte anschließend das Bild mit einem kleinen Abstand und lass es auf dich wirken. Wenn ihr gemeinsam diese Übung macht, zeigt euch gegenseitig die Bilder und versetzt euch, wie im Folgenden beschrieben, auch in das vom anderen gezeichnete Bild.

Versetz dich mit deiner Vorstellungskraft zunächst in deine eigene Person auf deinem Bild und wechsle nach einer Weile in die Position des anderen. Beantworte folgende Fragen:

» Wie geht es dir in der jeweiligen Position, was empfindest du?
» Wie erlebst du in diesem Bild deinen Partner bzw. deine Partnerin?
» Welches Versprechen machst du deinem Partner bzw. deiner Partnerin?
» Welches Versprechen macht sie oder er dir?

Notiere deine Antworten und Erkenntnisse und tausche dich bei Bedarf aus.

» Welche Familienwunde wird durch ein gemeinsames Versprechen versorgt?
» In welche Qualität deines Partners oder deiner Partnerin hast du dich verliebt?
» Was genau war es, das die Schmetterlinge in dir zum Flattern gebracht hat?
» Wer in deinem Ahnensystem hätte diese Qualität ebenfalls so dringend gebraucht?
» Wer hätte diese Qualität entwickeln müssen?

Merit und Magnus haben verstanden, dass sie selbst diese so sicher verbundenen Eltern als Kind gebraucht hätten, aber auch ihre Eltern hätten das so erleben müssen. In einem kleinen Ritual danken sie einander und wertschätzen das Geschenk des anderen. Sie würdigen auch, dass es ihnen gemeinsam gelungen ist, es besser als ihre Eltern zu machen. Doch jetzt wollen sie diesen transgenerational motivierten Vertrag auflösen.

Folgendes Ritual kann auch euch als Paar dazu dienen, alte Verbindungsfäden zu lösen und den unbewussten Paarvertrag aufzugeben.

Ritual zur Auflösung des unbewussten Treuevertrags

Dieses Ritual dient dazu, die anstehende Schwelle zu einer neuen und authentischeren Paarbeziehung zu überschreiten. Ist diese Entwicklung annähernd abgeschlossen, wird sie hiermit bekräftigend unterstützt. Nehmt euch also ausreichend Zeit für diesen Prozess und rundet ihn mit diesem Ritual ab.

» Sucht beide gemeinsam für alles, was euch miteinander verbindet, ein Band oder einen Faden aus. Wählt für jede Verbindung und jede Verbindungsqualität einen anderen Faden. Bindet euch gegenseitig die Bänder so um, dass ihr mit den verschiedenen Bändern verbunden seid.
» Benennt die Verbindungen, zum Beispiel: Dieses Band steht für unsere Elternschaft, für uns als Paar, für die Rolle des zuverlässigen Vaters und Partners für meine Ahninnen und mich als Kind, für die Rolle der lebensfrohen und unabhängigen Frau und Mutter, wie ich es meiner eigenen Mutter gewünscht hätte.
» Durchtrennt nun mit einer Schere oder einem Messer die Verbindungsfäden, die ihr auflösen wollt, weil sie nicht mehr passen oder sogar schädliche Auswirkungen auf eure Beziehung haben.
» Nehmt dabei bewusst wahr, welche Verbindungen bleiben.
» Dabei könnt ihr folgende Sätze sprechen, um diesen Schritt zu verstärken:
» »Ich danke dir für deine heilenden Qualitäten, sie haben mir und meiner (Familien-)Wunde gutgetan.«

- »Ich lasse das alte Versprechen jetzt los und fordere auch von dir nichts ein.«
- »Ich lasse die Last meiner Ahninnen los und erkenne an, dass ich die alte Wunde nicht heilen kann. Das ist nicht meine Aufgabe.«
- »Befreit drücke ich jetzt meine Liebe zu dir aus, ohne dich oder mich oder Dritte heilen oder befreien zu müssen.«
- Zum Schluss legt ihr alle Bänder und Fäden ab und verbrennt oder vergrabt die durchgeschnittenen Reste. Die anderen Bänder werden aus der Symbolik genommen.
- Nun habt ihr euch gegenseitig aus der Verpflichtung des unbewussten Paarvertrags entlassen. Wie fühlt es sich an? Wollt ihr es feiern? Was darf jetzt Neues in eure Beziehung einziehen?

Für Merit und Magnus begann nun eine spannende neue Zeit, in der sie einander viel mehr Freiheiten zugestehen konnten. Das sorgte auch für Verunsicherungen auf beiden Seiten, und kleine Krisen mussten aufgefangen werden. Ich gab ihnen kleine Paarimpulse an die Hand, die ihnen dabei halfen, immer wieder ins gemeinsame Gespräch zu finden und sich gegenseitig im Hinblick auf Wünsche und Ängste zu reflektieren. Einige dieser Paarimpulse möchte ich hier abschließend zum Paarthema mit dir teilen.

Paarimpulse für kreatives Wachstum

- Wir-Bewusstsein: Entwickelt zu diesem Begriff eine Vorstellung. Was verstehst du darunter? Was verstehe ich darunter? Was verstehen WIR darunter. Spielt mit dem Begriff, z. B.: wir-bewusst, ich-bewusst, bewusst wir-sein usw.

- Was sind die alten Säulen, die eure Beziehung bisher getragen haben? Welche Säulen können es zukünftig sein? Tauscht euch darüber aus und schenkt einander Wertschätzung!
- Mandala des glücklichen Paares: Gestaltet gemeinsam ein Mandala für ein glückliches Miteinander. Erzählt euch, wofür die ausgesuchten Materialien/Farben stehen. Vielleicht für gegenseitiges Vertrauen, Ehrlichkeit, Liebe, lustvolle Begegnungen usw. Setzt euch am Ende in das Mandala hinein und genießt euer Glück. Was braucht euer Glück noch, um ganz bei euch einzuziehen?
- Dünger für die Seele: Veränderung und seelisches Wachstum brauchen große Mengen an liebevollem Dünger. Wie kannst du deinen Partner, deine Partnerin beim Wachsen unterstützen?
- Gegensätze ziehen sich an: Worin seid Ihr unterschiedlich oder sogar gegensätzlich? Wie ist das für dich? Probiere doch mal eine Seite aus, die sonst nur dein Partner, deine Partnerin (aus-)lebt. Könntest du Gefallen daran finden?
- Denkt euch gegenseitig ein Abenteuer aus, zu dem ihr den Partner, die Partnerin einladet. Es sollte folgende Kriterien einer Heldinnenreise erfüllen: a) Es gibt eine Herausforderung, eine Aufgabe, etwas Neues, was bisher noch nicht erlebt wurde. b) Für ausreichend Schutz, Unterstützung und Freude ist gesorgt. c) Es gibt eine (kleine) Angst, die überwunden werden muss. d) Es gibt einen Schatz, der am Ende gefunden werden kann. Tipp: Zwischen beiden Abenteuern sollte ein wenig Zeit vergehen.

Das Eltern-Kind-System

Die Beziehung zwischen Eltern und Kindern bedingt sich gegenseitig. Dabei geht es einerseits um die Einhaltung der Ebenen, also Elternebene und Kindebene, und die Beziehung der einzelnen Personen zueinander: welche Beziehung ein Vater zu seinem Sohn oder seiner Tochter und welche Beziehung ein Kind zum Vater bzw. zur Mutter hat.

Manchmal sind die Grenzen zwischen Eltern- und Kindebene nicht klar gesetzt, und so kommt es durch Vermischungen zu Grenzverletzungen, unter denen in der Regel das Kind leidet – auch wenn es vielleicht zunächst ein gutes Gefühl ist, eine so wichtige Position für einen Elternteil zu haben, weil man in eine Partnerrolle geraten ist.

Wenn Verantwortlichkeiten in einer Familie verrutschen und Kinder plötzlich für ihre Eltern da sein müssen statt umgekehrt, ist das für Kinder belastend. Durch transgenerationale Weitergabe von Überlebensstrategien und dem Wunsch nach Entschädigung und Nachreifung vermischen sich nicht nur die Verantwortlichkeiten und Ebenen, sondern auch die Realitäten.

Wenn eine Mutter beispielsweise im Sohn eigentlich ihren Vater als Kind zu heilen versucht, gibt es quasi eine Verwechslung auf der emotionalen Zeitachse. Die Tochter des Vaters versorgt ihn als Kind im eigenen Sohn, und dieser versucht, den Erwartungen zu entsprechen. Das Ziel dahinter mag zwar die Reifung der Mutter sein, die durch einen solchen geheilten Vater ebenfalls Heilung erleben würde, aber dieser Wunsch muss ebenso scheitern wie das Vorhaben, einen Wasserfall bergauf fließen zu lassen.

Vertiefe hierzu gern noch einmal den Treuevertrag des Kindes und seine fünf Heilungswege ab Seite 93.

Welche Wunde möchte dein Kind bei dir heilen?

Um den Treuevertrag zu Mutter oder Vater zu entschlüsseln, haben meine Kollegin Ingrid Alexander und ich Schlüsselfragen entwickelt. In der Beziehung zur Mutter erlebt sich eine Tochter anders als der Sohn, und auch für eine Mutter unterscheidet sich die Beziehung zu einem Sohn von der zu einer Tochter. Das Gleiche gilt auch für den Vater. Vielleicht liegt es an den tradierten Rollenbildern, die wir angenommen haben und die wir noch immer mit uns herumtragen.

Schlüsselfragen zum Treuevertrag deines Kindes mit dir als Mutter oder Vater

Beim gleichgeschlechtlichen Elternteil lautet die Schlüsselfrage:

» Als Tochter zur Mutter lautet die Schlüsselfrage: Worin darf ich meine Mutter nicht überrunden, was darf mir nicht besser gelingen als ihr?
» Als Sohn zum Vater lautet sie: Worin darf ich meinen Vater nicht überrunden, was darf mir nicht besser gelingen als ihm?

Bei Übung 9 »So geben wir die Wunde weiter« (siehe Seite 132) konntest du bereits erarbeiten, welche Wunde du als Mutter weiterreichst und wie sich diese Wunde auf dein Kind auswirkt. Was glaubst du also:

» Wo darf dich dein gleichgeschlechtliches Kind nicht überrunden?

Notiere dir deine Gedanken.

Beim gegengeschlechtlichen Elternteil lautet die Schlüsselfrage:

- » Sohn zur Mutter: Worin darf ich meine Mutter nicht im Stich lassen?
- » Bei der Tochter zum Vater: Worin darf ich meinen Vater nicht enttäuschen?

Stell diese Frage nun aus Sicht deines gegengeschlechtlichen Kindes und lass dich überraschen, welche Antwort sich dir zeigt. Tausche dich gern über deine Erkenntnisse mit deinem Partner oder einer anderen Person deines Vertrauens aus.

Es kann gut sein, dass dich die Auseinandersetzung mit dem Treuevertrag deines Kindes schmerzt, denn als Eltern wollen wir nicht, dass unsere Kinder belastet sind. Doch du solltest diese Traumakette aufbrechen, denn dein Kind hat ein Recht auf sein eigenes Schicksal, und du darfst es begleiten, du darfst deine eigene Wunde heilen und dein Kind aus allen Verantwortlichkeiten entlassen.

Die Ebene der Geschwister

In meinen Weiterbildungen starte ich oft das Thema Geschwisterkonstellationen mit einer Übung. Zwei Teilnehmerinnen übernehmen die Elternpositionen und erleben, wie es sich anfühlt, als Paar zunächst nur zu zweit zu sein, ohne Kind. Nun kommt ein erstes Kind, und eine Teilnehmerin übernimmt diese Position. Die Eltern beschreiben, wie sie diese Veränderung wahrnehmen, und das Kind berichtet ebenfalls, wie es ihm in dieser Konstellation geht. Nun kommen nacheinander weitere Kinder hinzu, und jedes Mal kann man nachvollziehen, wie sich das Familiensystem verändert. War das erste Kind als Baby zunächst nah bei der Mutter, wird es durch ein weiteres Kind »verdrängt« und nimmt vielleicht einen Platz näher beim Vater ein. Wenn noch ein drittes Kind kommt, wird auch das zweite Kind einen anderen Platz einnehmen müssen. Wenn Mutter und Vater »besetzt« sind, wird es dann einen Platz finden oder das ältere Kind »vertreiben«? Unser Experiment zeigt: Kommt das zweite Kind erst, wenn die Schwester oder der Bruder zum Beispiel fünf Jahre älter ist, wird es nicht mehr so sehr als Rivale wahrgenommen, aber auch seltener als Spielgefährte. Beträgt der Altersabstand zwischen zwei Kindern weniger als zwei Jahre, ist das meist problematisch für die Entwicklung beider Kinder, weil sie noch eine zu starke Abhängigkeit von der bevorzugten Bindungsperson haben. Es macht für manche Eltern auch einen starken Unterschied, ob sie einen Jungen oder ein Mädchen bekommen, und wenn ein Sohn gewünscht war, aber ein weiteres Mädchen kommt oder umgekehrt, hat dies ebenfalls Auswirkungen auf die Entwicklung des Kindes.

Versetz dich einmal in die unterschiedlichen Varianten hinein und erkunde vor allem die Konstellation deiner eigenen Geschwistererfahrung. Welche Geschwisterposition hast du? Nimm auch die deiner Geschwister ein, wenn du welche hast.

Wenn du bereits eigene Kinder hast, mach dieses Experiment auch hier. Dabei erfährst du wichtige Details darüber, wie sich deine Kinder möglicherweise fühlen. Um es dir besser vorstellen zu können, kannst du kleine Figuren aufstellen. Bei einer Patchwork-Familie kommt es manchmal zu einer Neuordnung der Geschwisterfolge, was selbstverständlich ebenso starke Auswirkungen auf alle Familienmitglieder haben kann. Wenn beispielsweise ein Einzelkind auf diese Weise plötzlich mit zwei älteren »Geschwistern« konfrontiert wird, ist es nun nicht mehr das Erstgeborene im System.

Dein Geschwister-Treuevertrag

In meinem Buch *Vererbtes Schicksal* bin ich ausführlich auf die verschiedenen Geschwisterkonstellationen und deren Auswirkungen für die eigene Identitätsentwicklung eingegangen. Mit der folgenden Übung kommst du dem Treuevertrag zwischen dir und einem deiner Geschwister auf die Spur. Wenn du ein Einzelkind bist und es in deiner Familie keine Fehlgeburt oder ein gestorbenes Geschwisterkind gibt, kannst du diese Übung auch stellvertretend für einen deiner Elternteile machen. Geschwisterthemen übertragen sich wie andere Themen ebenfalls über viele Generationen.

Übung 13: Dein Geschwister-Vertrag

Art der Übung: Imagination
Ziel der Übung: Entschlüsselung des Geschwister-Treuevertrags
Dauer: 20–30 Minuten
Material: Malblock und Stifte
Triggerpotenzial: ***

Vorbereitung

Nimm dir für diese Übung ausreichend Zeit und sorge dafür, ungestört zu sein und einen Raum für dich zu haben, und denk an deinen Notfallkoffer.

Durchführung

Suche dir eine bequeme Haltung im Sitzen oder Liegen, und schließe die Augen. Spüre in dich hinein und nimm wahr, wo du angespannt bist. Lass deinen Atem in diese Körperregion fließen, und stell dir dabei vor, wie sich alles Angespannte und Überflüssige löst und beim Ausatmen aus dir herausfließt.

Lass dir Zeit, um ganz in deinem Zentrum anzukommen, und erlaube deinen Gedanken, dass sie weiterziehen dürfen, damit du dich vollkommen auf deine innere Wahrnehmung konzentrieren kannst. Verweile für ein bis zwei Minuten in dieser Ruhe.

Um dem Treuevertrag mit deiner Schwester oder deinem Bruder auf die Spur zu kommen, stell dir diese Schlüsselfrage:

» Worin darf ich, in Beziehung mit meiner Schwester/meinem Bruder stehend, NICHT mit ihr/ihm in Konkurrenz gehen?

Bitte dein unbewusstes Wissen, dir eine Szene oder ein Bild zu schicken, das dich mit diesem Geschwister vor dem Hintergrund deiner Frage zeigt. Komm dann aus dem inneren Erleben zurück in den Raum, an dem du dich befindest, und stell sicher, dass du klar und orientiert bist. Zeichne das in der Versenkung aufgetauchte Bild auf ein Blatt Papier. Betrachte nun dein Bild so, als wärst du Besucherin in einer Kunstgalerie.

» Welcher Titel wäre für dieses Bild passend?
» Wie wirkt das Bild auf dich? Wie, glaubst du, fühlen sich die Geschwister miteinander?
» Versetz dich in beide Personen, und nimm gedanklich ihre Perspektive ein. Welche Botschaft haben sie füreinander?

Weitere Fragen beziehen noch die Ebene eurer Eltern mit ein:

» Betrachte euch in der Beziehung zu euren Eltern – gibt es ein Lieblingskind, oder ist einer von euch ein sogenanntes »schwarzes Schaf«?
» Wie würden deine Eltern eure Beziehung beschreiben?
» Welche Geschwisterposition hat deine Mutter/dein Vater?
» Gibt es in den Ahnenreihen Geschwister, die als Kind oder Jugendliche gestorben sind, große Ungerechtigkeit oder ein Trauma erleben mussten?

Schreib die Antworten auf, und formuliere dann deinen Treuevertrag.

Mein Treuevertrag mit meinem Bruder/meiner Schwester lautet:

Kannst du einen Zusammenhang mit den Geschwisterthemen deiner Ahnen sehen?

Im zweiten Schritt richte nun deinen Blick auf deine Kinder. Schau zunächst auf das Kind, das deine eigene Geschwisterposition innehat. Die Wahrscheinlichkeit, dass sich hier die Familienwunde überträgt, ist größer als bei anderen Konstellationen. Bist du beispielsweise die Erstgeborene und hast eine erstgeborene Tochter, richte deinen Blick zunächst auf sie. Wenn dein erstes Kind ein Sohn ist und deine Tochter das zweite Kind, berücksichtige, dass sie damit trotzdem ein erstgeborenes Mädchen ist. Das ist oft ebenfalls von Bedeutung.

So wirkt sich dein Geschwistervertrag auf deine Kinder aus

Wir übertragen also nicht nur die Wunden unserer Eltern und Großeltern auf unsere Kinder, sondern auch Themen, positive wie negative, die sich in der Beziehung zu unseren Geschwistern zeigen. Hier findest du einige Beispiele, die immer wieder in meiner transgenerationalen Arbeit zu Geschwisterthemen auftauchen:

» Wenn ein Bruder oder eine Schwester als Kind gestorben ist, entwickelt sich bei den überlebenden Geschwistern ein tief sitzendes Gefühl der Schuld. Warum darf ich leben und mein

Bruder oder meine Schwester nicht? So die im Herzen brennende Frage, auf die es keine Antwort gibt, die aber oft das eigene Leben entscheidend prägt. Dasselbe gilt für schwere Schicksalsschläge, die Geschwister getroffen haben, von denen man selbst aber verschont geblieben ist, wie z. B. ein Unfall oder eine schwere Erkrankung.

» Es gibt Kinder, die aus der Familie gegeben oder ausgestoßen wurden. Manche werden schlecht und ungerecht behandelt. Es gibt Geschwister, die unehelich geboren wurden, nur einen Elternteil teilen und in der Familie anders behandelt oder sogar verleugnet werden. Diese Ungerechtigkeit wird von Kindern stark empfunden und prägt ihren Umgang mit sich und anderen. In der nächsten Generation kann es sowohl zu einer Wiederholung als auch zum Versuch eines Ausgleichs kommen.
» Geschwister wiederholen manchmal traumatische Erfahrungen, die ihre Eltern gemacht haben, und so kann es z. B. passieren, dass eine Missbrauchserfahrung der Mutter mit ihrem Vater von den Geschwistern »nachgespielt« wird. Dabei kommt es fast immer zu einer Wiederholung des Traumas, und die Zerstörung von Grenzen hat lebenslange Folgen für die Betroffenen. Insbesondere hier gilt es für Eltern und Bezugspersonen, sehr aufmerksam zu sein, denn nicht jedes »Doktorspiel« ist harmlos.

Mit folgenden Fragen kannst du einen Blick auf deine eigenen Geschwisterthemen werfen und reflektieren, welche tiefer liegenden Konflikte sich hier zeigen, und zudem überprüfen, ob du diese unbewusst an deine Kinder weitergibst.

» Wie viele Geschwister hast du? Welche Geschwisterposition ist deine?

- Welches deiner Kinder hat ebenfalls diese Position und dasselbe Geschlecht wie du?
- Mach dir die Altersunterschiede zwischen deinen Geschwistern und dir bewusst, und vergleiche sie mit den Geschwisterpositionen deiner Eltern und ihren Geschwistern. Gibt es Parallelen zu den Geschwisterreihen deiner Kinder?
- Gab es in deiner Kindheit bestimmte Erwartungen an dich oder andere Geschwister?
- Hast du selbst unterschiedliche Erwartungen an deine Kinder?
- Wurden bestimmte Rollen verteilt, wie z. B. der Vernünftige, der Clown, das Nesthäkchen?
- Welche Rolle hattest du? Hat eines deiner Kinder auch diese Rolle übernommen?
- Beschreibe Stärken, Schwächen und typische Eigenschaften deiner Geschwister und deine eigenen.
- Haben alle deine Geschwister überlebt (es geht hier besonders um die Kindheit)?
- War ein Kind krank oder anderweitig benachteiligt? Bist du selbst dieses Kind?
- Gab es Schicksalsschläge, die ein Geschwisterkind mehr getroffen haben als andere?
- Erkennst du Themen aus deiner Geschwistererfahrung, die sich bei deinen Kindern wiederholen?
- Willst du bei einem deiner Kinder etwas wiedergutmachen, was für deinen Bruder oder deine Schwester nicht möglich war?
- Waren deine Geschwister für dich eher Rivalen, beste Freunde oder eine Schicksalsgemeinschaft?
- Wie ist eure Beziehung heute?
- Auch deine Partnerwahl kann mit den Erfahrungen der Geschwister in der Kindheit zu tun haben. Gibt es für dich hier Parallelen?

Entlass dein Kind aus der vorgeprägten Rolle

Beim Thema Geschwister und ihre Loyalität zum Familiensystem werden die unbewussten Verbindungen zu den Schicksalsschlägen der Vorfahren besonders deutlich. Ich sprach bei den Familiendynamiken von den prägenden Erfahrungen in einer Triade. Hier ist der unsichtbare Dritte der Bruder oder die Schwester eines unserer Vorfahren. Sie prägen die Beziehung zwischen Mutter bzw. Vater und Kind, indem sie sich über die Schuldgefühle und den Drang nach Ausgleich dazugesellen. Ohne es bewusst benennen zu können, spürt das Kind diesen großen Auftrag und erfüllt ihn aus Liebe und Hingabe zum Familienstamm.

Die Beziehungen zwischen Brüdern und Schwestern weiterer Generationen sind der Spiegel der transgenerationalen Geschwisterwunden, die es zu erkennen und aufzulösen gilt. Lasst uns daher gemeinsam Schuldgefühle und übernommene Rollen loslassen und als Erwachsene die Verantwortung zu uns zurücknehmen.

Was kannst du nun tun, wenn du das Thema der Geschwisterloyalität in deiner Familie erkannt hast und verändern möchtest? Dein Kind ist sich dieser Aufgabe ziemlich sicher nicht bewusst und erlebt es als normal, diese Rolle zu übernehmen. Unabhängig davon, ob dein Kind von Schuldgefühlen belastet ist und leidet oder diese Aufgabe als Bestätigung erlebt, wäre es sinnvoll, diesen Auftrag von deiner Seite her zu lösen und dein Kind aus der Rolle zu entlassen. Dafür eignet sich das folgende Ritual, das ihr gemeinsam durchführen könnt.

Übung 14: Schuldgefühle und Rollen ablegen

Art der Übung: Loslassritual
Ziel der Übung: Schuldgefühle und Rollen loslassen
Dauer: ca. 40–60 Minuten
Material: zwei größere Steine, Wasserfarbe, Pinsel und mehrere kleine Zettel für gute Wünsche, etwas Saatgut (Blumenwiese)
Triggerpotenzial: **

Hinweis: Diese Übung setzt eine gewisse Einsichtsfähigkeit deines Kindes voraus und ist erst für Kinder ab einem Alter von etwa acht Jahren geeignet.

Vorbereitung

Sorge so weit wie möglich dafür, dass die Übung in entspannter Atmosphäre und ohne Zeitdruck oder Störung von außen stattfinden kann.

Durchführung

Zunächst erklärst du deinem Kind, was dich antreibt und warum. Beispielsweise: »Manchmal bekommt man von seinen Eltern eine wichtige Aufgabe, die aber eigentlich zu schwer und zu groß für ein Kind ist. Bei mir war das so, und ich habe diese Aufgabe vielleicht sogar an dich weitergegeben. Der Grund war, dass ich (oder wenn es eine vorhergehende Generation war, zum Beispiel mein Vater oder mein Opa) eine Schwester hatte, die früh gestorben ist/krank war/ungerecht behandelt wurde/etwas Schlimmes erlebt hat etc. Ich hatte dann oft Schuldgefühle und dachte, ich muss das irgendwie wiedergutmachen, obwohl es ja gar nicht meine Schuld war. Ich war mir sicher, dass mein Vater/Opa sich wünscht, ich würde es wiedergutmachen, und habe mich sehr angestrengt. Ich glaube, das habe ich jetzt auch an dich weitergegeben. Kennst du das vielleicht auch? Ich konnte nichts dafür, dass es … so schlecht ging, und natürlich kannst auch du nichts dafür. Das Leben ist manchmal ungerecht. Ich habe die Idee, dass wir zusammen diese schwere Last abwerfen, denn sie zu tragen, bringt nichts wieder in Ordnung. Was meinst du? Weißt du, was ich meine?« Hier eventuell noch etwas weiter ausführen.

Wenn dein Kind jetzt von seiner Last gesprochen hat und deutlich geworden ist, worum es geht und wie sich das Thema im Alltag zeigt, könnt ihr beide einen Stein aussuchen, der die Größe und Schwere der eigenen Schuldlast symbolisieren soll. Jeder darf seinen Stein nach Herzenslust bemalen und erklären, wie dieses Schuldgefühl das eigene Leben belastet hat.

Danach geht ihr gemeinsam zu einem Fluss oder Bach. Jeder darf noch einmal ausführlich erzählen, was genau der Stein symbolisiert und für wen er getragen wurde. Bitte bei der Ausführung darauf achten, es kindgerecht auszudrücken und zu belastende Details zu vermeiden.

Dann könnt ihr folgende Sätze sprechen:

»Für dich (Name des Betreffenden) habe ich diese Last getragen und versucht, das Leid, so gut ich konnte, wiedergutzumachen. Dies ist nicht meine Aufgabe, und ich trage dafür nicht die Verantwortung. Von Herzen gilt mein Mitgefühl (Name dessen, um den oder die es geht), doch jetzt gebe ich diese Last und Verantwortung wieder ab.«

Werft dann beide die Steine in das Gewässer, und schaut zu, wie sich die Farbe vom Stein löst und im Wasser verteilt. So lösen sich Schuldgefühle und übernommene Rollen auf.

Zum Abschluss schreibt ihr gute Wünsche für das Geschwisterkind und die Eltern auf kleine Zettel. Zusammen mit etwas Saatgut vergrabt ihr die guten Wünsche in der Erde und gießt sie mit dem Wasser des Flusses oder Bachs. Dann überlasst ihr es Mutter Natur, die Wünsche wachsen zu lassen.

Kapitel 5:

Befreie deine »Kellerkinder« – ein neuer Umgang mit Gefühlen

Wenn wir als Kinder bestimmte Gefühle nicht ausdrücken durften, weil sie nicht willkommen waren oder wir gemerkt haben, dass unsere Eltern mit diesen Gefühlen nicht umgehen konnten, mussten wir diese verbergen und sogar verdrängen. Kleine Kinder bemerken sofort, wenn ihre Gefühle, die ja mit ihren Bedürfnissen verbunden sind, nicht passgenau beantwortet werden bzw. wenn eine Gefühlsäußerung zu einer Reaktion ihrer Bindungspersonen führt, die sie verunsichert und verstört. Wenn ein Kind beispielsweise Wut ausdrückt und erlebt, wie die Mutter sich abwendet und überhaupt nicht auf ihr Kind eingeht oder ihr Kind bestraft und selbst wütend reagiert, wird sich das Kind bemühen, seine Wut nicht mehr zu zeigen, und sie eines Tages selbst ignorieren. Kinder haben in diesem Fall keine andere Wahl, als sich und ihre Gefühle zu verleugnen.

Diese Art von Reaktionen ihrer Bindungspersonen kann wiederum Gefühle wie Scham, Sich-abgelehnt-Fühlen, Angst vor Strafe oder einfach Verwirrung auslösen. Solche Erfahrungen werden in unseren Gedächtnissystemen als abgelehnte Selbstanteile abgespeichert und ins Unbewusste verdrängt. Es ist unsere Überlebensstrategie, uns von diesen Anteilen abzutrennen und sie in die Verbannung zu schicken. Wir machen sie, wie ich es gerne als Metapher nutze, zu »Kellerkindern«. Dort, in der Tiefe unseres Unbewussten, halten wir sie verborgen und behandeln sie mit der Ablehnung und Lieblosigkeit, die wir selbst erlebt haben.

Wenn Gefühle verbannt werden müssen

Die sich abwendenden oder abwertenden Eltern werden, weil sie für das Kind überlebenswichtig sind, als Introjekt hineingenommen in die innere Welt, wo es sich irgendwann wie ein eigener Teil der Persönlichkeit anfühlt und das Selbstbild des Kindes prägt. Kommen später weitere Erfahrungen ähnlicher Art hinzu, verstärkt sich beispielsweise der Glaube, nicht liebenswert zu sein, wenn man wütend ist. »Gelingt« es dem Kind in seiner Entwicklung, sich mit dieser »Botschaft« der Mutter zu identifizieren, hört es auf, darunter zu leiden, und wird als Erwachsene selbst zur abweisenden Mutter (zum abweisenden Vater) gegenüber den eigenen Kindern. Indem wir das Verhalten der Eltern übernehmen, schützen wir uns vor unseren schmerzlichen Erfahrungen als Kind. Über Generationen hinweg können so bestimmte Verhaltensweisen und Gefühle zu »verbotenen Zonen« werden. Nicht selten werden diese verbotenen Emotionen im Alltag mit unseren Kindern getriggert (siehe Seite 41, Übung 1). Damit wir dazu beitragen können, belastende vererbte Emotionen samt ihren Erfahrungen aus längst vergangenen Generationen nicht mehr weiterzureichen, ist es erforderlich, unsere abgelehnten und abgespaltenen inneren Anteile zuzulassen und zu differenzieren, welche Emotionen zu uns gehören und welche zu dysfunktionalen Familienmustern, die losgelassen werden müssen.

Die Kellerkinder ans Licht holen

Vielleicht kennst du deine Kellerkinder bereits gut und hast dich ihnen schon zugewandt, oder aber du hast dicke Vorhängeschlösser an der Kellertür angebracht. Was im Unbewussten schlummert, drängt jedoch mit Macht ans Licht. Diese Schattenseiten treiben ihr »Spiel«, um endlich Aufmerksamkeit zu bekommen und doch noch integriert zu werden. Die moderne Neurobiologie kann bestätigen, dass beispielsweise Aggressionsverschiebungen möglich sind. Die Wut kann von einem auf ein anderes Objekt übertragen oder auch von einem aktuellen Moment auf einen späteren Moment verschoben werden. Wir lagern sie im Aggressionsgedächtnis, und erst später, irgendwann im Erwachsenenleben, werden sie z. B. in der Konfrontation mit unseren Kindern wieder wach. Die lange verdrängte Wut kann sich auf unterschiedliche Weise doch noch einen Weg aus dem Keller bahnen. Besonders dann, wenn unsere Kinder uns mit einem Gefühl konfrontieren, das wir nicht gut aushalten können, fühlen wir uns getriggert, und im schlimmsten Fall stehen unsere Kellerkinder plötzlich neben uns und übernehmen das Kommando. Wir werden von Emotionen überrollt und haben keine gesunde Reaktion darauf zur Verfügung. Unser Nervensystem ist in Alarmbereitschaft und unser Überlebensprogramm läuft.

In unserem Keller landen bevorzugt sogenannte negative Gefühle, wobei eine Bewertung in gute oder schlechte Gefühle sinnlos ist. Alle Gefühle sind wichtige Affekte, die uns auf ein Bedürfnis aufmerksam machen und uns durch das spezifische Erleben im Körper dazu motivieren, dieses Bedürfnis erfüllt zu bekommen. Wut, Trauer, Angst und Scham sind jedoch Gefühle, die aufgrund transgenrationaler Traumaerfahrungen besonders häufig im Kerker des Unbewussten landen.

Kellerkind Wut – deine Wut kann viele Gesichter tragen

Wut ist wie alle anderen Gefühle eine gesunde und überlebenswichtige Reaktion, denn ohne eine gesunde Portion Wut würden wir keine autonome Entwicklung machen. Wut treibt uns an, nach vorn in unser eigenes Leben zu gehen. Die berüchtigte Trotzphase ist typisch dafür. Der Wille, etwas aus eigenem Antrieb hinzubekommen und so der bisherigen großen Abhängigkeit von den Bezugspersonen etwas entgegensetzen zu können, ist an sich etwas Wunderbares. Immer mehr eigene Kompetenzen werden entwickelt, und Selbstwirksamkeit ermöglicht ein neues Selbstbewusstsein und den Wunsch, über sich und den eigenen Körper entscheiden zu dürfen. Die Absicht dieser Wut ist konstruktiv, und es ist für uns alle wünschenswert, diese Form der Wut leben zu können.

Wären da nicht die ewigen Machtkämpfe, in die sich Eltern schon mit ihren Kleinkindern und später in anderen Autonomiephasen wie der Wackelzahnpubertät und der gefürchteten Pubertät im Jugendlichenalter verstricken, weil ihr eigener Umgang mit Wut nicht gelungen ist.

Unsere Wut-Kellerkinder tauchen in verschiedenen Gewändern auf. Besonders schwierig ist unser Umgang mit der sogenannten »heißen Aggression«. Hier gelingt die Selbststeuerung selbst Erwachsenen nicht leicht, und je jünger ein Kind ist, desto schwerer fällt es ihm, sich selbst zu beruhigen. Genau diese Co-Regulierung muss durch uns als Eltern und Bezugsperson übernommen werden. Der Körper des Kindes und sein gesamtes Nervensystem sind im Kampf-Flucht-Modus. Das Stammhirn – auch Reptilienhirn genannt – wird blitzschnell aktiv, und der Körper benötigt etwas Zeit, um wieder herunterzufahren. In diesem Zustand funktioniert der rationale und kognitive Bereich unseres Gehirns (absichtlich) nicht, und so hilft es unseren Kindern nicht, wenn wir in diesem Zustand von ihnen »vernünftiges« Verhalten einfordern. Wenn wir als Erwachsene einen solchen Wutausbruch haben, reagieren wir im Anschluss oft mit einem schlechten Gewissen, heftigen Schuldgefühlen und verurteilen unser Verhalten. Erst recht versuchen wir nun, dieses

Kellerkind noch besser einzusperren und weitere dicke Schlösser an der Kellertür anzubringen. Es wird jedoch immer wieder ausbrechen, wenn wir nicht die Ursache für unsere eigene heftige Wut herausfinden.

Der Wut auf die Spur kommen

Oft tauchen auch weitere Wut-Kellerkinder auf, die zunächst sogar freundlich erscheinen, obwohl sie ein stilles Gift verteilen, wie zum Beispiel bei der passiven Aggression, bei der Betroffene ihre Wut nicht offen zeigen. Sie bleiben buchstäblich auf ihrer Wut sitzen, was nicht selten dazu führt, dass irgendwann das Wutfass überläuft und alles eskaliert. Wir alle kennen die Atmosphäre depressiver Menschen, die ihre Aggression gegen sich selbst richten und mit ihrer negativen Energie den ganzen Raum fluten.

Kalte Aggression ist oft noch weniger greifbar, wirkt jedoch äußerst schädigend auf andere, insbesondere auf Kinder. Auch hier wird Wut nicht offen gezeigt, sondern durch einen verachtenden Blick oder eine abwertende Geste. Menschen, die ihre Wut verschleiert in Kritik oder zynischen Kommentaren verpacken, vermeiden es damit, die Verantwortung für ihre Wut zu übernehmen. Kinder sind sehr gut darin, die Körpersprache und die Energie, die wir ausstrahlen, wahrzunehmen. Erlebt das Kind durch uns Verachtung oder wird es wegen seiner Gefühle verspottet, verletzen wir es tief in seiner Würde.

Wenn wir als Bindungspersonen unsere Kinder aufrichtig begleiten wollen, müssen wir Verantwortung für unsere Kellerkinder übernehmen. Dazu gehört auch zu verstehen, wie Wut entsteht. Anhand der folgenden Liste kannst du sowohl bei dir selbst als auch bei deinem Kind erforschen, wie und wann bei euch Wut auftaucht.

Wut entsteht oft,

- » wenn man nicht verstanden wird,
- » wenn man nicht gesehen wird,
- » wenn man allein ist oder sich alleingelassen fühlt,
- » wenn man Gewalt (körperlich wie seelisch) erfährt,
- » wenn man erlebt, wie jemand anderes oder man selbst ungerecht behandelt wird,
- » wenn die Liebe fehlt,
- » wenn autonome Impulse eingeschränkt werden,
- » wenn die Freiheit bedroht wird,
- » wenn man Angst hat,
- » wenn man (andere) Gefühle verdrängt hat,
- » wenn man sich ohnmächtig fühlt,
- » wenn man ein Trauma (z. B. einen Unfall) erlebt hat.

Es ist nicht die Aufgabe deines Kindes, dich mit deiner Wut zu verstehen, dich mit deinen Bedürfnissen zu sehen, dafür zu sorgen, dass du dich nicht alleingelassen fühlst, oder dich aus deiner Ohnmacht zu befreien. Wenn du dir diesbezüglich Hilfe und Unterstützung wünschst, ist das in Ordnung und sogar erstrebenswert, aber du musst die Verantwortung dafür übernehmen und dein Kind aus jeglicher Verpflichtung entlassen. Mach dir bewusst, dass dein Anliegen einen anderen Adressaten hat. Frag dich deshalb, wer dich hätte sehen, verstehen und unterstützen müssen.

▷▷ Mit den Übungen *Der Wutballon, Die Wuttreppe* oder *Slow Motion* (siehe Seite 344) aus der Spiele-Apotheke® gelingt es, starke Wutgefühle zu regulieren. Mit dem Kommunikationsspiel *Das Wutschaf* (siehe Seite 244) kann im Anschluss eine lösungsorientierte Kommunikation eingeübt und die Mentalisierungsfähigkeit aller

Beteiligten gestärkt werden. Die Übung *Ich spür da ein Gefühl in mir* (siehe Seite 240) vermittelt eine größere Differenzierung der unterschwelligen, aber wichtigen Wutgefühle und verhilft dazu, Gefühle besser spiegeln und einen gesunden Umgang mit Wut finden zu können.

Kellerkind Angst – die große Angst vor der Angst

Meine Großmutter war im Zweiten Weltkrieg eine junge Mutter von zwei kleinen Kindern. Während ihrer Flucht aus dem ehemaligen Ostpreußen erlebten sie und ihre Schwester zusammen mit ihren Kindern viele Momente von Angst und Panik. Eines Abends, als die beiden Schwestern erfuhren, dass man am nächsten Tag auf die russische Armee treffen würde, von der man Grausames gehört hatte, bat meine Großmutter einen jungen Offizier um eine Rasierklinge. Damit wollte sie im Notfall sich und ihre Kinder töten, bevor sie den feindlichen Soldaten in die Hände fielen. Wie verzweifelt muss sie gewesen sein und wie viel Angst muss sie und auch meine Mutter als vierjähriges Kind empfunden haben! Später sagte meine Großmutter: »Im Krieg kann man der Angst nicht entkommen, man muss sie in Mut verwandeln, um zu überleben!«

Diese damals so kostbare Überlebensstrategie hat ihr geholfen, sich nicht von ihren Angstgefühlen unterkriegen zu lassen. Wie ihr gelang es vielen Deutschen, ihre Angst zu kontrollieren. Doch die Verleugnung von Angstgefühlen hat Folgen für den Umgang mit diesem Gefühl. Ich erlebe immer wieder, dass hinter einer Angststörung dysfunktionale Familienmuster liegen, die ihren Ursprung in einem transgenerational weitergegebenen Trauma haben. Dies zeigt sich in einer fehlenden Angsttoleranz, in überbehütendem Verhalten, extremem Risikoverhalten und Zwängen, die Leid für Betroffene und ihr Umfeld bedeuten.

Verschlossene Angst und Überängstlichkeit

Angst ist ebenso wie Wut ein überlebenswichtiges Signal unseres Nervensystems, um uns vor Gefahren zu schützen. Wird Angst aber sehr intensiv empfunden, kann es sein, dass unser Reptiliengehirn sein Überlebensprogramm startet, die aktivitätssteigernden Hormone Adrenalin und Noradrenalin ausgeschüttet werden und wir nur noch instinktiv handeln. Jeder, der schon mal eine Panikattacke hatte, weiß, wie unangenehm sich das anfühlt. Im schlimmsten Fall empfindet man Todesangst. Verständlich, dass wir versuchen, dieses Gefühl loszuwerden. Aber genau hier entsteht ein Teufelskreis aus Angst und Vermeidung, der letztendlich in eine Angststörung führen kann, bei der sich die Betroffenen der Angst vor der Angst hilflos ausgeliefert sehen.

Die Fähigkeit, Angst zu empfinden, ist angeboren, aber der Umgang mit ihr wird gemeinsam mit unseren Bindungspersonen erlernt und erfahren. Dein Kind orientiert sich an deinen Reaktionen auf Situationen oder der Begegnung mit anderen Menschen oder Tieren. Reagierst du gelassen, ist es sehr wahrscheinlich, dass auch dein Kind entspannt reagieren wird. Wirst du unruhig oder nervös in deinen Handlungen und der Energie, die du ausstrahlst, wird dein Kind entsprechend reagieren. Deine Verunsicherung und Ängstlichkeit übertragen sich unmittelbar.

Während einer traumatischen Erfahrung erleiden Betroffene Todesängste, die so stark sind, dass unser Notprogramm dafür sorgt, uns vorübergehend von der Intensität dieses Erlebens abzutrennen. Wir erleben den Moment, als stünden wir neben uns, als würde das Furchtbare nicht wirklich uns geschehen. Wird dieses Trauma im Anschluss nicht ausreichend behandelt, entstehen sogenannte Traumafolgestörungen. Heute wissen wir, dass es einfacher ist, traumatische Erfahrungen wie Umweltkatastrophen oder einen Verkehrsunfall zu überwinden als ein durch Menschen erzeugtes Trauma, das sogenannte »man-made-desaster«. Ein Krieg oder die Erfahrung von häuslicher Gewalt, Mobbing oder der frühe Verlust einer Bindungsperson gehören zu diesem Traumatyp, und es ist ungleich schwerer, hier eine umfassende Heilung zu erfahren.

In den meisten Ahnenlinien finden wir solche durch Menschen erzeugte Traumaerfahrungen, und meist gab es zu jener Zeit keine Traumabehandlung, wie es sie heute gibt. Die einzige Chance, im Leben weiterzugehen, war die Möglichkeit, die furchtbaren Angstgefühle tief in sich zu verschließen.

Überängstlich zu sein, bedeutet aber nicht, dass man einen gesünderen Zugang zur eigenen Angst hat, sondern sie ist ebenso eine Überlebensreaktion und stellt den Versuch dar, einer erneuten Erfahrung von Ohnmacht und Hilflosigkeit entgegenzuwirken. Angst erzeugt hier Kontrollverhalten und soll der drohenden Gefahr vorbeugen. Im gesunden Rahmen hilft das, uns selbst und unsere Kinder vor Gefahren zu schützen, doch ein Zuviel an elterlicher Ängstlichkeit kann das Vertrauen unseres Kindes ins Leben und in die eigenen Fähigkeiten hemmen.

Übung 15: So geben wir unsere Ängste weiter

Art der Übung: Imagination
Ziel der Übung: Erkundung des Umgangs mit deinen Ängsten
Dauer: ca. 20–30 Minuten
Triggerpotenzial: ***

Vorbereitung

Nimm dir für diese Übung ausreichend Zeit, sorge dafür, dass du ungestört bist, und halte deinen Notfallkoffer (siehe Seite 40) bereit.

Durchführung

Setze dich bequem hin und entspann dich, bevor du über die folgenden Fragen reflektierst:

- Wie sind deine Eltern mit Angst und Mut umgegangen?
- Wie ängstlich erlebst du dich im Umgang mit Autonomiebestrebungen deines Kindes?
- Wie viel Vertrauen hast du in die Fähigkeiten deines Kindes, Herausforderungen allein lösen zu können? Wie war das bei dir?
- Wie reagierst du, wenn dein Kind ängstlich ist?
- Wie gut hältst du es aus, wenn dein Kind große Angst zeigt?
- Hast du selbst ein Trauma erfahren, und wenn ja, welche Auswirkungen hatte das auf dein Leben?
- Weißt du von traumatischen Erfahrungen in den vorhergehenden Generationen deiner Familie?
- Kennst du bei dir selbst das Phänomen »Angst vor der Angst«?
- Welche Strategien hast du entwickelt, um die Emotion Angst zu kontrollieren (z. B. Essen, Ablenkung etc.)?
- Ist dein Kind ängstlich? Wenn ja, was denkst du darüber?
- Hast du schon einmal bewusst etwas getan, um deiner Angst etwas entgegenzusetzen (z. B. ein Bungeesprung oder Ähnliches)?
- Hast du schon mal (oder öfter) absichtlich eine gefährliche Situation gesucht?
- Für wie mutig hältst du dich?
- Gibt es nur bestimmte Themen, bei denen du (große) Angst entwickelst?

▷▷ Die Spiele *Angsthäschen in der Grube, Monsterwald, Die Herzensverbinder* und *Liebes-Schatzkiste* unterstützen dich und deine Kinder beim Thema Angstbewältigung. Zur Regulierung des Nervensystems bei Angst helfen die Tools *Schmetterlings-Umarmung, Storchenbein* und die *Atemübung Berg und Tal* (siehe Übersicht Seite 320/321 und Seite 344).

Kellerkind Trauer – das Kind in dir will Trost erfahren

Trauer ist eine natürliche Reaktion auf Verlust und zeigt uns auf, wenn etwas fehlt, das wir (emotional) dringend brauchen. Wenn Traurigkeit einen zu großen Platz in unserem Leben einnimmt, ist dies meist ein Hinweis auf eine nicht ausreichend geglückte Verarbeitung einer großen Veränderung in unserem Leben. Das kann der Verlust von Heimat oder einem geliebten Menschen sein. Auch Krankheit, der Verlust eines Körperteils (z. B. nach Brustkrebs) oder eine verpasste Berufschance kann uns dauerhaft in Traurigkeit versinken lassen.

Gelingt die Integration dieser neuen Situation nicht und können wir nicht akzeptieren, dass diese Erfahrung zu uns und unserem Schicksal gehört, entwickelt sich daraus eine andauernde Trauerreaktion.

Depressionen entstehen, wenn ebendiese Integration nicht geglückt ist, und lassen uns in einer Art Gefühlsvakuum verharren. Wer als Kind nicht erleben konnte, dass Trauergefühle mit Trost und Fürsorge beantwortet werden, und somit auch nicht erfahren konnte, dass dieses Gefühl irgendwann zu Ende geht, entwickelt keine Hoffnung. Depression ist die Abwesenheit von Hoffnung und deshalb auch so schwer zu behandeln. Haben Menschen als Kind oder Erwachsene eine Zeit von absoluter Hoffnungslosigkeit erlebt, prägt es ihre Einstellung zum Leben, und in der Folge geben sie diese Erfahrung weiter.

Genauso werden aber auch positive Strategien im Umgang mit Schmerz und Verlust weitervererbt. Menschen, die trotz ihres schweren Schicksals noch immer Zuversicht ausstrahlen, bekommen unsere Anerkennung und Bewunderung. Man sagt, sie seien resilient, widerstandsfähig.

Der Umgang mit Trauer muss gelernt werden

Wenn ein Verlust schwerwiegend ist, wir den Schmerz und die Trauer nicht aushalten können, greifen auch hier körpereigene Abwehrmechanismen, die es uns ermöglichen, nicht ständig leiden zu müssen. Wir sind offensichtlich in der Lage, uns, wenn nötig, zu betäuben, um den Schmerz nicht fühlen zu müssen. Insbesondere Kinder wollen sich durch ihre Trauer nicht vom (Weiter-)Leben abhalten lassen und schneiden sich von ihrem Schmerz ab.

Immer wieder kann ich in meinem Praxisalltag erleben, wie unerreichbar diese Menschen erscheinen. Erst wenn es gelingt, diese zu Eis gefrorenen Herzen zum Schmelzen zu bringen, kann die Trauer gefühlt und ausgedrückt werden. Dann kommt es auf den richtigen Trost an, der hilft, diese Gefühle anzunehmen und zu verarbeiten.

Manche Eltern können es nicht gut aushalten, wenn ihr Kind traurig ist. Manchmal kommen ihnen sogar selbst die Tränen, weil sie sich nicht gut abgrenzen können. Es kommt vor, dass Kinder deshalb ihre Gefühle zurückhalten, denn sie wollen nicht, dass es ihren Bindungspersonen ihretwegen schlecht geht.

Kannst du dein Kind mit seiner Traurigkeit annehmen und trösten, ohne selbst von Traurigkeit überrollt zu werden, oder spürst du den Impuls, die Tränen des Kindes im Keim ersticken zu wollen? Es kann auch sein, dass du dich emotionslos oder kalt fühlst, wenn dein Kind zu weinen beginnt. Die Gründe für deinen Umgang mit Trauer sind vielfältig und spiegeln sowohl deine persönlichen Kindheitserfahrungen als auch die über viele Generationen weitergegebenen vererbten Emotionen und ihre Bewältigungsmuster wider.

Und wie sieht es eigentlich mit deiner eigenen Traurigkeit aus? Kannst du dich trösten lassen, wenn du es brauchst? Stehst du zu deinen Tränen oder schämst du dich dafür, schwach zu sein? Erst wenn wir unsere eignen Emotionen zulassen können, werden wir unseren Kindern einen stimmigen Umgang mit Gefühlen vorleben können. Wenn du beim Lesen gemerkt hast, dass es in dir noch viel unbearbeitete Traurigkeit gibt, empfehle ich diese kleine Übung aus der Arbeit mit dem inneren Kind. Sie kann dir helfen, dein unversorgtes trauriges Kind-Ich zu trösten. Bedenk auch, dass du dir jederzeit Hilfe holen solltest, wenn du nicht allein mit heftigen Emotionen zurechtkommst.

Übung 16: Das verletzte innere Kind trösten

Art der Übung: Imagination
Ziel der Übung: Selbstheilungskräfte stärken
Material: evtl. Papier und Stift
Dauer: ca. 30 Minuten
Triggerpotenzial: ***

Vorbereitung

Nimm dir für diese Übung ausreichend Zeit, sorge dafür, ungestört zu sein, und halte deinen Notfallkoffer bereit.

Durchführung

Setze dich bequem hin und entspann dich. Verbinde dich zunächst mit deinen Ressourcen und Stärken. Erinnere dich an eine Situation, in der es dir rundum gut ging.

Alles war, wie es sein soll, und du fühlst dich am richtigen Platz zur richtigen Zeit. In dieser Situation hast du Zugang zu deiner inneren Kraftquelle und erlebst eine tiefe Freude in dir. Lass dich in dieses gute Gefühl hineinfallen und spüre, wie es sich ausbreitet und wie es deine Akkus mit positiver Energie auffüllt.

Bei dieser Übung bleibst du mit deiner inneren Pilotin, deinem inneren Piloten, also deinem erwachsenen und steuernden Ich, verbunden, während du gleich die Gelegenheit bekommst, einen traurigen inneren Kindanteil zu trösten.

Geh nun in deiner Fantasie eine Treppe hinab. Sie führt in deine innere Gefühlswelt, und du betrittst einen Raum, der gut beleuchtet ist und in dem ein Spiegel steht. Du schaust hinein und erkennst, dass es sich um einen besonderen Spiegel handelt, weil er nicht dein gewohntes Spiegelbild zeigt, sondern einen traurigen inneren Kindanteil. Neugierig betrachtest du dein jüngeres Selbst. Wie alt ist es? Wie wirkt es auf dich?

Du bemerkst, dass du in den Spiegel hineingehen kannst. Du folgst deinem inneren Kind und befindest dich plötzlich als Zuschauer in einer vergangenen Situation. Wo seid ihr jetzt? Wer ist noch anwesend? Was passiert und wie geht es deinem inneren Kind in dieser Situation? Als Erwachsener hast du alles, was es braucht, um dieses Kind jetzt zu trösten.

Achte genau darauf, was zu tun ist, damit es deinem inneren Kind wieder gut geht. Wenn es Schutz braucht, schütze es, wenn es Halt braucht, halte es. Tröste es, bis es getröstet aussieht, sich getröstet anhört, sich getröstet anfühlt und vielleicht sogar getröstet riecht und schmeckt. Tröste es wortwörtlich mit allen Sinnen. Dabei kannst du dich zusätzlich mit der »Schmetterlings-

Umarmung« begleiten, indem du mit überkreuzten Armen ganz leicht abwechselnd deine Oberarme oder deinen Brustbereich klopfst. Spüre, wie du dich entspannen kannst, und erlebe, wie sich dein inneres Kind rundum getröstet anfühlt.

Zum Schluss nimmst du dieses getröstete Selbst wieder ganz in dir auf. Vielleicht atmest du es ein, verschmilzt mit ihm, wie auch immer. Spüre den Kraftzuwachs, den es bedeutet, wenn du diesen Anteil integrierst.

Folge nun dem Weg zurück, und steige wieder aus dem Spiegel aus. Nimm die Treppe hinauf. Mit jedem Schritt wirst du klarer und wacher und kommst wieder im Hier und Jetzt an.

Wenn du magst, schreib dieses Erlebnis auf.

▷▷ Weitere Übungen und Ritualspiele zum Umgang mit Trauer, Verlust und Abschied findest du in der Spiele-Apotheke® (siehe Übersicht Seite 320/321 und Seite 344). So kann zum Beispiel mit dem *Herzpflaster* eine individuelle und passgenaue Versorgung von Herzeleid entwickelt werden, mit *Schleifen-Stab* gebe ich ein Ritual für das Teilen von Trauer in der Familie an die Hand.

Kellerkind Scham – befreie dich von unangemessenen Schamgefühlen

Beim Thema Scham möchte ich ein wenig weiter ausholen, da dieses Gefühl oft mit den Erfahrungen verbunden ist, die unsere Vorfahren gemacht haben. Scham ist ein Gefühl, das ungern entdeckt wird. Lieber verschwinden wir in einem Mauseloch, als anderen zu zeigen, was in unserem Inneren vor sich geht. Scham beeinflusst in großem Maße unser Selbstbewusstsein und unseren Umgang mit Würde und Intimität. Doch auch dieses Gefühl gehört zum Menschsein dazu und hat ebenso wie alle anderen Gefühle auch eine Aufgabe. Man unterscheidet allerdings unterschiedliche Arten von Scham, und nicht jede Scham ist wirklich deine.

Die **moralische oder Gewissensscham** hat die Funktion, unsere Werte zu schützen. Sie ist die Hüterin unserer Integrität und Würde. Das intensive Gefühl lässt uns unser Verhalten reflektieren und mit unseren inneren Werten abgleichen. Verstoßen wir gegen unsere eigenen Ideale oder haben sogar unsere Menschlichkeit verraten, weil wir die Würde eines anderen verletzt haben, erinnert uns ein unangenehmes Schamgefühl daran, dass es notwendig ist, die Schuld wiedergutzumachen.

Anpassungsscham möchte uns vor sozialer Ausgrenzung schützen, denn wir sind auf die Gemeinschaft mit anderen angewiesen und fürchten den Ausschluss aus der Gemeinschaft. Diese Scham ist eine Art soziale Kontrolle und lässt uns darauf achten, ob wir den Erwartungen entsprechen. Wir richten uns jedoch oft zu sehr nach den Blicken der anderen. In vorhergehenden Generationen haben besonders die weiblichen Ahninnen sich an diese Erwartungen und Normen der Gesellschaft anpassen müssen und hatten wenig Raum für eigene Entfaltungsmöglichkeiten. Überprüfe bei deiner Anpassungsscham, ob sie angemessen ist und deine Abhängigkeit von der Gemeinschaft so groß ist, wie es auf den ersten Blick erscheint. Erkenne, welche Erwartungen unangemessen sind und sich gegen deinen Selbstwert oder sogar gegen deine Würde richten.

Körperscham betrifft heute noch immer viele Frauen in unserer Gesellschaft, weil uns das Patriarchat mit seinen Rollenzuschreibungen auf das Schönsein reduziert hat. Die Schönheitsindustrie profitiert so sehr von dieser weiblichen Scham, dass es kaum Interesse gibt, diese weiter abzubauen. Die Menschen fühlen sich zu dick, zu hässlich, zu alt, zu unsportlich etc. Auch immer mehr Männer schämen sich für ihren Körper, weil er beispielsweise nicht so muskulös ist, wie es die Schönheitsideale vorgeben. Die Folgen sind Essstörungen, Missbrauch von muskelfördernden Mitteln, Schönheits-OPs, die Einnahme von Medikamenten gegen allerlei körperliche Schönheitsdefizite. Unterstütze dein Kind dabei, sich und andere so anzunehmen, wie sie sind, und arbeite an dir selbst, falls du von Körperscham betroffen bist.

Intimitätsscham hat eine schützende Wirkung und soll unsere Intimitätsgrenzen wahren. Damit sind neben körperlichen auch unsere seelischen Grenzen gemeint. Wir geben nicht überall unsere Meinungen oder Überzeugungen preis und zeigen uns auch nicht nackt, wo es nicht angemessen erscheint. Als Eltern sind wir dazu aufgefordert, die Intimitätsgrenzen unserer Kinder zu schützen, indem wir ihnen zeigen, wo es sicher ist, sich zu zeigen, und wo man sich schützend bedeckt. Hier gehört auch hin, dass wir, solange es unsere Kinder nicht selbst mitentscheiden können, ihre Fotos nicht ins Internet stellen.

Gruppenscham ist dir vielleicht unter dem Begriff »Fremdschämen« bekannt. Es handelt sich hierbei um das Phänomen, sich stellvertretend für jemand anderes oder sein Verhalten zu schämen. Es gibt Eltern, die sich für ihr Kind schämen, weil es behindert oder krank ist oder in ihren Augen nicht den Erwartungen entspricht. Vielleicht schämen wir uns dafür, dass der Urgroßvater ein Nazi war und sich im Krieg schuldig gemacht hat. Auch die Zugehörigkeit zu einer Gruppe, Ethnie oder Nation kann mit Scham behaftet sein, weil man sich kollektiv für die erfahrene Gewalt und Unterwerfung schämt. Oft begegnet mir auch in den Ahnenlinien meiner Seminarteilnehmerinnen die Scham darüber, ein uneheliches Kind zu sein oder das schwarze Schaf der Familie.

Empathische Scham bezieht sich auch auf andere Menschen. Diese Scham ist ebenfalls wichtig für unser Zusammenleben, weil wir mitfühlen und es uns dazu bringt, Schwachen beizustehen, sie zu schützen und zu verteidigen. Werden wir beispielsweise Zeuge einer Erniedrigung, schämen wir uns für das, was diesem Menschen angetan wird. Kinder nehmen besonders intensiv wahr, wenn jemand in ihrer Umgebung entwertet und herabgesetzt wird, und werden dann von diesen Schamgefühlen überflutet. Scham wird auch transgenerational weitergegeben, hier braucht es dringend eine Auflösung alter Verstrickungen zwischen Tätern und Opfern.

Die **traumatische Scham** blockiert unsere Lebensenergie und zerstört unser Selbstwertgefühl. Wenn Intimitätsgrenzen verletzt wurden, sei es durch Missbrauch, Folter, Demütigungen oder Entwürdigungen, kann Scham entstehen, die uns ein Leben lang verfolgt. Aber auch im Alltag kann es zu kritischen Momenten kommen, etwa durch unfreiwilliges Entblößen von Körperstellen bei medizinischen Untersuchungen oder durch verbale Bemerkungen über unser Aussehen. Die kindliche Würde kann tief verletzt werden, indem man sie durch Erniedrigung, Verachtung, ständiges Kommentieren und Bewerten ihres Verhaltens bloßstellt. Kinder aus der Gemeinschaft auszuschließen, sie wie Luft zu behandeln, sie zu verspotten und zu blamieren, ist gewaltvolles und respektloses Verhalten gegenüber Kindern (und natürlich auch allen anderen Menschen). Jegliche körperliche Gewalt wirkt traumatisch und verletzt die Würde des Kindes. In meine psychotherapeutische Praxis kommen heute vermehrt Kinder mit Mobbingerfahrungen durch Gleichaltrige.

Die folgende Übung ist ein Ritual, das dir helfen kann, dich von dieser traumatischen Scham zu befreien und dich selbst liebevoll anzunehmen.

Übung 17: Schamgefühle loslassen

Art der Übung: Ritual
Ziel der Übung: Schamgefühle loslassen
Material: Kerze, Kreide, Reis oder Steine, Zettel und Stift
Dauer: 30–45 Minuten
Triggerpotenzial: ***

Wichtig: Rituale haben eine intensive Wirkung und können starke Emotionen auslösen. Prüfe, ob du dich stabil genug fühlst, dieses Ritual allein auszuführen. Zögere nicht, dir bei Bedarf Unterstützung zu holen. Die Wirkung des Rituals kann durch die Anwesenheit einer anderen Person positiv verstärkt werden.

Vorbereitung

Führe dieses Ritual in einem dunklen Raum durch oder geh dazu in einer sternenlosen Nacht in die Natur. Es sollte in jedem Fall dunkel genug sein, um das Bedürfnis, Schamgefühle verbergen zu wollen, zu symbolisieren. Leg dir eine Kerze und Reis, Kreide oder Steine für den Schutzkreis, Zettel und Stift bereit.

Durchführung

Ziehe oder gestalte einen Schutzkreis aus Kreide, Reis oder Steinen um dich herum. Stell deine Kerze in die Mitte des Kreises und zünde sie an. Betrachte die Flamme und lass die Schamgefühle auftauchen, die du loslassen möchtest. Schreib sie auf den Zettel und führe aus, warum du das möchtest. Zum Beispiel, weil du diese Scham von jemand anderem übernommen hast oder jemand dich beschämt hat.

Lösch das Kerzenlicht und beantworte die folgende Frage: Was soll nicht ans Licht? Erlaube dir, die Dunkelheit wahrzunehmen und zu spüren, was auftaucht – auch wenn es schmerzlich ist.

Zünde nach einigen Minuten erneut die Kerze an und nimm wahr, dass du sicher innerhalb des Schutzkreises bist. Lass nun die Scham los und verbrenn den Zettel – und verstreue die Asche im Wind. Folgender Satz kann das Loslassen verstärken: »Diese Scham ist nicht meine, und mir wurde Unrecht angetan. Doch jetzt lasse ich diese übernommene Scham los und verbinde mich mit meiner Würde, die unantastbar ist.« Während du der davonfliegenden Asche nachschaust, spüre, wie diese Scham sich mehr und mehr auflöst und aus deinem Leben verschwindet.

So hilfst du deinem Kind, angemessen mit Scham umzugehen

Mit diesen Anregungen möchte ich dich dazu inspirieren, einen guten Umgang mit Scham für deine Kinder zu finden.

- » Achte die Würde deines Kindes und mach deutlich, dass auch die Würde anderer niemals verletzt werden sollte.
- » Beachte die Grundrechte und insbesondere die Kinderrechte.
- » Hilf deinem Kind, wenn es sich schämt, weil es andere verletzt oder einen Fehler gemacht hat, indem du es dabei unterstützt, es wiedergutzumachen.
- » Verzichte unter allen Umständen auf Beschämung im Umgang mit deinem Kind und seinen Bedürfnissen und Gefühlen. Jedes Gefühl ist berechtigt und wird ernst genommen.
- » Erkenne sein Recht auf einen eigenen Platz an und seinen Anspruch darauf, zur Familie, Gemeinschaft und Gesellschaft zu gehören.
- » Unterstütze seine Einzigartigkeit, indem du anerkennst, dass es auch anders sein darf, als du es erwartet hast. Fördere seine Interessen und Talente und sei neugierig darauf, wer dein Kind ist, wenn es niemand sein *muss*.

- Wertschätze den Körper deines Kindes und wahre seine Grenzen. Unterstütze es dabei, mehr und mehr die eigenen Grenzen verteidigen zu können. Zeig ihm, wie es auch die Grenzen anderer wahren kann. Zeig ihm, wie unterschiedlich Körper sein können und dass niemand wegen seines Aussehens, seiner Hautfarbe, seines Körpergewichtes oder einer Behinderung beschämt werden darf.
- Nimm dein Kind in seiner Liebe an. Wenn dein Kind dir seine Liebe zeigt, beantworte sie mit Gegenliebe und bleib im Kontakt. Beantworte seine Wünsche nach Nähe passgenau.
- Wenn dein Kind schüchtern ist, zerre es nicht in die erste Reihe. Achte sein Bedürfnis nach Schutz und Sicherheit. Unterstütze es, wenn es sich nicht sicher genug fühlt.
- Übernimm Verantwortung für deine eigene Scham. Erlaube ihr, da zu sein, wenn sie sinnvoll ist. Wenn es eine übernommene Scham ist und nicht wirklich deine, lass sie los.

Gibt es weitere Kellerkinder, die du in deinem Inneren verborgen hast? Folgende Übung kann dir dabei helfen, herauszufinden, welche Gefühle bei deiner Herkunftsfamilie auf der Verbotsliste standen und was es braucht, damit du deine ungeliebten »Schattenkinder« nicht länger in den dunklen Keller sperren musst, sondern sie wieder als deine zu dir gehörenden Anteile annehmen kannst.

Übung 18: Die ungeliebten Schattenseiten befreien

Art der Übung: Selbstreflexion
Ziel der Übung: Integration von transgenerational entstandenen Schattenseiten
Dauer: 10–20 Minuten
Triggerpotenzial: **

Vorbereitung

Nimm dir für diese Übung ausreichend Zeit, und sorge dafür, möglichst ungestört zu sein.

Durchführung

Setz dich bequem hin, entspann dich und schließ die Augen, dann stell dir die folgenden Fragen.

» Welche Gefühle lösen bei dir Unbehagen oder eine Abwehrreaktion aus?
» Wie geht deine Familie mit Gefühlen um?
» Durftest du als Kind wütend sein?
» Wie sind deine Eltern mit deinen Ängsten und deiner Trauer umgegangen?
» Wie erlebst du das Gefühl der Scham?
» Gibt es Gefühle, die du mit Essen, Zigaretten, Alkohol, Sport oder anderen Tätigkeiten abwehrst?
» Welche Verhaltensweisen »verfolgst« du bei anderen? Welche Gefühle wertest du ab?
» Musst du anderen und dir selbst beweisen, mit bestimmten Gefühlen kein Problem zu haben (z. B. extreme Gefahrensituationen bestehen)?
» Welche Erfahrungen deiner Vorfahren könnten Auslöser dieser ungewollten Gefühle sein?

Lade in den nächsten Wochen deine unterschiedlichen »Kellerkinder« ein, wiederhole die Übung, und folge dabei dieser kleinen Zusatzaufgabe:

Diese in den Keller verbannten Seiten sind WICHTIGE Anteile deiner Persönlichkeit, ohne die du keine authentische Identität entwickelst und dich selbst nicht wirklich lieben kannst.

Lerne, deine Schattenseiten anzunehmen, indem du aufhörst, dich abzuwenden, sie zu ignorieren und zu bekämpfen.

Nimm dir jetzt die Zeit, deine Kellerkinder aufzusuchen:

- Begib dich in deinen »inneren Keller«.
- Lass dich überraschen, wer hier alles lebt.
- Weißt du, welche deiner Anteile das sind?
- Gib deinen Kellerkindern Namen!
- Nimm nun eines bewusst mit in die oberen Etagen.
- Welche Eigenschaften kannst du bei ihm entdecken?
- Wie verändert es sich, wenn du es mit Liebe und Interesse anschaust?
- Spüre den Kraftzuwachs, den es bedeutet, wenn du diese Seiten wieder als zu dir gehörend annimmst!
- Verbringe mindestens eine Woche mit diesem Anteil – vielleicht darf er sogar für immer bei dir bleiben?

Kapitel 6:

Kinder als Spiegel der Familienseele

In diesem Kapitel werde ich dir einen Einblick in meine psychotherapeutische Arbeit geben, damit du die Bedeutung transgenerationaler Verstrickungen noch besser nachvollziehen kannst. Bei allen hier beschriebenen Beispielen wurde selbstverständlich die Erlaubnis der Familien eingeholt, und die Fälle wurden zudem so verfremdet, dass sie anonym bleiben können.

In meiner familientherapeutischen Praxis behandle ich gern die gesamte Familie. Oft erscheinen Eltern mit ihren Kindern, weil es Probleme gibt, die innerfamiliär nicht gelöst werden konnten und das Familienleben stark beeinflussen. Die häufigsten kindlichen Symptome sind Angststörungen, Zwänge, depressive, hyperkinetische (ADHS) sowie dissoziale Störungen (dauerhaft aufsässiges und aggressives Verhalten). Ab der Pubertät kommen jugendliche Patientinnen oft wegen selbstverletzenden Verhaltens, einer Essstörung, Schulängsten, Spiel- oder Internetsucht oder des Missbrauchs von illegalen Drogen zu mir.

Familiensysteme generationenübergreifend betrachten

Die Familie als System zu betrachten, bedeutet, dass alle Mitglieder in Wechselwirkung aufeinander reagieren, und beinhaltet auch das Wissen, dass Symptome einen Heilungsversuch darstellen, wenn etwas aus dem Gleichgewicht geraten ist. Zum System gehört auch das weitere Umfeld wie Schule und Freundeskreis. Das Kind ist Symptomträger und zeigt damit auf, dass ein wesentliches Thema Beachtung braucht. Alle in der Familie sind darin involviert und reagieren aufeinander, und wenn man dann noch die Ebene der transgenerativen Prozesse mit einbezieht, erkennt man die größeren Zusammenhänge. Als Therapeutin bemühe ich mich um eine neutrale und offene Haltung, die mir dabei hilft, gemeinsam mit der Familie auf die Themen zu schauen und selbst auch Lernende zu sein.

Viele Jahre Erfahrung haben mich zu einer demütigen Haltung gegenüber der Komplexität eines Familiensystems mit seiner Mehrgenerationsperspektive gebracht. Es überrascht mich noch heute, wie umfassend und fein die Themen der einzelnen Personen und Generationen miteinander verwoben sind. Auch die Familien sind immer wieder erstaunt, wenn sie diese Erfahrung selbst machen. Eine meiner favorisierten Aufstellungsarbeiten ist die, bei der ich die Familie bitte, das Symptom (des Kindes) mit aufzustellen – wie im folgenden Beispiel.

Symptomträger Nico, der Schulverweigerer

Anwesend waren in dieser Sitzung die Eltern, die sich große Sorgen wegen der Schulverweigerung des elfjährigen Sohnes Nico machten. Jeden Morgen vor der Schule musste sich dieser plötzlich übergeben oder hatte so heftige Bauchschmerzen, dass er zu Hause bleiben musste. Das ging schon seit zwei Monaten so, und alle ärztlichen Untersuchungen waren ohne Ergebnis geblieben; auch Nico selbst konnte auch keine Erklärung finden.

Ich bat den Vater, mit Stühlen aus meiner Praxis darzustellen, wie er die Situation aktuell empfand. Er solle dabei nicht lange nachdenken, sondern einfach spontan die Stühle so zueinander ordnen, wie es ihm in den Sinn kommt. Er sollte für jede Person, die aus seiner Sicht zu dieser Situation gehört bzw. involviert ist, je einen Stuhl wählen. Der Abstand zwischen den Stühlen und die Tatsache, ob sie mit der Sitzfläche oder der Rückenlehne zueinander standen, symbolisiert Nähe und Distanz und ob die Personen einander sehen oder nicht. Auch das Symptom erhielt einen Stuhl und wurde spontan zwischen dem Stuhl Schule und dem Sohn platziert. Als Nächstes nahm der Vater auf dem Stuhl von Nico Platz, die Mutter nahm den Platz des Symptoms ein. Ich setzte mich auf den Stuhl Schule, und alle beschrieben, wie es ihnen auf dem jeweiligen Platz erging. Die Mutter auf dem Symptom-Platz fühlte sich eingeengt zwischen Schule und Sohn, der Vater auf dem Platz des Sohnes fühlte eine große Distanz zur Schule, die er noch nicht mal sehen könne, weil das Symptom dazwischenstünde. Gleichzeitig nahm er einen Drang wahr, Kontakt zu Mutter und Vater herzustellen. Die Eltern waren links und rechts neben Nico platziert, und es war sehr beeindruckend zu erleben, dass beide zwar einen guten Kontakt zu Nico spürten, zwischen ihnen als Elternpaar jedoch eine Distanz fühlbar wurde.

Nacheinander wechselten wir nun die Plätze, um von jeder Perspektive aus einen Eindruck zu bekommen. Nachdem wir alle Stühle eingenommen hatten, fragte ich den Vater, wie es ihm nun gehe und ob er etwas Neues erfahren habe. Es hatte ihn sehr berührt, wie belastet es sich auf dem Platz des Sohnes angefühlt habe, und er sei nachdenklich in Bezug auf die deutlich gewordene Distanz zu seiner Frau. »Wir haben uns in den letzten zwei Jahren auseinandergelebt«, sagte er leise. Das sei unmerklich passiert, und er habe sich immer öfter gefragt, ob eine Trennung für ihn infrage komme. Seiner Frau sei es aufgefallen, dass er viel öfter als früher Überstunden machte. Über ihre Paarprobleme hätten sie bisher aber nicht gesprochen, schon gar nicht in Nicos Anwesenheit. Nicos Mutter ergänzte, dass sie in letzter

Zeit öfter traurig sei und sich einsam fühle. Nico sei an manchen Abenden zu ihr gekommen, und es könnte sein, dass er ihre Traurigkeit mitbekommen habe. Sie habe schon lange erwartet, dass ihr Mann sich ihr mit seinen Trennungswünschen offenbaren würde. Fast sei sie erleichtert, weil das Warten nun ein Ende habe. Ich bat beide, noch einmal hinzufühlen, welchen Einfluss das Symptom Schulverweigerung auf die Situation hat, und insbesondere das Paarthema dabei zu berücksichtigen. »Ich glaube«, sagte der Vater, »dass es mich vom Thema Trennung abhält, weil ich meiner Familie in dieser Situation nicht noch etwas Belastendes zumuten möchte.« Die Mutter spürte deutlich, wie sie das Symptom davon ablenkte, sich zu viele Gedanken um die Beziehung zum Ehepartner zu machen. Beide waren überwältigt von der Erfahrung auf Nicos Stuhl, weil sie deutlich machte, dass es nicht wirklich um Schule ging. Vielmehr hatten sie seine Bemühungen gefühlt, die Eltern zusammenzuhalten. Diese Erkenntnisse brachten einen wichtigen Prozess in Gang, und es folgten mehrere Paarsitzungen. Nicos Eltern beschlossen gemeinsam, an ihrer Beziehung zu arbeiten und herauszufinden, ob sie als Paar zusammenbleiben wollen. Das Symptom »Schulverweigerung« schwächte sich bereits nach dieser ersten Sitzung deutlich ab.

Man könnte nun meinen, dass das Symptom des Sohnes ursächlich im Paarproblem der Eltern zu finden ist und deshalb auftaucht, weil diese ihre eigenen Themen nicht angehen, doch das wäre zu kurz gegriffen. Es ist eher so, dass Nicos Bauchschmerzen und seine Sorge, in die Schule zu gehen, das Resultat vielfältiger zirkulärer Prozesse in den biologischen, sozialen und psychischen Systemen ist. Doch was genau bedeutet das? Die Paarprobleme der Eltern haben ihre eigene Geschichte, die wiederum mit dem unbewussten Paarvertrag und damit mit dem eigenen Treuevertrag gegenüber ihren Eltern zusammenhängt. Hier verstecken sich auch die transgenerationalen Themen, die beide mit der Partnerwahl zu heilen versuchten. Seit Monaten, vielleicht auch länger gärt dieses Thema zwischen den Eltern und erzeugt ungute Gefühle, Frustrationen, Spannungen, Ängste.

Es hat Nico traurig gemacht, dass der Vater seltener als sonst am Abend zu Hause ist, und er hat ihn vermisst. Die sonst so stabile Bindung zum Vater war plötzlich unsicherer als sonst. Die Mutter war spürbar traurig, was bei ihr zu Rückzug geführt hat, der wiederum Nico verunsicherte und ihn in die Rolle des Trösters für die Mutter brachte. Niemand spricht über die deutlich spürbaren Veränderungen, und Nico muss mit diesen Gefühlen irgendwie allein klarkommen. Sie machen ihm Bauchschmerzen, ein Symptom, das typisch für Kinder ist, wenn sie Emotionen haben, die sie belasten. In der Schule fühlt er sich unwohl, macht sich Gedanken, wie es der Mutter und dem Vater geht. All das ist ihm wahrscheinlich nicht bewusst. Als er sich zum ersten Mal am Morgen vor Schulbeginn übergeben muss und zu Hause bleibt, empfindet er eine gewisse Erleichterung. Er kann im Bett bleiben, die Mutter versorgt ihn, und er ist in ihrer Nähe. Zudem kommt der Vater am Abend an sein Bett und fragt ihn, wie es ihm geht. Doch sein Zustand verbessert sich in den nächsten Wochen nicht, er kann schließlich gar nicht mehr in die Schule gehen. Da hilft kein gutes Zureden, denn die Symptome sind so stark, dass der Kinderarzt Nico krankschreiben muss. Das Symptom tritt nun in den Vordergrund, und alle sind damit beschäftigt. Nico ist nun der Kranke, der Fürsorge und Aufmerksamkeit bekommt. Die vorher so schwammig umherwabernden Energien, die aus dem Paarthema entwachsen waren, sind in den Hintergrund gerückt, und alle Beteiligten sind sich einig, was jetzt Priorität hat. Der Vater bemüht sich wieder, etwas früher am Abend nach Hause zu kommen, um nach Nico zu schauen. Die Mutter hat jetzt andere Sorgen, als über die Distanz zum Ehemann nachzudenken. Außerdem unterhalten sie sich nun jeden Abend über den belasteten Sohn. Unbewusst hat das Symptom von Nico eine Funktion, die wiederum Auswirkungen auf verschiede Ebenen des Familiensystems hat. Das Problem des Ehepaares hatte sich auf eine Ebene verschoben, auf der alle Mitglieder ins Handeln kamen. So kam ein Prozess in Gang, der, wenn er verstanden wurde, auf jeden Fall zur Lösung des Problems führen kann.

Nicos Eltern ist es gelungen, ihre Paarprobleme anzugehen, und sie konnten Nico wieder mehr Sicherheit geben. Alles wurde offen angesprochen, die Verantwortung für die Lösung des Themas von beiden Eltern übernommen, und auf vielen Ebenen begann das System wieder in seine Balance zurückzufinden. Ich habe mich sehr für das Paar gefreut, weil es den beiden gelungen war, ihre ursprüngliche Liebe füreinander wiederzufinden und als Paar zusammenzubleiben.

Was Kinder zu sagen haben – das Erstinterview

Auch wenn nicht alle Eltern so bereit sind, sich ihre eigenen Themen anzuschauen, wie die von Nico, ist es grundsätzlich sinnvoll, Eltern aufzuzeigen, wie die Symptome des Kindes mit dem System Familie zusammenhängen. Dafür nutze ich gern ein Interview mit dem Kind im Beisein der Eltern als Erstgespräch. Hier bekommt das Kind den Raum zu erzählen, was es selbst über den Grund seiner Anwesenheit in meiner Praxis denkt. Ich bin immer wieder überrascht, wie selten Eltern ihren Kindern erklären, warum sie da sind. Oft beantworten Kinder diese Frage entweder mit: »Ich weiß nicht!«, oder sie zählen ihre »schlechten« Verhaltensweisen auf, von denen sie wissen, dass die Eltern diese problematisch finden. Jetzt kommt es darauf an, dem Kind ausreichend Schutz zu gewähren und ihm und seinen Eltern gleichzeitig eine neue Sicht auf das Thema zu ermöglichen.

Meist erkläre ich mit einfachen Sätzen, wer ich bin und was ich mache, und lasse einfließen, dass es wichtig ist, auch die Seele zu versorgen, wenn sie belastet ist. Dafür sei ich Expertin. Ich beobachte sehr genau, wie sich die Atmosphäre zwischen den Familienmitgliedern anfühlt und ob bei den Eltern ausreichend Offenheit vorhanden ist, ihrem Kind zuzuhören. Selten habe ich Eltern erlebt, die feindselig oder abweisend mir gegenüber waren. Fast alle sind hoch motiviert, ihrem Kind zu helfen, auch wenn die meisten zu diesem Zeitpunkt noch nicht ahnen, dass es auch um Hilfe für sie selbst gehen wird. Oft gibt mir schon die Sitzordnung, die eine Familie spontan im Praxiszimmer einnimmt, wichtige Hinweise, die ich in meine Beobachtungen mit aufnehme. Wer sitzt neben wem, wie weit sind die Abstände zwischen den Plätzen? Sitzt jemand auffällig abseits oder ganz entspannt auf seinem Stuhl (oder Sitzkissen) oder eher so, als wolle er gleich wieder gehen? Wo sitzt das Kind, sucht es die Nähe eines Elternteils etc.?

Klare Statements rufen die inneren Heilungskräfte auf

Viele Eltern sind sehr erstaunt, wenn sie beim Erstinterview des Kindes erfahren, was es zum Thema zu sagen hat. Vielleicht hören sie zum ersten Mal, wie ihr Kind alles erlebt und wie es sich und die anderen Familienmitglieder einschätzt. Dazu setze ich gern eine spezielle emotive Gesprächsführung ein; sie ermöglicht es dem Kind, ganz nah am eigenen Erleben zu bleiben, gespiegelt in dem, was es genau in diesem Moment fühlt, und mit Bezug zum Kontext, an den es in diesem Augenblick denkt. Wenn Eltern etwas dazu sagen, befrage ich das Kind, was es darüber denkt, was die Eltern meinen und wo es vielleicht zustimmt und wo nicht. Sobald sich das Drama zeigt, wird eine ideale Möglichkeit als Lösung aufgezeigt, und rasch befinden sich imaginäre

Eltern, Lehrerinnen, Freunde, Geschwister und Umstände mit im Raum, die genau so sind, wie es für das Kind optimal wäre. Über diese Ressource findet das Kind wie selbstverständlich in seine eigene, in ihm bereits angelegte Stimmigkeit.

Das Wissen zur Heilung liegt in uns – wir müssen es nur aufblühen und uns dann davon leiten lassen. Wenn wir Kinder darin bestätigen, schließen wir sie automatisch wieder an ihr authentisches Selbsterleben an. Auch wenn sich die Welt nach einer ersten Therapiesitzung für das Kind nicht bahnbrechend verändert, nimmt es in jedem Fall diese tiefe Bestätigung seines Selbst mit. Es fühlt sich gesehen und verstanden. Und auch die Eltern haben in den meisten Fällen auf einer anderen Ebene ihres Bewusstseins erfahren, was ihr Kind braucht, und entwickeln eine erste Idee, wie man dem näher kommen kann. Mir ist es wichtig, bereits in dieser ersten Sitzung eine neue Begegnung zwischen dem Kind und seinen Bezugspersonen zu ermöglichen, die sich so stimmig anfühlt, wie es das Kind braucht. Darauf kann nun die weitere Therapie aufbauen.

Wenn es angezeigt ist, zunächst allein mit dem Kind zu sprechen, weil es selbst dies möchte, oder ich davon ausgehen muss, dass es aufgrund von schwerwiegenderen Themen nicht in Gegenwart der Eltern sprechen kann oder will, mache ich das Erstinterview nur mit dem Kind oder Jugendlichen allein. Im folgenden Beispiel möchte ich dir aufzeigen, wie eine transgenerationale Familientherapie aussehen kann.

Beispiel: Wie viel Oma steckt in Nala?

Nala ist sieben Jahre alt, als sie mir von ihrer Mutter mit dem Verdacht auf ADHS vorgestellt wird. Ein zartes blondes Mädchen mit einem kecken Haarschnitt und sportlicher Figur.

»So lieb, wie sie aussieht, ist sie aber nicht«, sagt die Mutter gleich zu Beginn der Sitzung. »Meine Tochter kann ein kleines Biest sein.«

Etwas erschrocken über die direkte Aussage der Mutter hake ich ein und frage Nala, ob sie weiß, was die Mutter meint und was sie selbst darüber denkt.

Nala antwortet: »Meine Mutter ist oft wütend, weil ich nicht auf sie höre.«

Ich beobachte Nala und spiegle ihr zurück, wie unangenehm es ihr gerade ist, wenn sie daran denkt, was die Mutter soeben über sie gesagt hat. Nala sendet mit ihrer Körpersprache ein klares Ja, und ich fahre fort mit der Frage, was sie selbst dazu denke.

Nala antwortet: »Ich will das ja machen, was Mama will, aber ich vergesse es immer wieder.«

Ich spiegle ihr, wie sehr sie gewillt ist, auf die Mutter zu hören, und wie sehr sie es bedauert, dass sie es nicht hinbekommt. Wieder ein Ja von Nala, die jetzt schüchtern zur Mutter schaut. Doch diese nickt ihr aufmunternd zu.

Sabine Lück: »Was, denkst du, würde eine Mutter in so einem Fall machen, wenn sie es für dich ganz genau richtig macht?«

Nala: »Die würde nicht gleich schimpfen und mich erst mal dran erinnern.«

SL: »Wie sehr du dir wünschst, dass man nicht gleich schimpft, sondern dich dran erinnert!«

Nala: »Mama ist halt sehr gestresst, weil sie viel arbeitet und das Baby ja auch noch da ist«, ergänzt das Mädchen rasch und blickt etwas besorgt zur Mutter.

SL: »Also wäre es gut, wenn eine Mutter nicht so gestresst wäre von Arbeit und Babybetreuung? Was, denkst du, ist los, dass Mama so gestresst ist?«

Während ich spreche, beobachte ich, dass Nalas Mutter sehr aufmerksam zuhört und offensichtlich interessiert ist, was ihre Tochter hier berichtet.

Nala: »Mama muss halt alles allein machen, weil Papa immer weg ist und nicht helfen kann.«

SL: »Manchmal kann es helfen, sich vorzustellen, wie alles richtig gut wäre, so als könne man zaubern, und dann ist es ganz wunderbar für alle. Wollen wir uns das mal vorstellen? Auch wenn uns klar ist, dass es so nicht ist?«

Nala nickt, und ich fahre fort.

SL: »Ein Vater, der es richtig für dich und Mama macht, wäre immer da, um zu helfen, damit niemand gestresst sein muss.« Nala nickt. »Und dann müsste die Mama nicht alles allein machen und würde nicht gleich schimpfen, wenn ihre Tochter mal etwas vergisst.«

Nala: »Er wäre auch netter zu Mama und dem Baby.«

Ich spiegele Nala, wie richtig sie es findet, wenn ein Vater auch netter zu Mutter und zum Baby wäre, und bleibe bei der idealen Vorstellung.

SL: »Ein Vater, der es so richtig gut macht, würde sehr nett sein zu seiner Frau und auch zum Baby. Wie merkt man das denn?«

Nala: »Er tut ihr nicht weh und schreit nicht rum …« Nala fängt an zu weinen und läuft zur Mutter. Diese nimmt Nala liebevoll in den Arm. Es ist ein gutes Zeichen, dass Nala bei ihr Schutz sucht.

SL: »Wie verzweifelt du dich fühlst, wenn du daran denkst, dass dein Papa deiner Mama wehgetan hat und rumschreit! Vielleicht machst du dir auch richtig Sorgen um Mama und das Baby? Ist das gut so, wie Mama dich tröstet?«

Nala nickt, und ihre Mutter sagt: »Es war mir nicht bewusst, dass Nala das alles so mitbekommt. Das tut mir sehr leid. Mein Mann ist etwas überfordert mit dem zweiten Kind. Ich denke, es wird sich alles wieder einrenken.«

SL: »Sie sind richtig erschrocken, wenn Ihnen gerade bewusst wird, dass Nala so viel mitbekommt. Wir werden im nächsten

Gespräch Zeit haben, ausführlich nach Lösungen zu suchen. Heute wollen wir erst mal schauen, was Nala braucht, um mehr Schutz und Sicherheit zu erfahren.«

Nala blickt wieder hoch, bleibt aber auf dem Schoß der Mutter.

SL: »Weißt du, Nala, das ist schlimm für Kinder, wenn Eltern nicht gut miteinander sind. Den meisten macht das richtig dolle Angst, und die Wahrheit ist, niemand darf deiner Mama oder dem Baby oder dir wehtun. Wir werden herausfinden, was es braucht, damit ihr alle in Sicherheit seid, und auch, was es braucht, damit dein Papa nicht mehr so etwas macht. Für Erwachsene ist es manchmal nicht einfach, wenn die Familie so wächst wie bei euch, aber dafür können die Kinder nichts. Das entscheiden die Eltern, und die müssen auch Lösungen dafür finden.«

Nala sagt leise: »Papa ist lieb zu mir, nur wenn Leroy (der kleine Bruder) so viel schreit, wird er sauer.«

Es ist wichtig, als Therapeutin hinzuspüren, was genau richtig und ideal für Nala wäre. Für mich fühlt es sich so an, als wollte Nala ihren Vater auch schützen, damit ich nicht schlecht von ihm denke. Ich vermute, Nala hat Mitgefühl mit ihm, auch wenn er ihr mit seinem Verhalten Angst macht. Ich greife es deshalb so auf.

SL: »Manchmal kann beides ganz nah beieinanderliegen, und dieselbe Person ist sehr lieb und dann auch wieder gar nicht. Ist das ein bisschen so für dich mit Papa?« Nala nickt. »Hast du eine Idee, was Papa bräuchte, damit er zu allen so lieb sein kann wie zu dir?«

Nala: »Er müsste sich die Ohren zuhalten, so mache ich das auch!«

SL: »Wie sicher du dir bist, dass es ihm helfen könnte, wenn er sich die Ohren zuhält! Das heißt, wenn er genau wüsste, wie man sich vor dem lauten Babyschreien schützt!«

Nala: »Ja genau, wenn es ihm nichts ausmacht, wenn Leroy weint, dann wird er auch nicht sauer.«

SL: »Also in jedem Fall wäre alles anders, wenn Papa dafür sorgen würde, besser mit dem Babygeschrei umgehen zu können. Wer könnte ihm dabei helfen, solche guten Ideen zu bekommen? Was denkst du? Woher weiß das ein Vater, der es so perfekt machen kann?«

Nala denkt nach: »Vielleicht kann er auch mal hierherkommen zu dir, oder ich sage es ihm einfach!«

SL: »Wie gut sich diese Idee anfühlt, wenn er auch zu jemandem gehen könnte, der ihm gute Tipps gibt. Das ist der Job von jemandem wie mir, da hast du recht. Das ist nicht die Aufgabe von Kindern, auch wenn du es bestimmt gut kannst – das sollte jemand Erwachsenes sein, und sehr gern lade ich deinen Vater zu mir ein.«

Nala wirkt erleichtert und spürt Hoffnung. Auch die Mutter wirkt deutlich entspannter. Beide haben etwas sehr Wichtiges erfahren, und ich bin sicher, dass die Mutter einen neuen Blick auf Nala werfen kann.

Ich frage sie zum Abschluss, wie die Stunde für sie war und ob sie Nala eine positive Rückmeldung geben mag.

Nalas Mutter schaut ihre Tochter lächelnd an und sagt: »Ich bin richtig stolz auf dich. Ich finde, du hast das hier so gut gemacht, und ich bin froh, dass ich verstanden habe, wie es dir geht. Ich werde dich in Zukunft daran erinnern, wenn du etwas vergessen hast, und nicht mehr so viel schimpfen.«

Für die erste Stunde ist das eine guter Abschluss.

Zum angekündigten Elterngespräch lade ich dann Mutter und Vater gemeinsam ein, um weitere Hintergründe und aktuelle Bedingungen zu klären.

Mir ist bewusst, dass es bei beiden Elternteilen Themen aus der eigenen Geschichte geben muss, die es ihnen erschwert, die Eltern zu sein, die sie eigentlich gern für Nala sein wollen.

Beispiel: Frank und die Oma aus Glas

Ich bin etwas überrascht, als Nalas Vater Frank allein zum Elterngespräch kommt. Leider habe der Babysitter abgesagt, und nun müsste seine Frau beim Sohn und der Tochter bleiben.

Frank ist erstaunlich offen und erzählt schnell von seiner Überforderung und davon, dass er sogar seine Frau im Streit geschubst habe. »Ich bin nicht gewalttätig, aber es war eine klare Grenzüberschreitung, und dass Iris den Kleinen auf dem Arm hatte, macht es noch schlimmer. Ich konnte meine Gefühle nicht mehr steuern, das macht mir Angst. Ich will auf keinen Fall wie mein Vater werden.« Bei Nalas Geburt sei alles noch okay gewesen, aber sie habe auch weniger geweint als der kleine Sohn. »Leroy lässt sich nur schwer beruhigen und von mir schon gar nicht«, bedauert Frank.

Ich erzähle Frank von Nalas Vorschlag, sich die Ohren zuzuhalten, und dass sie ihm wünschen würde, besser mit dem Babygeschrei klarzukommen. Und ich frage, was er selbst gern aus der Elternstunde mitnehmen möchte. Frank stimmt zu, dass es gut wäre, etwas in der Hand zu haben, um mit dem Stress besser zurechtzukommen.

Mir war Franks Bemerkung, nicht wie sein Vater werden zu wollen, nicht entgangen, und so frage ich ihn, was er damit gemeint habe. Sein Vater, so Frank, sei Alkoholiker und ein cholerischer Mensch gewesen. Als Kind habe er durch ihn häusliche Gewalt erlebt und immer Angst um seine Mutter gehabt, die immer wieder vom Vater geschlagen worden sei. Seinen beiden Schwestern und ihm habe er nichts getan. Trotzdem sei es um die Kinder gegangen, weil der Vater, insbesondere, wenn er Alkohol getrunken hatte, der Mutter vorwarf, sie würde sich hinter ihren Kindern verstecken. Er erinnerte sich gut daran, dass er und auch die Geschwister in solchen Momenten versuchten, unsichtbar zu werden, um den Ärger des Vaters nicht zu entfachen. Als Jüngster habe er sich hinter seinen Schwestern versteckt und sich trotzdem schlecht gefühlt, weil er der Mutter nicht habe helfen können.

Ich schlage Frank vor, mit meinem Spiel *Starke Wurzeln* weiterzumachen, eine Art Stammbaumspiel, mit dem sich sehr ressourcenorientiert auf die Familiengeschichte schauen lässt und dessen Basis die Generation-Code®-Methode ist. Als Erstes erlebt sich Frank als kleiner Junge und erhält einen Heilserumstein als Symbol für das Gegenmittel zum toxischen Vater. »In diesem Heilserumstein ist symbolisch alles genau so, wie Sie und Ihre Geschwister es damals gebraucht hätten«, beschreibe ich die ideale Versorgung. Frank erzählt, was er innerlich sieht, und lässt einen idealen Vater auftauchen, der weder Alkoholiker noch gewalttätig ist. »Eigentlich braucht mein Vater ein Heilserum, damit er nicht mehr trinkt«, sagt Frank tief berührt.

»Was ist in diesem Heilserum enthalten?«, frage ich Frank und lege für seinen Vater ebenfalls einen Heilserumstein hin. Jetzt wird das gesamte Drama deutlich.

Frank: »Soviel ich weiß, wurde mein Vater als Kind oft zu Verwandten gegeben, weil seine Mutter viel krank gewesen und sein Vater alleiniger Verdiener gewesen sei. Die Mutter sei empfindlich gewesen, habe sich schnell angesteckt und dann wochenlang im Krankenhaus liegen müssen.«

Frank erinnert sich daran, dass ihm als Kind erklärt wurde, dass Oma so zerbrechlich sei wie Glas und dass alle ganz viel Rücksicht nehmen müssten, damit ihr nichts passiert. »Das musste mein Vater bestimmt auch als Kind, und deshalb wünsche ich ihm eine gesunde und kraftvolle Mutter.« Frank erlebt in seiner Fantasie, wie glücklich sein Vater mit dieser idealen Mutter ist. Er kann sich vorstellen, dass sein Vater nun viel mehr Schutz als Kind bekommt, sich dieser starken Mutter zumuten kann und eine starke und selbstbewusste Persönlichkeit bekommt. »Ich glaube, dann hätte mein Vater nicht zum Alkohol gegriffen und hätte es gut ausgehalten, seine Frau als liebevolle Mutter seiner Kinder zu erleben.«

Mit den Potenzialsteinen im Spiel wird jetzt sichtbar, was das für Frank und sein Bild über sich als Vater bedeutet hätte. Die kleinen Symbolsteinchen stehen für Qualitäten und Möglichkeiten, die die jeweiligen Personen unter idealen Bedingungen hätten entwickeln können, und Frank legt sich selbst den Stein mit der Krone hin. »Ich wäre König geworden, weil ich einen Vater gehabt hätte, der auch König ist.« Er lacht verlegen. »Ich meine, mein Vater wäre mir dann ein Vorbild gewesen statt jemand, vor dem man Angst hat und der als Bedrohung erlebt wird.«

Frank fährt fort: »Ich würde mich als Vater nicht so hilflos fühlen, nur weil ein Baby weint. Ich wüsste, was zu tun ist.« Frank ist in diesem Moment mit einem inneren Wissen um die Dinge, wie sie richtig sind, in Verbindung und fühlt sehr deutlich, was es braucht, um ein guter Vater und Partner zu sein.

Ich spreche Frank noch mal in Bezug auf seine Ehefrau und seine Kinder an. »Was, denken Sie, würde Ihr Potenzial, symbolisiert mit der Krone, jetzt für Ihre Familie verändern?«

Frank: »Ich weiß nicht, ob Nala weniger unruhig und unkonzentriert wäre, aber in jedem Fall würde das Verhältnis zwischen ihr und ihrer Mutter besser werden, wenn ich meine Frau mit dem Baby entlasten könnte. Iris könnte sich auch mit mir sicherer fühlen, als es in der letzten Zeit möglich war. Außerdem glaube ich, dass meine Frau ebenfalls ein großes transgenerationales Päckchen mitbringt. Sie ist als Kind bei Pflegeeltern aufgewachsen, weil ihre Mutter anscheinend nicht in der Lage war, für ihre zwei Kinder da zu sein. Iris ist eine sehr perfektionistische Mutter. Sie will alles richtig machen, setzt sich oft selbst unter Druck und gibt es dann an Nala weiter.«

Ich beende die Sitzung mit der Einladung zu einem zweiten Elterngespräch zusammen mit Frank und Iris. Mir sind die Parallelen zwischen Iris' Biografie und der Geschichte von Franks Vater aufgefallen. Fast immer finden wir diese sich ähnelnden Geschichten bei Paaren, und später werde ich noch beschreiben, wie sehr transgenerationale Themen die Partnerinnenwahl beeinflussen (siehe auch Seite 155, Übung 12).

Ich kläre Frank noch über die Funktion unseres Nervensystems auf und gebe ihm die Aufgabe zu beobachten, wann er sich im Stressmodus, also im Überlebenskampfmodus, befindet und wodurch das ausgelöst wird. Ich erkläre ihm, dass in diesem Zustand Stresshormone ausgeschüttet werden, die dazu führen können, dass man nicht mehr gut auf seine kognitiven Fähigkeiten zugreifen und von Emotionen überrollt werden kann. Frank soll sich eine Liste mit Aktionen überlegen, die ihm helfen, die Stresshormone abzubauen, um wieder in einen entspannten Zustand zurückzukehren. Tools zur Beruhigung des Nervensystems findest du auch in der Spiele-Apotheke® (siehe Übersicht Seite 344).

Beispiel: Iris und die Angst, nicht zu genügen

Wir starten das zweite Elterngespräch mit einer Rückschau auf die letzten drei Wochen, die seit dem Erstgespräch vergangen sind. Für Iris hat sich schon einiges verändert, und sie ist motiviert, auch ihre Geschichte anzuschauen. Frank hat in der väterlichen Familie nachgefragt, was genau mit seiner *Oma aus Glas* gewesen sei, und einige wichtige Fakten herausgefunden.

Nala lässt mich lieb grüßen und mir sagen, dass sie Papa Ohrstöpsel besorgt hat. Er würde jetzt weniger schimpfen. Frank lächelt und verrät, dass für ihn vor allem die Aussicht, etwas tun zu können, unglaublich viel verändert habe.

Das Spiel *Starke Wurzeln* (siehe Abbildung Seite 71) liegt bereits aufgebaut auf dem Tisch. Die Spielsteine von Franks Sitzung liegen ebenfalls auf dem Spielbrett. Wir starten mit Iris, und sie möchte eine Zufallsfrage vom Spiel geschenkt bekommen. Sie würfelt *Fragekategorie und Person* und erhält als Person aus dem Stammbaum ihren Vater und eine blaue Karte (geheimes Wissen): »Wie sähe die Schattenseite dieser Person aus?«

Iris antwortet: »Meinen leiblichen Vater kenne ich nur aus Erzählungen, denn er hat die Familie verlassen, als ich zwei Jahre alt war. Er stammte aus Polen und wollte unbedingt zu seiner polnischen Familie zurück. Ich stelle mir seine Schattenseite wie ein Gespenst vor. Man spürt seine Anwesenheit, sieht es aber nicht. Ich wurde dann von meiner Mutter freiwillig in eine Pflegefamilie gegeben. Sie fühlte sich überfordert und alleingelassen und hat nur meinen jüngeren Bruder, der noch ein Baby war, behalten.«

Ich reagiere sofort mit einem Heilserumstein, den ich um Iris' Platz auf der Stammbaumvorlage kreisen lasse. Ich lasse sie wissen, dass die Vergangenheit zwar so war, wie sie war, aber dass es hilfreich ist, mal zu schauen, wie es eigentlich richtig für sie als Kind gewesen wäre.

Iris erzählt, dass sie lebenslang an sich gezweifelt habe: »Meine Eltern haben mich beide alleingelassen. Mein Bruder durfte bleiben, warum nicht ich? War ich nicht gut genug, zu anstrengend? Leider weiß ich das bis heute nicht.«

Das Heilserum für Iris enthält zunächst ideale Eltern, die niemals ihr Kind alleinlassen und die sie lieben, wie sie ist. Sie fühlen sich nicht überfordert mit zwei Kindern und bleiben als Eltern zusammen. Iris nickt zwar, aber es ist spürbar, dass sie diese Möglichkeit nicht realistisch findet. »Es war ja nicht so, da hilft auch keine rosa Brille.«

Sabine Lück: »Vielleicht müssen wir zuerst besser verstehen, warum Ihre Eltern so entschieden haben, was nicht bedeutet, dass Sie Ihnen ihr Verhalten verzeihen sollen. Es geht mehr darum, dass Sie den Grund bei sich suchen, und ich denke, es hatte ganz andere Gründe. Die meisten Kinder suchen die Schuld bei sich, das hat große Auswirkungen auf ihr Selbstbild.«

Als Iris im weiteren Verlauf des Spiels versteht, dass ihre leibliche Mutter ebenfalls als Kind von ihren Eltern getrennt aufgewachsen war, weil diese als Gastarbeiter aus Portugal nach Deutschland gegangen waren und ihre sechsjährige Tochter bei Verwandten in der Heimat gelassen hatten, konnte sie dieses Wissen zum ersten Mal in Bezug zu ihrer eigenen Geschichte setzen.

Iris: »Meine Mutter hat eigentlich ein ähnliches Schicksal wie ich und hat es unbewusst mit mir wiederholt. Ihre Eltern haben in Deutschland auch noch einen Sohn bekommen, der aber bei ihnen geblieben ist.« Iris ist tief bewegt von dieser Wiederholung des Schicksals und kann ein Heilserum für die Mutter annehmen.

Diese bekommt ideale Umstände im Portugal ihrer Kindheit, wo niemand auswandern muss, weil jetzt keine wirtschaftliche Not herrscht. Sie kann in ihrer Heimat zusammen mit Eltern und Bruder aufwachsen und fühlt sich geliebt und angenommen. Mit dieser Voraussetzung kann Iris sich auch vorstellen, dass ihre Mutter niemals auf die Idee kommt, ihr Kind wegzugeben. Sie bekommt auch einen idealen Ehemann, den idealen Vater für Iris, der nicht nach Polen zurückgeht und bei seiner Familie bleibt. Auch hier fällt Iris die Parallele zur Kindheit der Mutter auf: »Mein Vater geht in ein anderes Land und lässt mich zurück. Das muss für meine Mutter eine schlimme Wiederholung gewesen sein.«

Ich erkläre Iris, was in der Psyche passiert, wenn ein neues Trauma auf ein bereits bestehendes, transgenerational weitergegebenes fällt, und dass es vermutlich zum Überlebensimpuls gehört hat, jetzt selbst der Elternteil zu sein, der verlässt, statt wieder Opfer zu sein wie damals. Plötzlich sieht Iris sehr viele Zusammenhänge und erkennt, dass die aktuelle Krise begonnen hat, als Nala sechs Jahre alt wurde. Alles habe mit extremen Verlustängsten begonnen, und Nala wollte nicht mehr von ihrer Seite weichen. Als Iris schwanger wurde, habe dies die Tochter zunehmend gestört, und sie habe ihre geliebte Tochter jeden Tag anstrengender erlebt. Mit der Geburt von Leroy sei Nalas Verhalten umgeschlagen. Seitdem gebe es eine Distanz zwischen Mutter und Tochter, und Nala habe eine Art »Muttertaubheit« entwickelt.

Iris: »Manchmal werde ich richtig wütend, weil ich mich von Nala ignoriert fühle. Ich denke sogar gelegentlich, dass sie das absichtlich macht, um mich zu verletzen. Aber warum sollte sie das wollen?«

Die Seelenkapsel

Ich erkläre Iris und Frank das Prinzip der Seelenkapsel, wie ich die Weitergabe von unbearbeiteten Traumaerfahrungen über die Generationen nenne. Nalas Großmutter verlor im Alter von sechs Jahren ihre beiden wichtigsten Bindungspersonen und hat daraus mit großer Wahrscheinlichkeit das Gefühl entwickelt, nicht liebenswert oder richtig genug zu sein. Als Nala sechs wird, werden Trennungsängste aktiviert, weil die Seelenkapsel aufgeht und die Emotionen, die sowohl die Großmutter als auch die Mutter vermutlich abspalten mussten, jetzt frei werden. Iris befindet sich zwischen diesen beiden weiblichen Familienmitgliedern und wird unbewusst mit ihren eigenen Erfahrungen und dem Wunsch, es für ihre Kinder besser zu machen, konfrontiert. Dass Nala die Mutter auszublenden versucht und nicht mehr auf sie hört, kann als Bewältigungsversuch verstanden werden. Wenn es ihr gelingen könnte, die Mutter als nicht so wichtig zu empfinden, tut der Verlust auch nicht weh. Die Gefahr, die Mutter zu verlieren und erleben zu müssen, dass der Bruder als Baby bei der Mutter bleibt, ist wie ein transgenerationaler Schatten, der sich über die Familie gelegt hat.

In jedem Fall ist das Verlustthema in Nala aktiv, und da sich das Thema auch in der väterlichen Linie findet, kommt hier von beiden Seiten starke Traumaenergie bei Nala an. Man kann auch davon ausgehen, dass Leroy unbewusst die Konflikte der Mutter, des Vaters und auch von Nala aufnimmt und dies vermehrt durch Weinen ausdrückt.

Nachdem Iris diese Zusammenhänge verstanden hat, kann sie die Versorgung mit Heilserum auf allen Ebenen annehmen und erkennen, wie sehr das Nala ein Gefühl von Sicherheit schenkt.

Während dieser Arbeit hat Frank nichts gesagt, aber jetzt bricht es aus ihm heraus: »Meine Großmutter aus Glas war auch ein Adoptivkind. Ihre Eltern starben beide im Krieg, und sie wurde von Verwandten großgezogen. Als Kind habe sie schlecht gegessen, und man nimmt an, dass sie deshalb so ein schlechtes Immunsystem entwickelt hat. Aber jetzt denke ich, es könnte auch psychisch sein, weil sie nie getrauert hat über den Tod der Eltern.«

Iris und Frank wollen gern weitermachen mit dieser Arbeit, und ich empfehle ihnen, ihre Treueverträge mit Mutter und Vater in einem Selbsterfahrungsseminar nach der Generation-Code®-Methode zu lösen.

In der Familientherapie geht es jetzt wieder gemeinsam mit Nala weiter.

Platzen vor Glück

Nala hat von ihren Eltern gehört, dass sie ein Spiel bei mir gespielt haben, in dem es um den Familienstammbaum geht, und will das auch spielen.

Ich arbeite in der Kindertherapie sehr gern mit therapeutischen Spielen, und so habe ich nichts dagegen. Das Spiel *Starke Wurzeln* hat eine Version, die niedrigschwelliger ist – das *Schicksalsrad*, und diesmal sind sogar Mama, Papa, Leroy und Nala anwesend. Leroy ist inzwischen vier Monate alt und schaut recht vergnügt aus Papas Tragetuch. Über Fragekarten sammelt Nala Antworten über Großeltern, Tanten und andere Familienmitglieder und bekommt dafür zwei Potenzialsteine und einen Heilserumstein. Letzterer bedeutet, dass sie bei der nächsten Gelegenheit in der Zeit reisen darf und jemandem den Heilserumstein bringen kann.

Obwohl die Eltern nicht mit Nala über ihre Erkenntnisse bei unserer letzten Sitzung gesprochen haben, entscheidet sie sich dafür, das Heilserum Oma Isa zu bringen. Sie erklärt mir: »Oma Isa ist Mamas richtige Mutter, aber sie hat Mama weggegeben, und deshalb bekommt sie zum Trost den Heilserumstein.« Ich frage ein wenig nach, was dann genau passiert, und Nala erzählt, dass Oma Isa sich jetzt erinnern kann, dass sie noch eine Tochter hat, und ihr sagt, sie soll zurückkommen. Dann sucht sie noch einen Potenzialstein aus, einen mit vielen Herzen.

Mir ist nicht klar, ob Nala ihre Oma Isa persönlich kennt, und so hake ich nach. Iris antwortet, dass sie den Kontakt erst zur Geburt von Nala wieder aufgebaut hat, sie sich aber eher selten sehen. Wir sprechen noch eine Weile über das Heilserum für Oma Isa, und Iris erzählt ihrer Tochter von deren Geschichte. Ich frage Nala, ob sie auch schon mal Angst davor hatte, dass man sie weggeben könnte, und Nala nickt. »Wenn Mama sauer auf mich ist, denke ich oft, dass sie mich nicht mehr haben will.«

Iris greift das auf und entschuldigt sich bei ihrer Tochter. »Es war doof von mir, mit dir zu schimpfen. Ich hätte das nicht tun sollen, aber ich verspreche dir, dass ich dich niemals weggeben werde. Ich bin doch so froh, dich als meine Tochter zu haben.«

»Ich verlasse dich auch nie, Mama, versprochen! Und dich, Papa, auch nicht … und Leroy auch nicht.« Spontan machen wir zum Abschluss das Ritual der *Glücksbohne*, wo jeder drei Glücksbohnen bekommt, die er an seine Familienmitglieder zusammen mit einem Kompliment verschenken darf.

»Die Glücksbohnen machen mich so glücklich, ich könnte platzen!«, sagt Nala zum Abschluss, und es ist spürbar, wie sehr die Bindungen in dieser Familie neu gestärkt wurden.

In weiteren Sitzungen erhalten die unterschiedlichen Ebenen Aufmerksamkeit: Die Treueverträge der Eltern zu ihren Eltern werden entschlüsselt, und es wird verstanden, wie sich die Wunde weitergibt. Die Familie erlebt bindungsstärkende Momente und lernt, mit dem Thema Trennungsängste neu umzugehen. Iris kann Leroy jetzt gut auch mal an Frank abgeben und exklusiv Zeit mit Nala verbringen, wodurch die beiden ihre Beziehung festigen. Ich gebe der Familie noch verschiedene Rituale an die Hand, mit denen sie sowohl ihre Beziehungen stärken kann als auch eine gesunde Autonomieentwicklung fördert, zum Beispiel *Familiengeflüster* (hilft der Familie, als Team Entscheidungen zu treffen, Seite 338) und *Gesunde Grenzen* (hilft beim Erkunden der eigenen Stärke in einem sicheren Rahmen, Seite 113).

Die Bindung stärken

Immer wieder können durch neue oder schwierige Lebensphasen oder Lebensumstände Verunsicherungen bei Familienmitgliedern entstehen. Kinder sind besonders sensibel und fühlen sich vielleicht ausgeschlossen oder nicht ausreichend geliebt. Manche entwickeln sogar die Angst, verlassen zu werden. Solche Situationen können entstehen, wenn sich etwas an der Familienkonstellation verändert, zum Beispiel ein neues Geschwisterchen geboren wird, Eltern sich trennen, eine geliebte Bindungsperson stirbt (etwa die Großmutter) oder wenn ein neuer Lebenspartner oder eine Lebenspartnerin dazukommt. Manchmal kommt mit einem neuen Lebenspartner auch eine neue Familie dazu, und so eine Patchworksituation bringt das ursprüngliche Familiengefüge durcheinander. Vielleicht sind es aber auch die Lebensumstände wie ein Umzug oder das Ende der Elternzeit.

Ein Ritual zur Bindungsstärkung, das mir besonders am Herzen liegt und das ich als junge Mutter für meine Tochter und mich entwickelt habe, als eine neue Lebenssituation unsere Beziehung stark gefordert hat, ist die *Liebes-Schatzkiste.*

Übung 19: Liebes-Schatzkiste

Art der Übung: Ritual
Ziel der Übung: Bindungsstärkung in unsicheren Übergangssituationen
Dauer: je nach Aufwand 5–30 Minuten
Material: Karton (Schuhkarton o. Ä.), Buntstifte, buntes Papier, Klebstoff, Schere
Keine Triggerwarnung

Vorbereitung

Gestaltet die »Liebeskiste« gemeinsam, indem ihr z. B. einen alten Karton aussucht, der bemalt, beklebt und schön beschriftet wird. Er dient nun als »Postkasten« und darf nur von euch beiden genutzt werden. Hier werden später, wann immer euch danach ist, kleine Liebesbotschaften für den anderen hineingelegt. Das kann ein gemaltes Bild, etwas Geschriebenes oder Gebasteltes sein. Bewahrt diese Kiste an einem geheimen Ort auf, der möglichst nur euch beiden zugänglich ist.

Durchführung

Ihr beide könnt nun, wann immer es wichtig erscheint oder einfach, wenn euch danach ist, etwas für den anderen in die Kiste legen. Je nach Alter sollte es für ein Kind erlebbar sein, was du ihm damit sagen möchtest. So kann ein gemaltes Herz dem anderen zeigen, wie lieb du ihn hast.

Ihr könnt einander jederzeit etwas malen oder basteln und auch geheime Botschaften hineinlegen. Macht es euch zur Gewohnheit, immer mal in die Kiste zu schauen wie bei einem Postkasten auch.

Diese Schatzkiste ist etwas ganz Besonderes, und nur ihr beide teilt sie miteinander.

Hier ein paar Ideen für die Liebeskiste: kleine Briefchen, Aufkleber mit Botschaft (du bist klasse, hab dich so lieb etc.), Gutschein für eine Extraumarmung, eine Vorlesestunde, Zeit zu zweit, Extraspielzeit zusammen, kleine Symbole wie z. B. ein Herz, eine Figur, die beide an etwas Gemeinsames erinnert, einen Beutel vom Lieblingstee mit der Botschaft: »Den trinken wir beide zusammen.«

Mit Perlen, Stickern, Glitzer und Co. kann alles verschönert werden.

Lasst einfach eurer Fantasie freien Lauf.

Das Jahrestags-Syndrom

Kommen wir noch einmal auf Nala und ihre Familie zurück. Wir können hier ein Phänomen beobachten, das auch das Jahrestags-Syndrom genannt wird. In jedem Stammbaum finden wir scheinbar zufällige Wiederholungen von Schicksalsschlägen und auffälligen Ereignissen aus vorhergegangenen Generationen. Oft sind diese an bestimmte Jahrestage, Jahreszeiten oder sogar an genaue Uhrzeiten gebunden.

Dramatische Erfahrungen, die in einem bestimmten Alter gemacht wurden, wiederholen sich oft in den nächsten Generationen, wenn Nachfahrinnen im selben Alter sind. Oft wird auch eine Generation übersprungen. Viele Menschen haben Sorge, im gleichen Alter wie die eigenen Eltern zu erkranken oder zu sterben, oder sie können sich beispielsweise ihre Angst vor Reisen, das Unwohlsein, sobald es in einem Raum dunkel wird, oder das Bedürfnis, sich selbst zu verletzen, nicht erklären. Fachleute gehen davon aus, dass sich hier die Treue der Nachkommen mit ihren belasteten Ahninnen zeigt. So kann hinter einer Winterdepression auch ein unbewusstes Gedenken an den im Winter gefallenen Urgroßvater stehen, dessen Verlust die gesamte Familie nicht verkraftet hat. Auch wenig nachvollziehbare Entscheidungen können Ursachen dieser Art haben, z. B. der Verzicht auf eine erfolgversprechende Herz-OP, der eine unbewusste Loyalität mit dem am Herzinfarkt verstorbenen Vater sein kann. Da diese Phänomene ihre Ursachen im Jahrestag-Syndrom haben können, ist eine Auseinandersetzung mit den Schicksalsschlägen der Vorfahren eine hilfreiche Möglichkeit, alten Verstrickungen auf die Spur zu kommen, um sie dann weitestgehend auflösen zu können. Indem wir den Treuevertrag mit Mutter und Vater entschlüsseln, befreien wir uns von unbewussten, automatischen Verhaltensmustern und tief verwurzelten Glaubenssätzen.

Übung 20: Jahrestage in der Familiengeschichte

Art der Übung: Reflexion
Ziel der Übung: Schicksalhaften Jahrestagen auf die Schliche kommen
Dauer: ca. 10–20 Minuten
Triggerpotenzial: **

Vorbereitung

Nimm dir für diese Übung ausreichend Zeit, und sorge dafür, ungestört zu sein. Denk auch an deinen Notfallkoffer (siehe Seite 40).

Durchführung

Setz dich bequem hin und entspanne dich, bevor du über die folgenden Fragen reflektierst:

» Gibt es in den Generationen deiner Ahnenfamilie Wiederholungen von schweren Schicksalen?
» Sammle Daten und Fakten von Ereignissen wie Unfällen, Erkrankungen, unnatürlichen Todesfällen bei deinen Vorfahrinnen.
» Gibt es hier Wiederholungen von Daten? Manchmal wird auch eine Generation übersprungen!
» Erkennst du Zusammenhänge zwischen Symptomen wie Angst, Depressionen, Essstörungen oder Suchtverhalten im eigenen Leben oder bei deinen Kindern und den Schicksalsschlägen der Vorfahren? Beachte hierbei genaue Jahres-, Tages- und Uhrzeiten.

Achte dabei auch darauf, dass es zu einer Abschwächung des Schicksalsschlages kommen kann. Beispiel: Während der Bruder des Vaters als dreijähriges Kind ertrank, hat sein Sohn im gleichen Alter ebenfalls einen Unfall mit Wasser, aber überlebt das Drama. Die Tochter bekommt als Erwachsene ebenfalls einen Sohn, den sie überbehütet und der mit drei Jahren extreme Ängste entwickelt.

Frank und Iris konnten diese Wiederholungen in ihren Stammbäumen nachvollziehen und waren erstaunt, wie groß der Einfluss noch Generationen später auf die Nachkommen ist.

Iris wollte genauer wissen, was sie aufgrund der eigenen Familiengeschichte an Nala weitergibt und was genau sie jetzt noch positiv beeinflussen kann.

Nalas Beschluss – wem gehört eigentlich die Diagnose?

Um nachzuvollziehen, wie der kindliche Vertrag von Nala mit ihrer Mutter lauten könnte, müssen wir verstehen, dass wir es als Kind einerseits besser hinbekommen wollen als die Eltern, aber gleichzeitig nicht den familiären Glücksrahmen überschreiten dürfen.

Aus Iris' Geschichte können wir herleiten, dass sie sich als Kind nicht ausreichend geliebt und bestätigt gefühlt hat und die Tatsache, weggegeben worden zu sein, ein tiefes Gefühl der Machtlosigkeit in ihr ausgelöst hat. Der Schmerz über den Verlust der Mutter wurde tief in ihr vergraben, und Nala lebt ihn nun für sie aus.

Nala soll sich angenommen fühlen, und Iris wünscht ihr eigentlich die Macht, die man in einer Beziehung erhält, weil man jemandem wichtig ist und der andere uns liebt und schätzt. Doch das verbietet sich Nala, weil es die Mutter in ihrem Schmerz treffen würde. Sie kann ihr treu sein, indem sie ebenfalls die Einsamkeit spürt, die auch schon ihre Mutter und Großmutter erfahren haben.

Der Treuevertrag von Nala könnte also lauten: *Erlebe dich nicht als mächtiger und geliebter, als ich mich je gefühlt habe. Teile mit mir die tiefe Einsamkeit und die Angst vor dem Alleingelassensein.*

In dem Wunsch, die Tochter möge sich geliebt und gewollt fühlen, liegt auch der Schmerz der Mutter verborgen, den Nala ebenfalls spürt und der zu dem Entschluss führt, die Mutter heilen zu wollen.

Mit ihren sieben Jahren ist Nala natürlich nicht in der Lage, eine transgenerationale Traumatherapie zu machen und die Vergangenheit zu reflektieren. Da sie aber über ihr Symptom offensichtlich mit der Geschichte ihrer Mutter und Großmutter (und auch mit der ihrer väterlichen Linie) verbunden ist, ist die Arbeit an ihren Ängsten eine Möglichkeit, mehr zu erfahren.

Nala wurde mit Verdacht auf ADHS zu mir geschickt. Fakt ist, dass Nala Anzeichen von ADHS zeigt, und zwar besonders in solchen Momenten, in denen ihre Mutter Iris unter Stress steht. Frank hatte erwähnt, dass seine Frau hohe Ansprüche an ihre Rolle als Mutter hat und sich oft unter Druck setzt. Iris hat bestätigt, dass sie es unbedingt besser machen will als ihre leibliche Mutter. Nala reagiert in solchen Stressmomenten mit der Mutter, als ob sie dissoziieren würde, also neben sich steht. Das geschieht häufig während eines Traumas oder wenn Hinweisreize eine traumatische Erinnerung triggern. Aus epigenetischer Sicht erscheint es so, dass die vererbten Erfahrungen von Mutter und Großmutter in Nala angesprochen werden und sie dann darauf reagiert. Sie zeigt Symptome, die für die kleine Isa und auch für die kleine Iris gepasst hätten. Diese haben tatsächlich eine traumatische Trennung von ihrer Mutter erlebt und mussten mit Ängsten und Verlassenheitsgefühlen umgehen lernen. Mutter und Großmutter haben also ein kindliches Bindungstrauma erlebt und konnten keine ausreichend sicheren Bindungen entwickeln.

Der kindliche Treuevertrag hat die Elternheilung zum Ziel und beinhaltet auch das Versprechen, diese nicht an ihrem schmerzlichsten Punkt zu berühren. Indem Nala die Ängste ihrer Mutter und Großmutter ausdrückt, übernimmt sie einerseits deren Schmerz, andererseits gibt es jetzt eine Möglichkeit, rückwirkend Heilung zu bewirken. Iris hat als kleines Mädchen den Beschluss gefasst, dass niemals mehr Kinder weggegeben werden, und Nala versucht ebenfalls, jegliche Unsicherheiten diesbezüglich zu beseitigen. Vielleicht »testet« Nala ihre Mutter, ob auch Töchter, die anstrengend sind, trotzdem behalten werden. Iris und auch Frank müssen (dürfen) sich in jedem Fall weiterentwickeln, um ihre eigene Bindungsfähigkeit zu stärken und somit die Schatten der Vergangenheit aufzulösen.

Korrigierte elterliche Kindheitserfahrung

Es ist leider noch immer nicht selbstverständlich, sich Unterstützung zu holen, und vor allem Männer tun sich dabei immer noch schwer. Dabei ist es vielen Vätern heutzutage bewusst, dass sie sich durch die neuen Erwartungen an ihre Rolle als Vater durch Gesellschaft und Partnerinnen unter Druck gesetzt fühlen. Es ist ihnen bewusst, dass ein längeres Ertragen, Ablenken und Flüchten auf Dauer verhindert, dass ein gesundes Fundament für die Beziehung zum Kind entsteht. Sie wollen für ihr Kind da sein, einen richtig guten Job als Vater machen und sind bereit, alte Rollenbilder dafür zu verändern.

Vätern von heute fehlt es noch immer an guten Vorbildern, und dazu kommt die große unerfüllte Vatersehnsucht, die sich oft durch viele Generationen zieht und die auch sie selbst und ihre Lebenspartner in sich tragen. Das erzeugt eine riesengroße Verantwortung, unter der mancher Vater zusammenbricht. Es braucht gute Beratungsangebote, einen Austausch mit anderen Vätern und eine Partnerin, die ihn im Vatersein unterstützt, ohne selbst übergriffig oder überfordernd zu sein. Eine Partnerin, die um ihre eigenen unerfüllten Sehnsüchte weiß und diese nicht auf den Vater ihrer Kinder überträgt. Zu diesem Thema haben Iris und Frank gemeinsam gearbeitet, und beide konnten sich durch die eigene Vatererfahrung bewusst machen, welche Wunde sie in ihrer Begegnung als Paar heilen wollen.

So können wir Glück vererben

Die Epigenetik zeigt, dass wir nicht nur negative Erfahrungen wie Leid und Verlust weitergeben, sondern auch Glück und Liebe. Positive Überlebensstrategien unserer Vorfahren können uns eine gute Basis bieten. In Selbsterfahrungsseminaren kann man erfahren: Wenn frühere Generationen symbolisch mit dem »versorgt« wurden, was sie damals gebraucht hätten, können Liebe und Potenzial frei fließen. Ich erlebe, dass Eltern ihre Kinder von Herzen annehmen können, was zuvor nicht möglich war, und wie sie jetzt voller Neugier auf ihr Kind blicken und es darin unterstützen möchten, ihr authentisches Sein zu entwickeln. Wo zuvor Leid und Schmerz weitergegeben wurden, werden Freude und wärmende Liebe vererbt.

Auch die Liebe zu sich selbst wird durch diese Arbeit mehr und mehr möglich. Das Generation-Code®-Konzept hilft uns dabei, sich von schicksalhaften Verstrickungen zu befreien und übernommene Botschaften, Erwartungen und Lebensstrategien zu hinterfragen bzw. diese loszulassen und sie nicht an unsere Kinder weiterzugeben. Das macht uns authentisch im Umgang mit ihnen. Wenn wir mehr Glück empfinden, wenn wir zufrieden und im Einklang mit uns selbst sind, geben wir genau das auch weiter an unsere Kinder und auch an weitere Generationen nach uns. Deshalb sollten wir alle verstärkt danach streben und zusammen ein erfülltes und glückliches Leben kreieren.

Wenn es uns gelingt, eine Balance zwischen eigenen Bedürfnissen, denen der anderen und dem, was die Welt braucht, zu finden, und wenn wir das verwirklichen können, was uns im Innersten ausmacht, erleben wir tiefe Zufriedenheit. Dazu gehört auch, dass wir unsere eigene Biografie annehmen können. Der Generation-Code® ist hier der Schlüssel, der es dir ermöglicht, bisher nicht zugängliche Bereiche deines Selbst zu erschließen und dich aus der schicksalhaften Verstrickung mit deinen Ahninnen zu befreien.

Ein erfülltes Leben für uns und unsere Kinder kreieren

Ich möchte dich einladen, einen Blick auf die fünf Wege zu einem erfüllten Leben zu werfen, die unsere Wunscherfüllung, Sinnerfüllung, Daseinserfüllung, Selbsterfüllung und biografische Erfüllung beinhalten. Das Wissen über transgenerationale Prozesse ergänzt diese wertvollen Erkenntnisse und macht die Notwendigkeit deutlich, sich von den Wünschen und Aufträgen unserer Ahnen abzugrenzen, um einen authentischen Weg zum eigenen Glück zu finden.

Mit folgender Übung kannst du dich selbst und dein Kind dabei unterstützen, ein erfülltes und glückliches Leben zu führen, und dabei Verstrickungen mit eurer Ahnengeschichte so gut wie möglich vermeiden. Wenn du beispielsweise in deinem

Leben bisher eher unzufrieden bist, was die Erfüllung deiner Träume angeht, hast du vielleicht einen Auftrag an deine Kinder weitergegeben. Es kann sein, dass du dir wünschst, dass es ihnen besser gelingt, oder aber sogar, dass sie deine Träume oder die deiner Vorfahren stellvertretend verwirklichen sollen. Beobachte das eher mit Neugier und Interesse, bevor du einschreitest. Manchmal ist nur eine kleine Korrektur nötig, ein anderes Mal geht es darum, dein Kind aus einer transgenerational begründeten Pflichterfüllung zu befreien. Je individueller und selbstbestimmter dein Kind sich entwickeln darf, desto leichter kann diese Befreiung geschehen. Das macht deinen Job als Mutter oder Vater so wichtig und wertvoll.

Übung 21: Der Weg zu deinem erfüllten Leben

Art der Übung: Reflexion des eigenen Glückerlebens und dem deines Kindes
Ziel der Übung: Bedingungen für ein erfülltes Leben schaffen
Material: Notizblock und Stift
Dauer: ca. 60–90 Minuten
Triggerpotenzial: **

Vorbereitung

Nimm dir für diese Übung ausreichend Zeit, und sorge dafür, ungestört zu sein.

Durchführung

Anleitung: Beantworte die Fragen und reflektiere, was sie für dich und dein Kind bedeuten. Mach dir dazu Notizen. Wenn es dir zu viel ist, alle Fragen auf einmal zu beantworten, teile die Übung in mehrere Abschnitte auf, und lass sie ihre Wirkung langsam entfalten.

Wunscherfüllung

Wenn es uns gelingt, unsere eigenen Träume und Visionen zu verwirklichen, fühlen wir uns erfüllt. Doch oft »erben« wir die unerfüllten Träume und Wünsche unserer Vorfahrinnen und Eltern und halten sie für unsere eigenen. Stell dir folgende Fragen zur Wunscherfüllung:

» Welche Träume habe ich? Sind es meine oder die meiner Familie?
» Welche unerfüllten Träume meiner Vorfahren gibt es?
» Welchen großen Wunsch würde ich meinen Eltern erfüllen, wenn ich alle Möglichkeiten hätte?
» Welcher Lebenstraum soll sich für mein Kind erfüllen?
» Wenn alle Familienmitglieder ihre Träume erfüllt hätten, welcher wäre meiner?

Sinnerfüllung

Unser Leben wird mit Sinn erfüllt, wenn es uns möglich ist, einen Beitrag zum Gelingen der Gesellschaft beizutragen. Diese Sinnerfüllung ist oft mit dem Leid unserer Vorfahren verbunden, weil wir uns verpflichtet fühlen, sie für erlebtes Leid zu entschädigen. Die als Kind gestartete Mission der Elternrettung scheint uns einen Lebenssinn zu schenken, doch solange wir an diese Verpflichtungen gebunden sind, bleibt echte Erfüllung aus. Erst wenn wir diese Verstrickungen lösen, können wir unseren eigenen Weg gehen und unsere Gaben frei der Gemeinschaft schenken. Beantworte folgende Fragen:

» Wie lautet meine Mission des treuen Kindes?
» Fühle ich mich verpflichtet, für andere da zu sein, und stelle ich meine Interessen hinter die anderer?
» Was macht in meinem Leben keinen Spaß, aber Sinn, und wie gehe ich mit dem Konflikt zwischen eigenen und fremden Bedürfnissen um?

- » Welche Werte vermittle ich meinen Kindern?
- » Was müssten diese im Leben erreichen, damit mein Leben Sinn gemacht hat?
- » Habe ich den Sinn meines Lebens gefunden?

Selbsterfüllung

Das Leben jedes Menschen ist ein Weg zu sich selbst, und wir verwirklichen in unserem Leben, was uns im Innersten ausmacht. Unser Drang nach Individualität ist ebenso wichtig wie das Bedürfnis nach Zugehörigkeit. Die meisten von uns haben jedoch die Wunden und Narben ihrer Eltern und Ahnen übernommen, und weitervererbte Familienmuster haben sie von ihrem wahren Selbst entfernt. Frag dich:

- » Wie authentisch erlebst du dich selbst? Wie kongruent bist du? Ist dein Verhalten nach außen im menschlichen Kontakt in Übereinstimmung mit deinem inneren Erleben?
- » Wie authentisch darf sich dein Kind entfalten? Darf es sagen, was es denkt? In welchen Situationen nicht?
- » Wie ehrlich bist du deinem Kind gegenüber?
- » Wo bist du dir in Bezug auf deine Werte untreu im Leben?
- » Hast du deine Werte schon mal verraten? Was ist passiert?
- » Wie stimmig ist deine Kommunikation mit anderen? Steht sie in Übereinstimmung mit dir?
- » Welche Rollen spielst du in deinem Leben? Welche hast du verantwortungsvoll übernommen und füllst sie aus?
- » Welche Werte vermittelst du deinem Kind?
- » Welche Rolle wurde deinem Kind in eurer Familie unbewusst zugeteilt?

Erlaube deinem Kind, authentisch zu sein. Lebe deine Werte und sei ein Vorbild, denn je authentischer du bist, desto mehr kann dein Kind es auch sein.

Daseinserfüllung

Du bist ein Wunder des Lebens, und du bist entstanden aus den Zellen deiner Mutter und deines Vaters, die uns wiederum mit den Ahnen unseres gesamten Stammes und letztendlich mit den Ursprüngen des Universums verbinden.

Von unseren Eltern und Vorfahrinnen erhalten wir die Aufforderung: »Sei du es, die hinbekommt, was wir nicht geschafft haben, und mach etwas aus diesem dir geschenkten Leben.«

Unser Drang nach Entwicklung und Individualität treibt uns voran, und Selbstwirksamkeit und Autonomie werden heute als wichtigste Ziele in der Erziehung unserer Kinder gesehen. Doch sind wir alle auch so etwas wie unserem Schicksal unterstellt und wissen nicht, was in der Zukunft auf uns wartet. Die Macht des Schicksals und die Unausweichlichkeit des Todes erinnern uns daran, dass wir unser Leben nicht kontrollieren können, auch wenn wir es noch so sehr versuchen. Eine wichtige Aufgabe ist es daher, unser Schicksal anzunehmen, wie immer es auch aussehen mag. Auch unsere Kinder haben ein Recht auf ihr eigenes Schicksal.

Doch wir haben eine Wahl und müssen nicht im Opferstatus verweilen; wir können uns für Selbstwirksamkeit entscheiden und trotzdem in gewisser Demut unserem Schicksal gegenüberstehen. Wir können unser Schicksal nicht ändern, aber wir entscheiden, wie wir es erleben und welchen Einfluss es auf uns hat. Diese Entscheidung beeinflusst wiederum unser Leben und das unserer Kinder.

Lass dich von den folgenden Fragen dabei unterstützen, eine für dich stimmige Balance zwischen diesen beiden Wahrheiten zu finden:

- Kannst du das Wunder deiner Existenz sehen? Bist du dafür dankbar?
- Darfst du glücklich sein im Leben? Darfst du auch glücklicher als deine Eltern sein?

» Was denkst du über deine eigene Selbstwirksamkeit im Leben? Wie groß schätzt du deine Autonomie ein?
» Glaubst du, dass du dein Schicksal beeinflussen kannst? Warum denkst du so?
» In welchen Bereichen deines Lebens erlebst du dich als ausgeliefert und ohnmächtig?
» Was in deinem Leben kannst du hinnehmen, wie es ist?
» Was kannst du verändern?
» Wie stellst du dir ein gelungenes Leben vor, das deinem inneren Wesen entspricht und der Berufung, die du in dir spürst?
» Wo sorgst du zielstrebig für dich?

Gib der Welt das Geschenk deiner Einzigartigkeit.

Biografische Erfüllung

Stell dir vor, jemand würde eine Dokumentation über dich und dein bisheriges Leben machen. Welche Ereignisse haben dich besonders geprägt, und welcher rote Faden zieht sich durch dein Leben – von der Kindheit bis heute? Welche Begegnungen waren dir wichtig, welche Erfahrung möchtest du nicht missen, und welche waren lebensverändernd? Schau auf dein bisheriges Leben, und mach dir eine Liste:
» Worauf bist du in deinem Leben stolz?
» Wofür bist du von Herzen dankbar?
» Wo empfindest du Schuld oder/und Scham?
» Welche Wunden brauchen noch Heilung?

Vertiefe das Thema mit diesen Fragen:
» Welches wichtige Ereignis aus deinem Leben, das du gut bewältigt oder überlebt hast, und welche Entscheidung, die du einst gefällt hast, brauchen noch eine Würdigung?
» Welchen großen Fehler, den du in deinem Leben gemacht

hast, musst du noch zugeben? Kannst du ihn dir verzeihen?

» Welchen schlimmen Schmerz, welche tiefgreifende Wunde konnte bis heute nicht ausreichend heilen? Was braucht sie?
» Wofür bist du rückblickend besonders dankbar? Wo und durch wen fühlst du dich beschenkt, wurdest du vom Schicksal begünstigt oder durch jemanden gesehen und gefördert?

Wir schauen auf unser Leben zurück und erleben es als positiv und richtig. Wir versöhnen uns mit uns selbst und sind einverstanden mit unseren guten wie schlechten Zeiten.

Tausch dich sehr gern über deine bei dieser Übung gewonnenen Erkenntnisse mit anderen aus. Kannst du schon nachvollziehen, welche Bedeutung die Ergebnisse für deine Kinder haben?

Stärke die Resilienz und Selbstwirksamkeit deines Kindes

Resilienz ist die Fähigkeit, gut mit den Herausforderungen des Lebens umzugehen. Psychologen bezeichnen damit die seelische Widerstandskraft, die uns Krisen meistern lässt und dabei hilft, Schicksalsschläge bewältigen zu können. Wir wissen heute, dass Resilienz nicht nur eine angeborene Eigenschaft ist, sondern auch erlernt und gestärkt werden kann. Forschungen betonen die Bedeutung von »positiven Stressoren«, also Herausforderungen, die Kinder bewältigen können, um ihre Resilienz zu stärken.

Während der gesamten Kindheit, aber besonders in den ersten drei Lebensjahren können Bezugspersonen diese Fähigkeit bei Kindern durch liebevolle Unterstützung, Spiegelung von Bedürfnissen, Förderung von Selbstvertrauen und Problemlösungsfähigkeiten sowie das Vorleben positiver Bewältigungsstrategien positiv stärken.

Ermutige dein Kind, neue Dinge auszuprobieren und eigene Entscheidungen zu treffen. Gib gute Rückmeldung für seine Anstrengungen und Fortschritte, nicht nur für Erfolge. Sich selbstwirksam zu erleben, ist das beste Mittel für ein gesundes Selbstvertrauen und den Glauben an die eigenen Fähigkeiten.

Lass dein Kind selbst Lösungen finden, und greif nicht sofort ein, wenn es nicht weiterkommt. Unterstütze es aber dabei, Lösungen zu finden. Lösungsorientierte Fragen sind dabei hilfreich und fördern kreatives Denken.

ᐅᐅ Auch wenn ich mich wiederhole: Es ist so wichtig, dass du dein Kind dabei unterstützt, seine Gefühle zu erkennen und auszudrücken. Unterstützt du dein Kind dabei, mit negativen Gefühlen umzugehen, erlebt es sich wie ein guter Surfer, der sich von den Wellen des Lebens nicht umwerfen lässt, sondern auf der Gefühlswelle reitet und sicher am Strand ankommt.

Achte darauf, dein Kind nicht zu überfordern, und unterstütze es dabei, sich realistische und erreichbare Ziele zu setzen. Feiert gemeinsam auch kleine Etappensiege! Gemeinsam stark zu sein, ist ebenso eine wichtige Resilienzerfahrung. Sorge dafür, dass dein Kind Teil von Gemeinschaften sein kann und Freundschaften pflegt. Familie sollte wie ein Hafen sein, wo dein Kind Zuflucht und Geborgenheit erfährt.

Bis es etwa zwölf Jahre alt ist, wirst du sein wichtigstes Vorbild im Leben sein. Während der Pubertät, also zwischen 13 Jahren und (bis zu) 24 Jahren, wird dein Kind sich mehr oder weniger von dir abwenden und nimmt eher etwas von Gleichaltrigen oder deren Eltern an. Dann kommt es umso mehr darauf an, dass du ein gutes Netz von Kindern und Erwachsenen gewoben hast, die diese Aufgabe übernehmen können.

Wenn dein Kind erleben kann, dass du dich spontan und flexibel auf Veränderungen einstellen kannst, wird es ebenso lernen, sich rascher an neue Situationen anzupassen. Zeig ihm, dass Veränderungen oft Chancen für Wachstum und neue Erfahrungen sein können. Eine positive Grundhaltung gegenüber dem Leben hilft deinem Kind, Optimismus zu entwickeln. Damit meine ich nicht, alles Problematische unter den Teppich zu kehren oder so zu tun, als wäre immer alles gut. Sei ihm ein authentisches Vorbild, denn Kinder lernen bekanntlich durch Beobachtung. Wenn du gute Tools zur Stressbewältigung hast, lernt auch dein Kind, in schwierigen Situationen ruhig zu bleiben. Wenn du mit positiven Selbstgesprächen auf eine Herausforderung reagierst, anstatt ein Drama heraufzubeschwören, wird auch dein Kind eine positive Lebenseinstellung entwickeln.

Wenn ihr zusätzlich als Familie gesunde Gewohnheiten entwickelt, die einen ausreichenden Schlaf, eine ausgewogene Ernährung und körperliche Aktivitäten berücksichtigt, werden sich körperliches und emotionales Wohlbefinden wie von selbst einstellen und dein Kind auf allen Ebenen stärken.

Kapitel 7:

Gelingende Kommunikation – die Basis des Glückserbes

Viele Eltern, die zu mir kommen, wünschen sich, in Sachen Gesprächsführung etwas dazulernen zu können, ohne dabei Therapeutin ihres Kindes werden zu müssen. Ich vermittle ihnen in meiner Praxis gern Teile von verschiedenen und bewährten Kommunikationstechniken der systemischen Therapie, die dann in vereinfachter Form für Eltern und andere Bezugspersonen zugänglich sind.

Dies möchte ich auch in diesem Buch thematisieren. Doch zunächst möchte ich ein wenig ausholen und die Anfänge der Kommunikation mit unseren Kindern beschreiben.

Erste Gespräche mit dem Kind

Wir wissen, dass ein Kind ab einem Alter von etwa vier Monaten in der Lage ist, seinen Namen herauszuhören. Zwei bis drei Monate später kann es bereits Muttersprache von anderen Sprachen unterscheiden, und ab dem neunten Monat hat es ein erstes Wortverständnis entwickelt.

Aber müssen unsere Kinder der Sprache mächtig sein, um mit uns zu kommunizieren? Ein Gespräch zu führen, wie wir das als Erwachsene tun, braucht sicher diese Kompetenzen, aber Kinder kommunizieren von Anfang an. Wie Paul Watzlawick, ein bekannter Psychotherapeut und Philosoph, sagte: »Man kann nicht *nicht* kommunizieren, nonverbale Signale, wie z. B. Gesten, Mimik, Körperhaltung, sind ebenfalls Kommunikation.«

Selbst mit unseren Augen können wir sprechen, und manchmal drücken die mehr aus als tausend Worte. Dem ersten Blickkontakt mit Mutter oder Vater wird eine sehr wichtige Bedeutung für eine stabile Eltern-Kind-Bindung zugesprochen. Und in den ersten Wochen und Monaten spielt die Sprache der Augen eine große Rolle für die Entwicklung unseres Kindes. Wir führen Gespräche mit dem Säugling, die inhaltlich wenig anspruchsvoll erscheinen, aber ihre nonverbale Ebene ist gefüllt mit vielen wertvollen Informationen für unser Kind, die sein Gehirn enorm schnell wachsen lassen. Nie wieder wird es so rasant an Masse zunehmen wie in den ersten zwei Lebensjahren.

Die Körpersprache der Gefühle

Von Anfang an nimmt ein Säugling sogenannte Vorläuferemotionen wahr. Was sie aber bedeuten und wie sie zu unterscheiden sind, muss er im Kontakt mit seinen Eltern lernen. In der ersten Entwicklungsphase sind diese Emotionen:

- Kummer/Sorge
- Interesse/Neugierde
- Inneres Wohlbehagen
- Erschrecken/Furcht
- Ekel

Durch den liebevollen Kontakt mit den Bindungspersonen, die den Gesichtsausdruck des Babys nachahmen und auch selbst welche vormachen, die dann der Säugling nachahmt, kann es ein Repertoire aus differenzierten Emotionen aufbauen. Dazu gehören: Wohlbehagen, Freude, Zuneigung, Belustigung, Frustration, Ärger, Trost, Furcht, Verlegenheit, Überraschung, Kummer und Traurigkeit.

Kleine Wickelspiele, Spiele zur Unterstützung der Lautentwicklung und Motorik und Spiele zur Stabilisierung der Objektkonstanz sind unsere ersten Kommunikationsübungen mit unserem Baby. Mit »Objektkonstanz« ist dabei gemeint, das innere Bild der Bezugsperson halten zu können, auch wenn diese außer Sichtweite ist. Und nicht nur das Kind lernt von uns, auch wir müssen die Sprache des Babys entschlüsseln.

Säuglinge verfügen bereits über einen »Wortschatz«, der sich in der Unterschiedlichkeit ihres Weinens oder Klagens ausdrückt, und auch seine Körpersprache zeigt uns, ob er sich unwohl fühlt und wo genau der »Schuh drückt«. So wendet sich der Körper unseres Kindes ab, wenn es etwas ablehnt oder sich ekelt. Kleinkinder weichen zurück, und ihr Körper dreht sich von einer vermuteten Gefahrenquelle ab, wenn sie Furcht verspüren usw. Auch das Kind liest unsere Körpersprache, wie wir aus Untersuchungen zum Thema Angst wissen. Es vergewissert sich am Gesichtsausdruck und an der Reaktion seiner Mutter auf eine mögliche Gefahrensituation und reagiert entsprechend.

Wir unterschätzen bis heute die Macht der nonverbalen Kommunikation und verlernen es, ihr zu vertrauen, weil verbal Gesagtes und Körpersprache sich oft widersprechen. In meiner Spiele-Apotheke® am Ende dieses Buches findest du Ideen für Wickelspiele, die bindungsstärkend wirken, etwa Übung 30: *Von dir hat es die Ohren* und *Ich liebe dich so, wie du bist* (siehe Seite 323).

Babysignale – Gebärdensprache für die Kleinsten

Eine weitere Möglichkeit, schon früh mit unseren Kleinsten zu kommunizieren, ist die Gebärdensprache für Babys und Kleinkinder, die in den letzten Jahren immer populärer geworden ist.

Diese hat sich aus der Kommunikation mit hörgeschädigten Kindern entwickelt, basiert auf der dort verbreiteten Gebärdensprache und unterstützt in ihrer vereinfachten Form sehr früh die Entwicklung von Sprache. Sobald ein Kind mit Händen und Armen winken kann, also mit etwa sieben bis neun Monaten, können Eltern damit beginnen, Babyzeichen einzuführen. Auf diese Weise erhalten unsere Babys schon vor ihrem Spracherwerb die Möglichkeit, mit ihren Bezugspersonen zu kommunizieren und ihre Bedürfnisse mitzuteilen. Die frühe Erfahrung, sich den Eltern mitteilen zu können, hat eine positive Wirkung, verringert Frustration, fördert Bindung und unterstützt die Entwicklung eines umfassenden Sprachschatzes. Bei uns in Deutschland gilt die Deutsche Gebärdensprache, leider gibt es keine internationale Gebärdensprache, und die Gesten unterscheiden sich in verschiedenen Staaten.

Vor zehn Jahren habe ich mit der Expertin für Babysignale, Wiebke Gericke, zusätzlich an den Zeichen für Emotionen getüftelt, die bis dahin eher vernachlässigt wurden. Emotionen sollten aber ebenso zum täglichen Sprachgebrauch gehören wie die Worte essen, trinken, Papa und Mama. Ihr Buch *BabySignal – mit den Händen sprechen* (siehe weiterführende Literatur) kann ich nur wärmstens empfehlen.

Kommunikation mit Einfühlungsvermögen

Doch unsere Kinder werden rasch älter, und Kommunikation verändert sich, wobei die nonverbale Sprache, also Körperausdruck, Gestik und Mimik, immer ein wichtiger Bestandteil bleiben wird. Wir können unsere Körperwahrnehmung und unsere Körpersprache bewusst nutzen, um die Emotionen unseres Kindes zu lesen.

Bestimmt hast du schon von der Spiegeltechnik des *Aktiven Zuhörens* nach Carl Rogers oder der *Gewaltfreien Kommunikation* nach Marshall Rosenberg gehört oder wendest diese Techniken bereits mit deinem Kind an. Solange Kinder ihre Emotionen nicht allein regulieren können, brauchen sie die Spiegelung und Co-Regulierung durch Eltern und Bezugspersonen. Dazu gehört das Mitschwingen des Erwachsenen, der sich empathisch in das Kind hineinfühlt und mit seiner Körperhaltung und dem Gesichtsausdruck vermittelt: »Ich sehe dich und höre dir zu.« Die Erwachsenen helfen ihrem Kind dabei, seine Emotionen zu benennen und zuzuordnen, wann und warum dieses Gefühl auftaucht.

Beispiel: Der kleine Hannes brüllt lautstark, als sein Spielzeugbagger zerbricht. Seine Mutter könnte sagen: »Ich sehe, dass du traurig bist, weil dein Spielzeug kaputtgegangen ist.« Vielleicht ist Hannes aber auch wütend oder verzweifelt und lernt jetzt aber fälschlicherweise, dass sein Gefühl *Trauer* heißt.

Ich stelle das absichtlich etwas überzeichnet dar, um auf das Problem aufmerksam zu machen. Als Erwachsene können wir nämlich nur dann gut spiegeln, wenn wir das jeweilige Gefühl des Kindes bei uns im Körper nachspüren können und es nicht verwechseln. Es kann auch sein, dass wir differenziert in unser Kind hineinspüren, aber unser Wortschatz der Gefühle nicht ausreicht, um die vom Kind gezeigte Emotion genau zu benennen. Allein für Wut gibt es viele Ausdrücke, die feine Nuancen aufzeigen. Wütend kann auch sein: ärgerlich, eifersüchtig, sauer, böse, genervt, feindselig, hasserfüllt, rachsüchtig, neidisch, aggressiv. Ein Kind, das Wut zeigt, könnte sich auch zurückgesetzt fühlen oder abgelehnt, ausgegrenzt, aufgewühlt, unverstanden, allein gelassen. Vielleicht liegt hinter der Wut eigentlich ein anderes Gefühl wie z. B. Trauer, Frust, Verzweiflung, Resignation oder Hoffnungslosigkeit.

Spiegelung und Regulierung

Um gut spiegeln zu können, müssen wir uns also in unser Kind hineinversetzen können, seine Beweggründe nachvollziehen und das Gefühl benennen können. Die Fähigkeit, sich in unser Gegenüber hineinversetzen zu können und seine Perspektive einzunehmen, nennt man Mentalisierung, und die haben wir im optimalen Fall durch eigene gute Bindungserfahrungen erworben. Wir benennen also das vermutete Gefühl des Kindes und den dazu gehörenden Kontext (der Bagger ist kaputtgegangen). Liegen wir nicht richtig, wird unser Kind uns aber vermutlich nicht lautstark korrigieren. Kinder sind in einem bestimmten Alter anfällig für Suggestionen und stimmen den Aussagen oder Vorschlägen der Erwachsenen zu, weil sie deren Sicht nicht infrage stellen. Für Kinder sind Erwachsene die »Wissenden«, und selbst wenn sie eine andere Wahrnehmung haben, kann es sein, dass sie sich anpassen und sich einreden lassen, wie etwas war.

So kann es dazu kommen, dass wir dem Kind etwas überstülpen und es den Zugang zu seinem tatsächlichen Erleben der Situation und seinen eigenen Emotionen verliert. Deshalb ist es in der Gesprächsführung mit Kindern besonders wichtig, sorgsam mit den eigenen Aussagen zu sein und sich selbst zu reflektieren. Wie ist das tatsächliche Befinden des Kindes? Eine offen formulierte Aussage: »Vielleicht bist du wütend«, oder als Frage ausgedrückt: »Bist du traurig, weil dein Bagger zerbrochen ist?«, lässt Spielraum für mehr Differenzierung. Unser Tonfall und unsere Körpersprache sollten jedoch keine Unsicherheit vermitteln, sondern lediglich dem Kind mitteilen, dass wir offen sind für das, wie es tatsächlich fühlt. So vermitteln wir mit unserer Zugewandtheit eine optimistische Haltung, die signalisiert, dass wir gemeinsam eine Lösung finden.

Auf das Spiegeln folgt dann im besten Fall eine passende Antwort auf das hinter der Emotion liegende Bedürfnis des Kindes. Welche Antwort braucht Wut? Welche Trauer oder Freude? ALLE Emotionen brauchen eine passende Regulierung. Selbst Freude kann unser Nervensystem in eine Ausnahmesituation versetzen, die eine Beruhigung erfordert. Je älter unsere Kinder werden und je mehr ihre kognitiven Fähigkeiten zunehmen, desto stärker können wir Sprache zur Erkundung ihres Befindens einsetzen.

Mit spätestens fünf Jahren hat dein Kind einen ausreichend großen Wortschatz, um auch sprachlich-kognitiv Gespräche führen zu können. Weil Emotionen einen so wichtigen Raum für eine bedürfnisorientierte Begleitung unseres Kindes einnehmen, können wir nicht früh genug damit beginnen, den Wortschatz der Gefühle zu erweitern.

Ich habe das Spiel »Ich packe meinen Koffer« umgewandelt und den Eltern in meiner Praxis als Tipp mitgegeben, um die vielen verschiedenen Nuancen der Grundemotionen zu üben.

Übung 22: Ich spür da ein Gefühl in mir

Art der Übung: Merk- und Ratespiel
Ziel der Übung: Erweiterung des emotionalen Wortschatzes
Dauer: so lange, wie es Spaß macht
Material für die Variante Ratespiel: Zettel, Stift
Kein Triggerpotenzial

Vorbereitung

Alle sitzen in entspannter Atmosphäre im Kreis oder rund um einen Tisch. Bevor das Spiel startet, zählt eine erwachsene Person vorab die unterschiedlichen Emotionen Freude, Ärger, Verachtung, Trauer, Ekel, Angst und Überraschung auf. Je nach Alter der Mitspielenden nennt sie auch die verschiedenen Adjektive, die ein Gefühl beschreiben. Eine Liste dieser Adjektive findest du auf Seite 322.

Durchführung

Merkspiel: Ein Mitspieler beginnt beispielsweise mit dem Satz: Ich spür da eine Wut im Bauch, und ich bin ärgerlich. Der Nächste wiederholt und fügt hinzu: Ich spür da eine Wut im Bauch und bin ärgerlich und aggressiv ... Und so weiter. Die Liste wird immer länger, und alle prägen sich weitere Begriffe zur Grundemotion Ärger ein: ich bin verdrossen, voller Hass, zornig, unzufrieden, verärgert, sauer, gereizt etc. Das kann man mit jeder Grundemotion wiederholen.

Ratespiel: Zu dem oben beschriebenen Spiel kann noch das Erraten von Gefühlen durch Körpersprache hinzukommen. Schreibt dafür zu jeder Grundemotion mehrere Nuancen auf je einen Zettel und verteilt sie verdeckt auf dem Boden. Als Nächstes deckt eine Person einen der Zettel so auf, dass nur sie lesen kann, was draufsteht, und stellt das Gefühl pantomimisch da. Beispielsweise bei der Grundemotion Ärger die Variante »sauer«. Wer als Erstes richtig rät, ist als Nächstes dran. Es ist erstaunlich, wie fein die Unterschiede in Mimik und Gestik deutlich werden.

Wenn dein Kind noch nicht lesen kann, muss es ihm natürlich vorgelesen werden. Falls ihr nur zu zweit spielt, lies ihm drei Möglichkeiten vor. Dann wählt dein Kind eine Emotion davon aus und stellt sie dar.

Aktives Zuhören – spielerisch leicht

Auch wenn es sich gut ausdrücken kann, heißt das noch lange nicht, dass ein Kind willens ist, alles preiszugeben und seine Gefühlswelt offenzulegen. Bitte wahre seine Grenzen und respektiere, wenn es Dinge nicht erzählen mag.

Herauszufinden, wie es ihrem Kind geht, ist für Eltern oft eine Herausforderung, und auch zwischen Kindern kommt es immer wieder zu Auseinandersetzungen und unterschiedlichen Ansichten, bei deren Lösung sie unsere Unterstützung brauchen. Ich bevorzuge für Gespräche mit Kindern den Teil des *aktiven Zuhörens*, bei dem wortwörtlich wiederholt wird, was unser Gegenüber gesagt hat. Damit sich der andere dadurch nicht verspottet fühlt, habe ich ein kleines Spiel erfunden. Da ich diese Methode meist in Streitsituationen anwende, habe ich es *Wutschaf* genannt.

Hier gelingt es spielerisch, dem anderen genau zuzuhören, das Gesagte wirken zu lassen und dann auch das auszudrücken, was einem selbst wichtig ist. So lernen wir spielerisch das Zuhören, was wahrscheinlich das wichtigste Element einer guten Kommunikation ist.

Vor dem Gespräch wird mit einem Band, das beide Parteien am jeweiligen Ende halten, gemessen, wie sehr sie bei diesem Thema auseinanderliegen und sich so vielleicht weit voneinander entfernt fühlen. Doch das Band symbolisiert auch, dass sie trotzdem miteinander verbunden bleiben. Die Bindung bleibt, auch wenn wir nicht einer Meinung sind. Auf diese Weise werden folgende Dinge möglich:

» **Verlangsamung:** Das emotional aufgeladene Gespräch wird im Tempo heruntergefahren, da ich erst das Gesagte wiederholen muss, bevor ich antworte.

» **Im Kontakt bleiben:** Ich kann während des aktiven Zuhörens nicht schon meine nächsten Argumente im Kopf verfolgen und bleibe deshalb besser im Kontakt mit dem Gegenüber. Das Wiederholen des Gesagten signalisiert meinem Gegenüber, dass ich gehört habe, was es gesagt hat. Es ist angekommen.
» **Vertrauen entsteht:** Durch das Band, das von beiden Seiten gehalten wird, wird die Unterschiedlichkeit deutlich und darf sogar »gemessen« werden; trotzdem erfahren alle, dass ihre Verbindung auch jetzt bestehen bleibt. So wird das Vertrauen gestärkt, auch Dinge äußern zu dürfen, die dem anderen nicht gefallen.
» **Beruhigung:** Das genaue Zuhören verlangt, dass unsere logisch-vernünftige Gehirnseite (die linke) mit einbezogen wird, was zu einer Beruhigung der Gemüter führt. Allerdings eignet sich das Spiel nicht in Momenten, in denen das Nervensystem bereits im Notfallprogramm läuft. Nur wenn alle Beteiligten etwas abgekühlt sind, kann dieses Tool greifen.
» **Annäherung:** Wie von selbst entsteht durch das kontinuierliche wortgetreue Wiederholen eine Annäherung beider Parteien. Ein kleiner Test zeigt es: Indem man bittet, zu überprüfen, ob der anfangs eingenommene Abstand jetzt noch stimmt, kann man erkennen, inwieweit beide aufeinander zugegangen sind.
» **Versöhnung:** Weil beide Parteien sich gesehen und verstanden fühlen, fällt es ihnen leichter, Kompromisse und Lösungen für das zugrunde liegende (Streit-)Thema zu finden und sich miteinander zu versöhnen.

Beim Wiederholen nehmen wir die Worte des anderen nicht nur als Schwingungen in der Luft wahr, die an unser Ohr dringen, sondern erleben sie mit der eigenen Körperresonanz. Das Gehörte kommt nicht nur *bei*, sondern *in* uns an. Durch das Wiederholen meiner Worte durch mein Gegenüber höre ich zudem, dass es offensichtlich angekommen ist.

▷▷ Insbesondere nach einem Streit kommt es bei einer Klärung darauf an, dass alle Beteiligten die Chance bekommen, ihre Sicht der Dinge aufzuzeigen. Doch schnell sind die Emotionen hochgekocht, und der Streit ist nicht mehr konstruktiv. Mit dem Spiel *Wutschaf* gelingt es, spielerisch faire Kommunikationsregeln umzusetzen, sodass sich jeder gesehen und verstanden fühlt.

Wenn du das Spiel mit deinen Kindern spielst, nachdem sie eine Auseinandersetzung hatten, oder wenn eine Meinungsverschiedenheit zur Verhärtung auf beiden Seiten geführt hat, leite das Spiel am besten selbst an. Vor allem dann, wenn die Regeln noch nicht so vertraut sind. Du kannst dieses Tool aber auch bei einem Konflikt zwischen dir und deinem Kind nutzen oder mit deinem Partner, deiner Partnerin ausprobieren.

Übung 23: Das Wutschaf

Art der Übung: Kommunikationsspiel
Ziel der Übung: Verbesserung der Kommunikation; Verständigung und Annäherung bei Streit
Dauer: 30–60 Minuten
Anzahl der Mitspielerinnen: 2 + Spielleiter
Material: langes Band, weiches Säckchen
Triggerpotenzial: **

Vorbereitung

Lege ein langes Band mit mindestens drei Metern Länge zwischen die beiden Beteiligten. Es symbolisiert Abstand *und* Verbundenheit während der Auseinandersetzung. Ihr braucht zudem ein weiches Säckchen als *Wutschaf.*

Erkläre den Beteiligten die Regeln des Spiels, die unten aufgeführt sind.

Durchführung

Die beiden Beteiligten nehmen je ein Ende des Bands in eine Hand. Einer beginnt und sagt, worüber er sich ärgert: »Es nervt mich, wenn du …!« Dabei wirft er dem anderen das Säckchen (Wutschaf) zu, der es auffangen muss.

Dieser wiederholt nun den Satz wortgetreu mit der Einleitung. »Ich habe gehört: …« Erst wenn der andere sein Okay gibt, weil alle Aspekte seiner »Anklage« wiederholt wurden, wird gewechselt.

Nun ist die andere Partei an der Reihe und wirft das Wutschaf zusammen mit seinem Satz zurück: »Mich nervt, wenn du …« Das Vorgebrachte kann etwas sein, das zunächst keine direkte Antwort auf die Anklage oder Argumentation des Gegenübers ist.

Die Gegenpartei fängt das Wutschaf auf und wiederholt ebenfalls wortgetreu den gehörten Satz. Anmerkung: Vielleicht musst du bei den ersten Malen dabei etwas unterstützen, denn gutes Zuhören will geübt sein.

Nun wird gemessen, wie sehr die beiden sich bei diesem Streit oder einem anderen Thema voneinander entfernt fühlen, und beide nehmen diesen Abstand ein. Das Band wird während der gesamten Zeit in der Hand gehalten.

Während nun das Gespräch hin und her geht und alles wortgetreu wiederholt wird, achtest du darauf, dass keiner dem anderen etwas unterstellt und jeder Ich-Aussagen macht (siehe Kommunikationsregeln unten).

Zwischendurch wird gemessen, ob der Abstand sich verändert hat. Wenn ja, wird das Band dem neuen Abstand entsprechend aufgerollt.

Am Schluss überlegen beide gemeinsam, ob sie noch einen Schritt aufeinander zugehen möchten oder was es dafür bräuchte, das Thema erfolgreich beenden zu können.

Die Kommunikationsregeln

- Formuliere deine Sätze aus der Ich-Perspektive: »Mir ist aufgefallen, dass …«
- Sag dem anderen, was du fühlst, zum Beispiel: »Ich fühle mich damit …«, »Die Situation löst (Gefühl) in mir aus«, »Ich werde (Gefühl beschreibendes Adjektiv), wenn (Situation oder Kontext) passiert.«
- Formuliere dein Bedürfnis (hier musst du als Elternteil unterstützen): »Ich möchte gern …«, »Mir ist wichtig, dass …«, »Ich brauche …«, »Mir fehlt …«.
- Formuliere deine Bitte an den anderen so konkret wie möglich: »Ich wünsche mir …«, »Könntest du bitte …«, »Was hältst du davon, dass …«

Beispiel Wutschaf

Fritz (7) und Ida (9) sind Geschwister und streiten sich fast täglich. Meist geht es nur um Kleinigkeiten, und schnell sind beide wieder versöhnt. Doch diesmal ärgert sich Ida sehr über Fritz, weil sie Spielbesuch hatte und Fritz die beiden Freundinnen ständig gestört hat. Dabei stürmte er, ohne anzuklopfen, einfach in Idas Zimmer und sagte provozierende Dinge. Ida sorgt sich jetzt, dass ihre Freundin Carla nicht mehr kommen mag. Sie stellt Fritz zur Rede.

Bevor der Streit eskaliert, greift Mutter Monika zum Wutschaf. Ida nimmt das Band und geht schnurstracks in die andere Ecke des Zimmers, um zu verdeutlichen, wie weit sie sich bei diesem Thema von Fritz entfernt fühlt. Sie ist richtig wütend.

Fritz nimmt das andere Ende und geht ebenfalls so weit wie möglich auf die entgegengesetzte Seite. Trotzig nimmt er eine Verteidigungshaltung ein.

Ida wirft das weiche Wutschaf mit voller Wucht zu ihrem Bruder rüber. Ida: »Ich bin stinkwütend und genervt, weil du immer in mein Zimmer kommst, wenn ich Besuch habe, und noch nicht einmal anklopfst!«

Mutter Monika hilft nun dem jüngeren Fritz, den Satz seiner Schwester wortgetreu zu wiederholen: »Ich habe gehört, dass du stinkwütend und genervt bist, weil ich immer in dein Zimmer komme, wenn du Besuch hast.«

Ida: »Genau, und weil du nicht mal anklopfst.«

Fritz wiederholt: »Und weil ich noch nicht mal anklopfe.«

Jetzt wirf Fritz das Wutschaf zurück: »Nie lässt du mich mitspielen. Das nervt mich!«

Ida ruft: »Das stimmt doch gar nicht!« Doch bevor sie weitersprechen kann, unterbricht Monika sie liebevoll und weist auf die Spielregel hin: »Zuerst wiederholen, dann bist du dran.« Etwas widerwillig sagt Ida: »Ich habe gehört, dass du findest, dass ich dich nie mitspielen lasse. Und das nervt dich.«

Anmerkung: Sie fügt die Wörter »du findest« ein. Sie könnte auch sagen: »Du hast es so wahrgenommen.« Damit wird deutlich, dass es sich um die Wahrnehmung aus der Perspektive von Fritz handelt und keine objektive Tatsache darstellt. Hätte Ida das nicht so gesagt, wäre es sinnvoll gewesen, wenn Monika das auf diese Weise ergänzt hätte.

Nun ist Ida wieder an der Reihe und schleudert das Wutschaf mit diesen Worten zurück: »Ich habe dich schon oft mitspielen lassen, aber immer ärgerst du meine Freundinnen, und das will ich nicht mehr!«

Fritz wiederholt: »Du findest, dass du mich schon oft hast mitspielen lassen.« Er zögert etwas: »Aber das willst du jetzt nicht mehr.« Monika macht Fritz darauf aufmerksam, dass der Satz noch eine wichtige Aussage hatte. Fritz ergänzt kleinlaut: »Weil ich deine Freundinnen immer ärgere.«

»Aber das tue ich ja nur, weil ihr mich nicht wirklich mitmachen lasst. Ich darf nie mitbestimmen. Das ist ungerecht!«, gibt er zurück.

Ida fängt das Wutschaf und schaut etwas nachdenklich auf ihren kleinen Bruder: »Ich habe gehört, dass du findest, dass wir dich nicht wirklich mitmachen lassen, weil du nicht mitbestimmen darfst.«

Ida wirft das Wutschaf zurück, doch diesmal viel weniger kraftvoll: »Weißt du, ich will halt auch mal allein mit meiner Freundin sein. Und mit dir kann ich doch immer spielen. Kannst du das denn nicht verstehen?«

Fritz kommen die Tränen, und Monika hilft ihm, seine Emotionen auszudrücken. Sie fragt: »Kann es sein, Fritz, dass du dich ausgeschlossen fühlst und enttäuscht bist und deshalb die beiden Mädchen ärgerst?« Fritz nickt. Monika schlägt ihm vor, Idas Satz zu wiederholen und dann zu sagen, wie es ihm damit geht.

Fritz sagt: »Ich weiß doch, dass du mit mir nicht spielen willst, nur mit der doofen Carla.«

Monika schlägt ihm vor zu sagen: »Ich denke, dass du mit mir nicht spielen willst, nur mit Carla. Stimmt das?« Fritz nickt und formuliert den ursprünglichen Satz um, der ja eine Unterstellung enthielt.

Jetzt hat Ida die Chance, ihm zu sagen, wie es wirklich für sie ist. Ihr Bruder tut ihr leid: »Ich will nicht, dass du das denkst, denn ich spiele gerne mit dir, aber halt nicht immer. Können wir bitte abmachen, dass, wenn Carla da ist, du etwas anderes machst, was du auch gut findest?«

Das ist der perfekte Moment, innezuhalten und zu schauen, ob sich der Abstand schon verändert hat. Er wird nun neu festgelegt, und Ida geht zwei große Schritte auf Fritz zu. Sie stellt fest, dass ihre Wut verflogen ist und stattdessen Mitgefühl mit Fritz entstanden ist. Ihr eigener Wunsch ist aber genauso deutlich geworden. Auch Fritz macht einen Schritt auf Ida zu und sagt ihr, dass es ihm leidtut.

Monika wird deutlich, dass die beiden Geschwister jetzt eine gute Basis für eine Lösung haben, und fragt sie, ob sie jeweils noch einen Schritt auf den anderen zugehen könnten. Fritz schlägt vor zu fragen, ob er sich an solchen Tagen auch mit einem Freund verabreden könnte, und Ida beteuert, dass sie sich immer wieder Zeit für gemeinsames Spielen offenhalten wird. Monika ergänzt, dass die beiden sich ja abwechseln können und immer nur einer samt Spielkamerad zu Hause ist. So hat jeder seinen Freiraum und Freundin oder Freund ganz für sich allein. Die nach dieser gelungenen Kommunikation eingeführten Veränderungen haben tatsächlich nachhaltig gewirkt.

Auf welchem Ohr hörst du eigentlich?

Ein weiterer wichtiger Baustein für eine gelungene Kommunikation mit Kindern ist die Bewertung und Einordnung von Gesagtem. Friedemann Schultz von Thun, ein systemischer Therapeut und Kommunikationswissenschaftler, hat das Vier-Ohren-Modell entwickelt, das auch als Kommunikationsquadrat bekannt ist und welches besagt, dass jede Nachricht vier verschiedene Aspekte oder Ebenen hat, die sowohl vom Sender als auch vom Empfänger wahrgenommen werden können:

1. Sachinhalt: Was ist der Inhalt der Nachricht? Hier geht es um die reinen Fakten und Informationen.

2. Selbstoffenbarung: Was sagt der Sender über sich selbst? Dies kann bewusst oder unbewusst geschehen und gibt Einblick in die Gefühle, Werte oder Bedürfnisse des Senders.

3. Beziehung: Wie steht der Sender zum Empfänger? Diese Ebene drückt aus, wie der Sender den Empfänger sieht und wie die Beziehung zwischen beiden ist.

4. Appell: Was möchte der Sender vom Empfänger? Hier geht es um Wünsche, Ratschläge oder Aufforderungen, die der Sender an den Empfänger richtet.

Beispielsweise sagt der Vater zu seinem Sohn Finn: »Du hast deine Schuhe im Hausflur liegen lassen.«

Je nachdem, mit welchem der vier Ohren Finn die Worte des Vaters hört, wird eine andere Botschaft ankommen.

Ohr 1: Sachinhalt: Finns Schuhe liegen im Hausflur.

Ohr 2: Selbstoffenbarung: Ich bin genervt, weil du schon wieder deine Schuhe nicht weggeräumt hast.

Ohr 3: Beziehung: Ich erwarte, dass du die Schuhe ins Regal räumst, weil wir diese Regel vereinbart haben.

Ohr 4: Appell: Räum bitte deine Schuhe aus dem Hausflur!

Vielleicht hört Finn mit Ohr 1 nur eine sachliche Information und reagiert weiterhin nicht, weil er die Dringlichkeit nicht spürt. Vielleicht hat aber auch der Vater nur eine Feststellung gemacht, aber Finn fühlt sofort den Appell mit Ohr 4 und räumt seine Schuhe pflichtbewusst weg. Es kann auch sein, dass Finn ärgerlich reagiert, weil er des Vaters Reaktion mit Ohr 2 hört und sich gemaßregelt fühlt oder vermutet, dieser wolle ihn kontrollieren.

Dass Sender und Empfängerin nicht auf demselben Kanal kommunizieren, passiert öfter, als man denkt, und so kann ich dir nur ans Herz legen, dieses Wissen in der Gesprächsführung mit allen Familienmitgliedern zu berücksichtigen. Indem wir überprüfen, wie unsere Botschaft beim Kind angekommen ist, können wir Missverständnisse vermeiden und auch das von uns Gesendete klarer ausdrücken.

Es hilft dir, klarer zu kommunizieren, was und wie du es gemeint und auf welcher Ebene du deine Botschaft gesendet hast. Finns Vater sagt dann beispielsweise direkt, dass er genervt ist, weil er schon wieder über die Schuhe im Flur gestolpert ist, und formuliert dann einen deutlichen Appell, indem er Finn bittet, sie wegzuräumen.

Lösungsorientierte Gespräche führen

Zu oft sprechen wir mit unseren Kindern über das, was nicht gut läuft oder ein Problem darstellt. Dabei wissen wir längst, dass sich das verstärkt, was Aufmerksamkeit bekommt. Lösungsorientierter wäre es, wenn wir statt über Probleme eher über die Lösungen und über die Fähigkeiten der Kinder sprechen würden, die sie erlernen möchten, oder wenn wir öfter betonen, was sich bereits zum Positiven verändert hat.

Beispiel Laura

Laura (6) kann abends nicht einschlafen. Immer wieder kommt sie aus ihrem Zimmer, will etwas trinken oder muss auf die Toilette. Sie beteuert, dass sie schlafen möchte, aber etwas sie dazu bringen würde, immer wieder aufzustehen. Nachdem wir überprüft haben, ob Lauras Bedürfnisse hinter dem Problem verstanden und erfüllt wurden, geht es jetzt um eine neue Fähigkeit, die Laura lernen kann, um besser einschlafen zu können.

Diese Fragen fördern Lösungen:

» Was, denkst du, wäre eine gute Fähigkeit, die du zum Einschlafen gebrauchen kannst?
» Wer könnte dir helfen, diese neue Fähigkeit zu erlernen?
» Kennst du jemanden, der diese Fähigkeit schon hat (das kann auch ein Tier oder Serienstar sein)?
» Was wäre anders, wenn du gut einschlafen könntest?
» Woran würdest du selbst feststellen, dass du gut einschlafen kannst?
» Woran würden deine Eltern, deine Freunde oder das Haustier merken, dass du jetzt gut einschlafen kannst?
» Auf einer Skala von 0 bis 10, wie sehr glaubst du, dein Ziel erreichen zu können?

Mit der Skalierung kann man gut weiterarbeiten, indem man sich auf den positiven Bereich der Einschätzung konzentriert.

Laura wünscht sich, sich entspannen zu können, um besser einschlafen zu können. Ihr gehen nämlich so viele Gedanken durch den Kopf. Sie sieht die Möglichkeit, das zu lernen bei 6 von 10 Punkten, also ein wenig mehr als die Hälfte. Das wird Laura zurückgemeldet: »Super, das ist ja schon mehr als die Hälfte. Was genau spricht also dafür, dass du es lernen kannst, wenn du an die 6 denkst?«

Laura: »Ich kann mich beim Kinderyoga gut entspannen, vielleicht kann ich das fürs Einschlafen übernehmen. Außerdem konnte ich in den Ferien immer gut einschlafen.« Laura fallen noch mehr Beispiele ein, wo sie diese Fähigkeit schon besitzt. Wir erhalten über diese Rückmeldungen auch weitere Informationen, was das eigentliche Problem (die Ursache der Einschlafproblematik) sein könnte. Wenn es in den Ferien kein Problem mit dem Einschlafen gab, könnte es vielleicht etwas mit der Schule zu tun haben. Vermutlich macht sie sich Sorgen, wenn sie an den nächsten Tag denkt, während sie eigentlich einschlafen möchte.

Auch die beliebte Wunderfrage ist eine lösungsorientierte Herangehensweise.

» Stell dir vor, ein Wunder geschieht, und ab sofort ist Einschlafen überhaupt kein Problem mehr.
» Was genau ist jetzt anders? Woran merkst du das? Beschreib es genau. Was denkst du über dich, wie fühlt es sich an, wo im Körper kannst du das spüren?

Bei Laura fielen die Antworten so aus: »Wenn das Wunder geschehen ist, bin ich einfach von allein müde genug und schlafe sehr schnell ein. Ich merke es, weil mein Körper müde ist und sich das schön warm anfühlt. Ich denke nur an was Schönes und dass ich mich auf den nächsten Tag freue.«

Wenn Laura das gut fühlen kann, ist sie bereits im Lösungsmodus. Jetzt braucht es noch den nächsten kleinen Schritt, damit das Wunder bleiben kann, und weil nach einem solchen lösungsfokussierten Gespräch alle Familienmitglieder im Lösungsmodus sind, werden jetzt gute Ideen auftauchen, die Laura helfen können.

Das Nervensystem entspannen

Obwohl wir mehr auf die Lösung und weniger aufs Problem geschaut haben, sind die Ursachen für Lauras Problem deutlicher geworden. Man kann davon ausgehen, dass ihr Nervensystem im Fluchtmodus ist und sie nicht zur Ruhe finden kann, weil ihr zu viele Gedanken durch den Kopf gehen. Lauras Eltern können sie jetzt viel besser darin unterstützen, passende Bedingungen zu schaffen, die Laura aus dem Fluchtmodus in einen regulierten und entspannten Zustand bringen.

Während und nach der Corona-Pandemie haben Sorgen und

Ängste bei Kindern drastisch zugenommen, und meine Kinder- und Jugendlichenpraxis wurde von Hilfe suchenden Familien überlaufen. Oft klagten die Kinder über Einschlafprobleme und schlechte Träume. Ich entwickelte das Therapiespiel *Die Sorgenlos-Post,* das von der wundervollen Karolina Golightly illustriert wurde und 2023 im Beltz Verlag erschienen ist. Die Sorgengrübelchen spielen hier eine zentrale Rolle, und die Spieler müssen sie während des Spiels loswerden. Es geht nicht darum, Sorgen zu ignorieren; natürlich müssen diese ernst genommen und angeschaut werden. Aber der Zeitpunkt kurz vor dem Einschlafen ist dafür NICHT der richtige Moment. Die folgende Übung habe ich aus einem Tool des Spiels speziell für dieses Buch abgewandelt. Das Ritual hilft auch erwachsenen Grüblerinnen.

Übung 24: Sorgengrübelchen zum Mond schießen

Art der Übung: Gute-Nacht-Ritual
Ziel der Übung: Gedankenkarussell stoppen, Nervensystem beruhigen
Dauer: ca. 5–20 Minuten, je nach Anzahl der Sorgengrübelchen
Material: kleine Zettel, Stift
Triggerpotenzial: *

Vorbereitung

Die fiesen Sorgengrübelchen, als Metapher für Sorgengedanken, lieben es, am Abend mit ins Bett zu kommen, und da sie als nachtaktiv gelten, sind sie eine echte Plage für kleine und große Leute. Indem sie in deinem Kopf Karussell fahren und deinen Puls nach oben sausen lassen, halten sie dich vom Schlafen ab. Sorgen werden dabei eher selten gelöst, dafür steigt aber die Wahrscheinlichkeit, am nächsten Morgen mit schlechter Laune aufzuwachen. Damit ist jetzt Schluss!

Du solltest die fiesen Gesellen einfach zum Mond schießen. Dort können sich dann Expertinnen über Nacht mit den Sorgen auseinandersetzen und wunderbare Lösungen finden.

Durchführung

Schreib oder mal deine Sorgen auf je ein Zettelchen, und zerknülle diese zu kleinen Papierbällchen. Geh dabei so vor:

» Achte auf deine Gedanken, welcher Gedanke ist dir gerade gekommen? Schreib oder mal ihn auf.
» Was denkst du, welcher Gedanke als Nächstes kommen wird?
» Schreib oder mal so lange auf, bis keine Gedanken mehr kommen.
» Befördere nun jedes Grübelchen einzeln zum Mond, indem du es, so weit es geht, von dir weg in den Raum schnipst. Am besten geht das mit Daumen und Zeigefinger. Lass es dir gegebenenfalls von einem Schnipsexperten zeigen. Bald bist du selbst einer.

Deine Sorgengrübelchen sind nun auf dem Mond gelandet. Dort sind sie gut aufgehoben, und du kannst endlich in Ruhe schlafen. Aus der Achtsamkeitsforschung wissen wir, dass der Trick, die eigenen Gedanken zu beobachten, wunderbar dabei unterstützt, aus dem Gedankenkarussell auszusteigen. Mit der körperlich erlebten Handlung, die Papierknöllchen mit den Grübelgedanken wegzuschnipsen, wird dem Gehirn eine Lösung signalisiert, und die Entspannung folgt. Sollte doch noch ein Grübelchen auftauchen, kannst du es auch nur in deinen Gedanken zum Mond schießen. Schlaf gut!

Transgenerationales Trauma und Kommunikation

Wer gelernt hat, seine Emotionen und Bedürfnisse offen anzusprechen, und erfahren hat, dass Empathie und Verständnis füreinander da sind, entwickelt eine innere Stärke und ein Selbstbewusstsein im Kontakt mit anderen.

Oft sind aus einem transgenerationalen Trauma dysfunktionale Familienmuster entstanden, die schon länger von einer Generation zur nächsten weitergegeben werden. Durch Gespräche mit anderen Familienmitgliedern können negative Verhaltensmuster hinterfragt und durch Bewältigungsstrategien ersetzt werden. Ein lösungsorientierter Kommunikationsstil ermöglicht es auch viel eher, dass eine Unterstützung von außen durch Therapie oder Beratung als sinnvolle Option angesehen und Hilfe leichter angenommen wird.

Eine gelungene Streitkultur fördert außerdem die Fähigkeit, Konflikte auf konstruktive Weise zu lösen. Wer sich gesehen und verstanden fühlt, kann auch auf andere zugehen, und auf diese Weise können alle zusammen Resilienz aufbauen und weitergeben.

▷▷ Intergenerationale Heilung geschieht, wenn alle (erwachsenen) Mitglieder der Familie Verantwortung für den eigenen Heilungsprozess übernehmen und bereit sind, in der Gegenwart die Bedingungen für eine gesündere Zukunft zu schaffen. Ein Kind, das stets ermutigt wurde zu sagen, was es denkt, und mit seinen Gefühlen und Bedürfnissen ernst genommen wurde, wird sich viel eher trauen, auf sich aufmerksam zu machen, wenn es in Not ist.

Gespräche mit unserem Kind – so klappt's

Wenn ein Kind von sich aus ein Thema anspricht, dann bietet sich ein kostbarer Moment, den du unbedingt wahrnehmen solltest. Vermittle deinem Kind, dass du offen bist, und hör zu. Dränge es nicht, aber zeig dein Interesse, indem du zurückmeldest, was du verstanden hast. Tu das ohne Wertung und gib nicht sofort deine Meinung dazu. Frag eher vorsichtig nach. Kinder möchten nicht gedrängt werden und brauchen vielleicht auch etwas Unterstützung.

Viele Kinder kommen erst kurz vor dem Schlafengehen mit ihrem Mitteilungsbedürfnis, weil sie sich tagsüber gut ablenken konnten und erst jetzt Unerledigtes hochkommt und vielleicht von Ängsten oder Sorgen begleitet ist. Ein Gute-Nacht-Ritual sollte daher unbedingt die Möglichkeit bieten, noch einmal etwas ansprechen zu können. Kleinere Kinder könnten auch den Tag malen oder ihrem Lieblingskuscheltier zusammen mit dir erzählen, was heute wichtig für dein Kind war. Ihr könnt auch Glücksmomente des Tages einsammeln, oder das Kind darf sich von den Eltern noch ein paar schöne Kraftsätze oder Liebesbekundungen wünschen und andersherum den Eltern geben. Hinten im Buch stelle ich mein Konzept der Spiele-Apotheke® ausführlich vor samt Liste mit weiteren Spielideen und Ritualen.

Manchmal kommt es aber auch vor, dass ein Kind belastet ist und nicht darüber sprechen kann, weil:

» die Worte fehlen,
» es Angst vor Konsequenzen hat,
» es ein Geheimnis bewahren soll,
» es Angst vor den Emotionen hat, die beim Erzählen hochkommen würden,
» es den Erwachsenen nicht belasten will.

Wenn du eine solche Vermutung hast, gib bitte nicht auf, dem Kind zu signalisieren, dass du da bist und es unterstützen wirst.

Wenn es im Allgemeinen darum geht, Kommunikation in der Familie zu fördern, wird dir das folgende Ritual gute Dienste leisten. *Die Quasselstrippen* sind ein weiteres Tool aus meiner Spiele-Apotheke®. Die Idee dieses Spiels ist es, Kommunikation als tägliches Ritual in die Familie einzuführen. Es fördert das Miteinander-Reden, das Einander-Zuhören und Verstehen und begrenzt auch nicht enden wollende Redebeiträge. Die Quasselstrippe sichert jedem Familienmitglied seine persönliche Redezeit zu, und jeder darf selbst bestimmen, ob er länger oder kürzer reden will. Es geht auch darum, seinen eigenen Redebedarf einzuschätzen. Das kann für Vielsprecher eine gute Begrenzungsübung sein, die Wenigsprecher erhalten mit einer kurzen Quasselstrippe die Gelegenheit, trotzdem etwas zu sagen, und vielleicht wagen sie sich auch mal an eine längere Strippe.

Übung 25: Quasselstrippen für den täglichen Family-Talk

Art der Übung: Ritual
Ziel der Übung: Kommunikation als tägliches Ritual in der Familie einführen
Dauer: je nach Länge und Anzahl der Quasselstrippen ca. 10–60 Minuten
Material: Bänder, Kordeln oder Schnüre in verschiedenen Längen
Anzahl der Mitspielerinnen: mindestens 2
Triggerpotenzial: *

Vorbereitung

Die Quasselstrippen bereitlegen. Als Material eignen sich Bänder, Kordeln oder Wollfäden in unterschiedlichen Längen.

Durchführung

Versammelt euch als Familie an einem für alle gemütlichen Platz, wie z. B. auf dem Familiensofa oder am Esstisch.

Variante 1: Jedes Familienmitglied darf sich eine an den individuellen Quasselbedarf angepasste lange oder kurze Quasselstrippe auswählen. Das jüngste Familienmitglied beginnt und darf einfach drauflosreden. Es erzählt, was ihm auf dem Herzen liegt, wie z. B. der Tag war, was gut oder schlecht war. Gleichzeitig wickelt es währenddessen die Quasselstrippe auf einen (oder zwei) seiner Finger auf. Sobald das Band aufgerollt ist, ist auch die Redezeit vorbei, und der Nächste ist an der Reihe.

Diese Variante eignet sich besonders gut als Abendritual vor dem Schlafengehen. So kommen alle zur Ruhe und können belastende Dinge des Tages loslassen. Das schafft Nähe und Vertrauen.

Variante 2: Wählt gemeinsam ein Thema aus! Das kann ein Konflikt sein oder die Frage, wie es jedem derzeit in der Familie geht, oder etwas anderes. Wie bei Variante 1 wählt jeder nun selbst, welche Länge sein Quasselbeitrag haben soll, und entscheidet sich für ein Band. Reihum ist jeder am Zug und wickelt auch hier beim Reden das Band auf einen oder zwei Finger auf. Es wird nur so lange gequasselt, wie die Quasselstrippe lang ist. Auf diese Weise findet jedes Familienmitglied wertschätzend Gehör, und auch der längste Redebeitrag hat einmal ein Ende.

Kapitel 8:

Traumata in unserer Zeit

Schicksal – Glück wie Unglück – prägt unsere Weltgeschichte, aber für die meisten Menschen waren die vergangenen Jahrzehnte eine beständige und von Frieden geprägte Zeit. Viele haben in dieser Zeit die »Altlasten« aufgearbeitet und abgelegt, denn trotz einer glücklichen Gegenwart waren sie geprägt von den Lasten ihrer Vorfahren, haben psychische und physische Erkrankungen entwickelt und die Wunden der Familie mitgetragen. Viele haben aufgebaut, was Generationen zuvor zerstört wurde, und entwickelt, was ihren Vorfahrinnen versagt geblieben war.

Wir wollten die Macht der beiden Weltkriege mit ihren Folgen für die nächsten Generationen mildern und unseren Kindern eine bessere Zukunft schenken. Diese Kriege liegen bei uns schon lange zurück, doch die Zahlen an psychisch erkrankten Kindern und Jugendlichen ist heute größer denn je. Fieberhaft suchen Experten nach Antworten und Lösungen, während gleichzeitig die Welt um uns herum im Chaos zu versinken droht. Viele Länder dieser Welt stehen erneut in Flammen. Menschen in Not strömen nach Europa in der Hoffnung, das eigene Leben und das ihrer Kinder zu retten.

Nie zuvor hatten wir so viel Wissen zur Verfügung über das, was gut und nährend für die Kindesentwicklung ist, und über das, was ihr schadet. Eltern sind heute aufgeklärt über Risiken und Möglichkeiten in der Erziehung ihrer Kinder und so motiviert wie nie zuvor, ihre Kinder im Blick zu haben, sie zu fördern und zu unterstützen. Wir leben nicht nur in der Gegenwart, denn die Vererbung von altem Leid und seinen entstandenen Überlebensmustern zieht uns mit unsichtbaren Fäden in die Vergangenheit und prägt somit unsere Zukunft und die unserer Kinder. Neues Leid fällt auf die alten transgenerationalen Wunden und verstärkt die Auswirkungen im Hier und Jetzt. Die Corona-Pandemie ist ein gutes Beispiel, um diese Vermischung von Zeit und Leid zu verstehen. Dieses Virus hatte massive Auswirkungen auf das Leben der meisten Menschen, und das weltweit. Angst um unsere Liebsten, die Großeltern oder Menschen mit geschwächtem Immunsystem, aber auch die vielen erlebten Brüche in sozialen Beziehungen, das Fehlen der Tagesstruktur durch Schulschließungen, Homeoffice und vieles andere verursachte insbesondere bei Kindern eine große Verunsicherung. Wir erlebten eine Spaltung der Gesellschaft, die bis heute anhält und die uns hilflos und ohnmächtig macht. Viele haben das Vertrauen in die Politik verloren, haben sich fremdbestimmt und verraten gefühlt, und nicht wenige suchen deshalb Halt in pseudowissenschaftlich begründeten Verschwörungstheorien, die dieses Ereignis als angebliches Weltexperiment entlarvten. Und nicht nur dies, auch die Flüchtlingspolitik, die Kriege und die Sorge um unser Klima zermürben die Menschen und lösen eine Vielzahl an Emotionen und unterschiedlichen Bewältigungsstrategien aus.

Wir entscheiden selbst, wie wir mit unserem Schicksal umgehen

Was wir im Heute erleben, fällt bei jedem auf einen anderen Boden. Wie wir mit Schicksal umgehen, entscheidet unsere bisherige Erfahrung und damit auch das Überlebensprogramm unserer Vorfahrinnen, das an uns weitergegeben wurde. Wer aufgewachsen ist mit der Erfahrung, niemandem wirklich trauen, die eigene Meinung nicht sagen zu können, wird schon aus dem Wunsch heraus, nie wieder auf diese Weise fremdbestimmt zu werden, ein größeres Misstrauen entwickeln als andere. Es fällt schwer zu entscheiden, wem man trauen kann und wem nicht, wenn selbst die eigene Familie oder Freunde einst Verräter und Täter waren. So erging es Menschen während der Nazidiktatur und setzte sich für viele mit den Erfahrungen in der DDR fort. Nie wieder sollten Menschen erleben, was Juden in Deutschland angetan wurde, und wir sind schockiert von den Wahlergebnissen der letzten Monate. Aber nicht alle sind schockiert, einige scheinen diese Entwicklung zu begrüßen, und vielleicht zeigt sich auch hier das Erbe der Vergangenheit im neuen Gewand. Wer in einer Familie von Tätern groß wurde, und das waren viele der Deutschen, hat Vorfahren, die das Ende des Kriegs als Niederlage erlebt haben. Ihre Scham war groß und zerstörte ihren Selbstwert. Verdrängung und Verleugnung waren die Egostrategien, die jene Scham über das verursachte Leid gegenüber anderen zu besiegen schienen, und doch haben diejenigen, die ihre Taten und diese Gräueltaten verleugneten, ihre Schuld weitergegeben. In den nächsten Generationen richtete sich die Täterschaft oft sogar gegen sich selbst und die eigene Familie. Wohin mit diesen schrecklichen Emotionen, für die niemand auf der Welt Verständnis hat? Bis heute ist es in Deutschland nicht gelungen, die Folgen von Täterschaft und Scham ausreichend zu bearbeiten. Das beginnt nicht erst mit den Gräueltaten der Nazizeit, auch zur Kaiserzeit gab es Konzentrationslager, wie zum Beispiel in Namibia, damals Deutsch-Südwest-Afrika. Der Genozid an den Herero und Nama, den Urvölkern Namibias, ist noch immer nicht ausreichend aufgearbeitet. Diese Schuld steckt ebenfalls in unseren Genen. Eine (fatale) Lösung könnte es sein, sich wieder selbstbewusst alten Werten zuzuwenden und denen zu folgen, die das Gefühl vermitteln, ein Recht aufs Vaterland zu haben und andere als geringer einzustufen. Das darf nicht sein, denn kein Mensch ist mehr wert als ein anderer.

Familie ist der Kern einer Gesellschaft, und deshalb ist es so wichtig, dass hier der gesunde Boden geschaffen wird, auf dem gedeihen kann, was alle nährt.

Gewalt im nahen Umfeld

Das größte Trauma entsteht durch die Erfahrung von Gewalt durch Menschen, die uns beschützen sollten, durch Eltern und Bindungspersonen, denen das Kind in seiner existenziellen Abhängigkeit anvertraut ist. Wir sprechen von körperlicher Gewalt, von sexuellem Missbrauch, aber auch emotionale Gewalt kann die körperliche, psychische und soziale Entwicklung eines Kindes belasten und es zutiefst traumatisieren. Verletzungen der Grenzen, körperlich wie seelisch, aber auch Ablehnung, Zurückweisung, Demütigungen, Hass und Vernachlässigung werden intensiv und schmerzlich erlebt und lassen tiefe Narben auf Seele und Körper zurück. Immer wieder erleben wir, wie Opfer dennoch bei diesen Tätern bleiben, zu ihnen zurückkehren oder später in ihren Beziehungen diese traumatischen Erfahrungen wiederholen. Ihre pathologischen, also krankhaften Bindungsmuster scheinen die Opfer an die Täter zu binden. So unverständlich es klingen mag, stellt dieses Verhalten ursprünglich einen Überlebensmechanismus dar, der instinktiv greift, um trotz einer aussichtslosen Lage eine kleine Chance auf ein Überleben zu haben. Ein Opfer unterwirft sich dem Täter, gibt ihm so das Gefühl zu kooperieren und hofft auf dessen Gnade.

Während körperliche Gewalt allgemein in der Gesellschaft abgelehnt wird und auch die »kleine Ohrfeige« keinerlei Verfechter mehr hat, wird emotionale Gewalt oft nicht in ihrer weitreichenden Auswirkung gesehen und verstanden. Noch immer erlebe ich Eltern, die ihre Kinder beschämen, sie entwerten oder ignorieren. Aber auch andere Bezugspersonen wie Pädagoginnen in der Kita oder Lehrer in der Schule neigen noch immer dazu, Kinder auf eine solche Weise zu »erziehen«, und schließen Kinder aus der Gemeinschaft aus, setzen sie herab oder demütigen sie vor anderen Schülern. Diese Erfahrungen zeigen uns, wie wichtig die biografische Auseinandersetzung aller Bindungspersonen mit ihrer eigenen Kindheit ist. Eine Förderung von Empathiefähigkeit und Reflexion muss bereits als präventive Maßnahme in der Ausbildung dieser Fachkräfte erwogen werden, um später die eigenen Fallstricke zu kennen und eventuelle Trigger zu identifizieren und aufzulösen.

Können Menschen ihren erworbenen Bindungsstil verändern?

Wenn doch die eigenen Erfahrungen mit unseren Bindungspersonen einen so großen Einfluss auf unser Verhalten in Beziehungen haben, wäre es doch notwendig, für sichere Bindungen zu sorgen. Tatsächlich gibt es gute Erfahrungen mit Programmen, in denen vor allem Eltern in Risikokontexten lernen, ihre traumatischen Erfahrungen nicht an ihre Kinder weiterzugeben. Insbesondere in der wichtigen Zeit der Bindung wird Betroffenen hier ein Handwerkszeug mitgegeben, mit dem sie für sich problematische Triggersituationen erkennen lernen und anstelle von Abwehrverhalten neue Handlungsoptionen erlernen. Tieferliegende Veränderungen bedürfen bei unsicherer Bindung einer umfassenden Psychotherapie, in der auch eine Art Nachreifung geschehen kann. Das braucht Zeit, und so lohnt es sich, gleichzeitig eine Eltern-Kind-Therapie zu starten, bei der ein Wechsel aus Einzelsitzungen, Sitzungen von einem Elternteil und dem

Kind (den Kindern), Sitzungen als Paar und als gesamte Familie stattfinden.

Die professionelle Arbeit mit dem Generation-Code® for Kids kann ein guter Zugang sein, etwa mit dem Spiel *Starke Wurzeln*, das einen anderen Blick auf das eigene Gewordensein erlaubt. Wenn durch ein Verstehen von Trauma und Leid die Selbstverurteilung weniger werden kann und Hoffnung auf Veränderung wachsen darf, lassen Abwehr und Verdrängung nach. Es ist eine anstrengende Arbeit, den eigenen Wunden zu begegnen, Schmerz und Scham zuzulassen und sich der Angst vor Nähe und Bindung stellen zu können. Es braucht ebenso feinfühlige Begleitung durch Therapeutinnen, die diesen Menschen Achtung und Respekt entgegenbringen. Durch die Erfahrungen von idealen Eltern und Umständen (siehe Seite 141, Übung 10) für die eigenen Kindheitswunden können tiefgreifende Heilungsprozesse angeregt und eine Korrektur der elterlichen Kindheitserfahrungen bewirkt werden.

Beispiel: Larissa und der Mond im See

Larissa hat in ihrer Kindheit sexuellen Missbrauch durch den Bruder der Mutter erfahren. Dieser dauerte von ihrem sechsten Lebensjahr, bis sie elf Jahre alt war und bei einer Lehrerin um Hilfe bat. Das Jugendamt und die Polizei wurden eingeschaltet und der Täter später zu einer Haftstrafe verurteilt. Larissa geriet mit 13 Jahren in die Drogenszene und ging eine Zeit lang auf den sogenannten Babystrich. Am Ende verdankte sie einer Streetworkerin, dass sie rechtzeitig den Absprung schaffte, einen Entzug machte und eine Ausbildung absolvierte. Dann lernte sie Jan kennen, und als sie 19 war, kam ihre kleine Tochter Hannah auf die Welt. Jan kam, wie sie selbst, aus schwierigen Verhältnissen und hatte Probleme, seine neue Rolle als Vater verbindlich auszuüben.

Oft war sie stundenlang allein mit dem Baby, und wenn es weinte, kam Larissa an ihre Grenzen. Wenn sie es nicht schaffte, Hannah zu beruhigen, verließ Larissa manchmal ohne Kind fluchtartig die Wohnung und ging zum nahe gelegenen See. In der Mitte des Sees befand sich ein weißer Sockel unter der Wasseroberfläche, der ihr wie ein im See versunkener Mond erschien. Das beruhigte ihre Gedanken, die wie laut dröhnende Flugzeuge in ihrem Kopf kreisten. Es dauerte manchmal eine Stunde und länger, bis Larissa wieder in der Lage war, nach Hause zu gehen. Eine Nachbarin zeigte Larissa wegen Vernachlässigung an, und man drohte, dass ihr das Kind weggenommen würde.

Larissa kam zu mir in die Traumatherapie. Ihre kleine Tochter war oft mit dabei, und so konnte ich mit Larissa untersuchen, welcher Trigger sie in die traumatische Vergangenheit zog und ihr Fluchtverhalten auslöste. Wenn Larissa die kleine Tochter nicht beruhigen konnte, fühlte sie sich ohnmächtig, wie sie sich auch als Kind in den Situationen mit dem übergriffigen Onkel gefühlt hatte. In solchen Momenten verspürte Larissa den Drang, dem Baby wehzutun und es zum Schweigen zu bringen. Die Flucht zum See war dann die einzige Rettung und ein Ausweg aus der Not. Wir beschäftigten uns zunächst ausschließlich mit dem Schutz, den Larissa als Kind vermisst hatte, und in der Vorstellung eines idealen und absolut perfekten Schutzes fand sich eine ideale Mutter, die mitbekommt, was läuft, und ihr Kind in Sicherheit bringt. Larissas Mutter hatte weggeschaut, und es stellte sich heraus, dass sie ebenfalls als Kind sexuell missbraucht worden war. Hier war es der Großvater, der sich bei jedem Besuch zu seiner Enkeltochter schlich.

Larissa verinnerlichte die Vorstellung einer idealen Mutter, die ihr Kind beschützt, bevor etwas passiert, und konnte später auch sich selbst mit dieser Rolle identifizieren. Nach einer Weile konnten wir mit der Traumatherapie beginnen, und je mehr Larissa in der Lage war, ihre Emotionen zuzulassen und auszudrücken, umso klarer und stärker erschien sie im Umgang mit sich selbst und ihrer Tochter. Sie entwickelte ein größeres Verständnis für sich und ihr Verhalten und konnte zunehmend Gefühle von Hilflosigkeit oder Ohnmacht aushalten. Jan zeigte sich ebenfalls bereit, seine Feinfühligkeit als Vater zu trainieren und bei einer Kollegin eine eigene Traumatherapie zu beginnen. Gemeinsame Spielinteraktionen mit der kleinen Tochter stärkten beide in ihrer Elternrolle. Insgesamt kamen Jan und Larissa zwei Jahre lang regelmäßig zur Therapie, und am Ende unserer gemeinsamen Arbeit beschlossen beide zu heiraten, um der kleinen Familie einen Rahmen und noch mehr Verbindlichkeit zu schenken.

Flucht und Krieg

Immer öfter kommen Menschen zu mir, die unter den Folgen von Kriegserfahrungen oder Flucht leiden. Sie sind hier in Deutschland gelandet und haben meist einen sehr langen und schweren Weg hinter sich. Bei vielen ist der Aufenthaltsstatus noch nicht geklärt, und sie und ihre Kinder leben in Übergangsunterkünften. Die meisten Kinder lernen unsere Sprache schnell, gehen gern zur Schule und wollen die Chance nutzen, hier ein neues Leben aufzubauen.

Neben den grundlegenden Bedingungen für eine gelungene Integration in die Gesellschaft braucht es eine Versorgung der verletzten Seelen dieser Menschen. Oft stellen sie genau das jedoch in den Hintergrund, verdrängen, soweit es möglich ist, die schrecklichen Erlebnisse und wollen schnell wieder auf die Beine kommen. Leider lassen sich traumatische Erfahrungen nicht einfach so abschütteln, auch wenn manche Menschen besser damit zurechtkommen als andere. Das liegt an ihrer Resilienz, also ihrer Widerstandsfähigkeit, die es ihnen ermöglicht, solch schwerwiegenden Erfahrungen mit gelungenen Strategien zu begegnen. Allerdings hält diese Phase des »Gutwegsteckens« manchmal nur so lange an, bis die Existenz gesichert ist, und dann brechen die Wunden auf. Oder Kinder der Familie zeigen Symptome, die alle in der Familie betreffen – wie bei Jasnia, die plötzlich nichts mehr sagen kann.

Beispiel: Jasnia verliert ihre Stimme

Die Gemeinde bittet mich, Jasnia und ihrer Familie zu helfen. Die Familie ist bereits seit einem Jahr in Deutschland; die drei Kinder und ihre Eltern flohen vor dem Krieg aus Syrien. Die Mutter tut sich etwas schwer mit der deutschen Sprache, aber alle anderen Familienmitglieder scheinen sich schnell einzugewöhnen. Jasnia war bei der Flucht erst fünf Jahre alt. Als sie mit sechs Jahren eingeschult wird, hört sie nach einer Woche plötzlich auf zu sprechen. Niemand kann sie dazu bewegen, und gutes Zureden oder strenge Anweisungen fruchten nicht. Alle sind ratlos, denn so scheint das zarte Mädchen mit den großen dunklen Augen nicht beschulbar zu sein.

Zur ersten Therapiesitzung erscheint Jasnia mit ihrem älteren Bruder Amir, weil dieser in der Familie am besten Deutsch spricht. Der achtjährige Amir hält seine Schwester fest an der Hand, als die beiden in mein Therapiezimmer kommen. Ich frage Amir, ob er eine Idee habe, warum seine Schwester plötzlich nicht mehr sprechen wolle, und er erzählt, dass seine Schwester schon immer sehr schüchtern sei. Seit sie in der Schule sei, kümmere er sich um Jasnia und »übersetze«, was sie nach seinem Dafürhalten sagen würde, wenn sie sich trauen würde. Es war gut für Jasnia, ihren Bruder an der Seite zu wissen, aber auf Dauer könnte es weniger hilfreich sein und ihre Hemmungen verstärken.

Mutismus nennt man dieses Phänomen, und es kommt in unterschiedlichen Ausprägungen vor. Meist ist die Verweigerung zu sprechen der Ausdruck einer Angststörung und in Jasnias Fall zudem mit dem zurückliegenden Trauma verknüpft. Hier ist es wichtig, dass niemand Jasnia zum Sprechen drängt oder mit Bestrafung oder Belohnung versucht, sie zu überreden. Die Vorstellung, sprechen zu müssen, löst heftige Panikgefühle in dem Mädchen aus, und nicht zu sprechen, scheint die einzige Kontrolle über diese Angst zu sein.

Jasnia sprach während unserer therapeutischen Spielstunden auch nicht, doch sie war offen für Spielinteraktionen und reagiert auf nonverbale Zeichen. Das brachte mich auf die Idee, ihr die vereinfachte Gebärdensprache als Kommunikationsmittel an die Hand zu geben. In jeder Stunde kamen zwei neue Zeichen hinzu, die wir spielerisch einübten, und ich konzentrierte mich dabei auf die Zeichen für Emotionen und Themen rund um Schule und Familie. Auch Zeichen für Krieg und Flucht waren dabei. Es dauerte zwei Monate, bis mich Jasnia zum ersten Mal von ihrer Seite aus mit einer Gebärde begrüßte. Das bedeutet, dass sie von sich aus bereit war zu kommunizieren. Gespräche mit den Eltern brachten Informationen über Hintergründe, und so erfuhr ich, dass es auf der Flucht einen besonders beängstigenden Moment gegeben hatte. Als Schleuser die Familie über die Grenze bringen sollten, wurde der Vater von der Familie getrennt und die Mutter mit ihrem kleinen Baby auf dem Arm und Jasnia an der Hand in ein anderes Fahrzeug gedrängt. Das Baby fing an zu weinen, und einer der Schleuser schrie die Mutter an, sie möge sofort das Kind zum Schweigen bringen. Auch Jasnia fing an zu weinen, und der bedrohlich wirkende Mann zerrte sie in den Kleinbus. Amir habe sich dann um seine Schwester gekümmert, aber alle hätten große Angst verspürt. Den Eltern sei nicht bewusst gewesen, wie sehr diese Situation die kleine Tochter belastet habe. Ein

Gespräch mit der Lehrerin gab mir einen weiteren Hinweis auf den möglichen Auslöser der plötzlichen Angststörung. Sie habe es gut gemeint und für eine bessere Integration des Mädchens in die Klassengemeinschaft allen eine Geschichte über die Flucht aus Syrien vorgelesen. Es sei ein Kinderbuch gewesen, und sie habe es für harmlos gehalten. Nun glaube sie aber, dass es ein Fehler gewesen sein könnte und Jasnia retraumatisiert habe. Es kann sein, dass diese Geschichte die Erinnerung an die eigenen Fluchterfahrungen bei Jasnia getriggert habe, und wir sollten das als Zeichen nehmen, sehr viel sensibler mit dem Thema Krieg und Trauma zu sein.

Da Jasnia gern zeichnete, bot ich ihr an, ein Bild zu malen und sich das Thema selbst auszudenken. Jasnia malte sich und die Geschwister. Alle drei standen nebeneinander, und am Himmel sah man die Sonne und eine Wolke. Ich malte zu jeder Figur eine Sprechblase und schlug ihr vor, das, was diese Person denkt oder sagt, hier hineinzumalen. Der Bruder bekam ein Skateboard, das Baby einen Hasen, und bei sich selbst malte Jasnia Buchstaben hinein, die aber keinen logischen Sinn ergaben.

Wünscht sich Jasnia also Buchstaben, um wieder sprechen zu können? Das schlug ich meiner kleinen Patientin vor. Tatsächlich nickte sie, und ich teilte mit ihr meine Idee, in diesem Fall einen Zauber einzusetzen. Jasnia strahlte, und ich holte ein wenig Goldglitzer, den ich für solche Gelegenheiten immer griffbereit habe. Der Feenglitzer verteilte sich auf dem Bild, und ich fragte Jasnia, was denn wohl jetzt möglich sei. Das Mädchen malte einen Regenbogen über das gesamte Bild und zeigte die Gebärde für Freude.

Nach dieser Stunde malte Jasnia auch die Schreckensbilder, die sie in sich vergraben hatte. Sie malte den Transporter und einen der Schleuser, der wie ein Monster aussieht, aber auch eine große Hand, die nach zwei Kindern greift. Sie war unruhig, und manchmal weinte sie auch dabei. Sie zeigte die Gebärde für Angst und zeigt auf sich. Immer wieder benutzten wir das Goldglitzer, und ich ließ sie wissen, was in einer solchen Situation eigentlich richtig wäre. Ich sprach von Schutz und liebevollen Helfern, sogar davon, dass eine Flucht nicht nötig wäre, weil Frieden herrscht. Obwohl dies nicht der Wirklichkeit entsprach, konnte sich Jasnias Nervensystem beruhigen. Ich saß zudem nah bei ihr und wandte Tapping (traumaspezifiziertes Klopfen) an, um den Heilungsprozess zu unterstützen. Immer wieder malte Jasnia Regenbogen in allen Varianten, und da dies ein starker Anker für Hoffnung zu sein schien, schenkte ich ihr einen kleinen Regenbogenanhänger, den sie an der Schultasche befestigen konnte. Das sollte eine Brücke zwischen der heilenden Therapieerfahrung und der Schule ermöglichen.

Eines Tages berichtete die Mutter freudestrahlend, dass die Tochter zu Hause wieder sprechen würde. So als wäre nichts gewesen. Ich bat die Mutter, nun keinen Druck bezüglich der Schule auszuüben. Mir war es ein Anliegen, auch den Rest der Familie mehr in den therapeutischen Prozess mit einzubeziehen, was aber ohne Dolmetscherin noch nicht möglich war. Zum Glück stellte uns die Gemeinde eine Dolmetscherin, und so konnten wir einige Familien-, aber auch Elternsitzungen durchführen. Hier wurde deutlich, dass die Mutter nicht aushalten kann, ihre Tochter so ängstlich zu sehen. Sie reagierte in solchen Momenten abweisend und machte eine hänselnde Bemerkung, sinngemäß etwa: »Kleine Angsthasen frisst der böse Fuchs, sei lieber ein Löwe, der beißt.« Ich befragte die Mutter nach ihrer Angst im Zusammenhang mit dem Ereignis während der Flucht, und sie gestand, dass sie in diesem Moment Todesangst gehabt hatte. Ich bot ihr an, ebenfalls eine Traumabehandlung zu machen, damit sie die hinter ihr liegenden Fluchterfahrungen besser verarbeiten kann und nicht auf ihr Kind überträgt. Sie willigte ein, und nach weiteren Sitzungen konnten wir deutliche Veränderungen auch bei Jasnia feststellen. Das Mädchen sprach jetzt auch mit mir in unseren Sitzungen, und auch anderen Freunden und Personen gegenüber sagte sie »Guten Tag« oder »Auf Wiedersehen«. Nur in der Schule sprach das kleine Mädchen weiterhin kein Wort.

Eines Tages brachte ein anderes Kind einen sprechenden Stift mit in seine Therapiesitzung mit mir. Das brachte mich auf eine weitere Idee, und ich schlug im Gespräch mit der Lehrerin vor, einen solchen Stift einzusetzen, den Jasnia besprechen und dann gegebenenfalls im Unterricht als Antwort auf eine Frage abspielen konnte. Die Lehrerin willigte ein, und wir warteten gespannt auf Jasnias Reaktion. Wir besprachen den Stift gemeinsam in der Therapie, und am nächsten Tag schon setzte Jasnia den Stift als stellvertretendes Kommunikationsmittel ein. Der Stift sagte Ja, Nein und ganze Sätze wie »Das mache ich sehr gern«. Die Idee, auf diese Weise eine Art Brücke zu bauen, um die wiedererworbene Sprechfähigkeit auch in der Schule zu ermöglichen, gelang. Jasnia konnte nun entscheiden, wann und ob die anderen ihre Stimme hörten, ohne selbst sprechen zu müssen, und nach einer Weile sprach sie gleichzeitig mit dem Stift ihre Worte aus. Nach einer weiteren Woche sprach Jasnia wieder völlig normal, als wäre nie etwas gewesen.

Traumasensible Begleitung von Kindern

Ursprünglich kommt der Begriff Trauma aus dem Altgriechischen und bedeutet Verletzung oder Wunde. Trauma ist der Ausdruck für eine körperliche Verletzung oder einen seelischen Schock bzw. eine starke seelische Erschütterung, die meistens von einem Gefühl der Todesangst begleitet ist. Ein wesentliches Merkmal einer traumatischen Erfahrung ist, dass Kinder sich ausgeliefert und hilflos fühlen. Wie schon an anderer Stelle beschrieben, gerät unser Nervensystem in einer traumatischen Situation in einen Ausnahmezustand, und unser Gehirn reagiert mit seinem uralten Überlebensprogramm: Kampf, Flucht, Erstarrung und Abspaltung. Folgende Symptome kommen häufig bei traumatisierten Kindern vor:

» Schlafstörungen / Albträume
» Plötzlich auftretende Rückschritte in der Entwicklung (zum Beispiel Rückfall in Kleinkindsprache, Einnässen)
» Psychosomatische Beschwerden (z. B. Bauchschmerzen ohne medizinischen Befund)
» Verändertes Sozialverhalten (z. B. Rückzug/Aggression oder überkontrollierendes Verhalten)
» Ständig in Habtachtstellung sein, hypersensible Wahrnehmung, Übererregbarkeit (Konzentrationsstörung, die leicht mit dem ADHS-Syndrom zu verwechseln ist), Schreckhaftigkeit
» Innere Unruhe, häufig in Verbindung mit körperlicher Hyperaktivität
» Stereotype Wiederholungen im Spiel
» Schuld- und Schamgefühle
» Posttraumatische Belastungsstörung (u. a. mit Flashbacks)
» Eskalierende Wutausbrüche
» Rückzug, Apathie
» Angststörungen, Mutismus, Zwänge, Depression

Obwohl sich die Auswirkungen von Schock und Schrecken bei jedem Kind anders zeigen können, gilt, dass diese eine existenzielle Erschütterung bedeuten. Wer existenziell bedroht wurde und Todesangst hatte, wird zwangsläufig Ängste entwickeln. Durch Vermeidung der angstbesetzten Situationen scheint vorübergehend eine Erleichterung erreicht zu werden, doch die Vermeidung führt zu einer Verstärkung der Angst vor diesen Situationen. Ein Kreislauf aus Angst und Vermeidung beginnt.

Nach einem Trauma sind Kinder über alle Maßen unruhig, und wenn dieses erhöhte Erregungslevel nicht in einem angemessenen Zeitabstand reguliert wird, können sich ernsthafte Folgestörungen entwickeln. Ein Andauern des Stresspegels führt oft zu Aggression, und ein heftiger Wutanfall sorgt dafür, dass sich die Übererregung entladen kann.

Ein traumatisches Ereignis wühlt ein Kind im Innersten auf, und es kann mit dieser Mischung aus unterschiedlichen heftigen Gefühlen nicht umgehen. Es braucht dringend die Co-Regulierung eines ruhigen Erwachsenen. Die meisten Kinder sind nach einem erlebten Trauma allein. Vielleicht, weil die Bindungsperson selbst der Täter oder die Täterin ist, weil sie sich aus Scham oder der Angst, andere zu belasten, niemandem anvertrauen wollen oder weil sie davon ausgehen, dass man ihnen sowieso nicht glauben wird. Deshalb gilt für uns alle: Augen auf, Antennen ausfahren und dem Kind immer vermitteln, dass es mit allem, was es beschäftigt oder belastet, zu dir kommen kann.

SOS – Soforthilfe bei einem Trauma

Damit sich traumatische Erfahrungen nicht festsetzen und zu Traumafolgestörungen führen, ist ein rasches Handeln direkt nach einem traumatischen Erlebnis erforderlich. Die vier Maximen des Handelns sind hierbei: Schutz bieten, Grenzen wahren, das Kind ermutigen und Hoffnung vermitteln:

» Nicht allein lassen, Eltern sind in der Regel die beste Medizin. Sind die eigenen Eltern jedoch selbst die Täter, sollten weitere wichtige Bindungspersonen dazugeholt werden.

- » Das Kind sofort aus der traumatischen Situation fortbringen. Am besten in einen gemütlichen Raum mit angenehmer, nicht greller Beleuchtung und wohliger Atmosphäre (sicherer Ort).
- » Das Kind beruhigen und nachfragen, ob man es berühren darf. Nicht alle Kinder können im Zustand der Erregung Körperberührungen ertragen. Du kannst dich auch neben das Kind setzen und seine Hand halten.
- » Erzählen lassen, wenn es das möchte. Nicht drängen, aber gern ermutigen.
- » Spiegeln und benennen seiner Gefühle.
- » Auf den positiven Ausgang des Traumas aufmerksam machen: Das war wirklich schlimm, wie gut, dass es jetzt vorbei ist und du in Sicherheit bist.
- » Eine warme Decke und ein heißer Tee wirken beruhigend. Manchen Kindern ist aber eher heiß, und sie brauchen eine Abkühlung. Fenster auf, Jacke aus etc.
- » Wenn das Kind zu zittern beginnt, versucht der Körper selbst, die Übererregung abzuleiten. Diese Körperreaktion ist positiv, und selbst wenn sie uns zunächst erschrecken kann, sollte sie unterstützt werden: Genau, zittere alles jetzt aus deinem Körper raus, das wird dir guttun. Dein Körper weiß, was zu tun ist, vertrau ihm, etc.
- » Tools zur Beruhigung des Nervensystems anwenden wie Atemübungen oder die Schmetterlings-Umarmung (siehe Übersicht Seite 344).

Trigger, verarbeitendes Spiel und posttraumatisches Spiel

Um dein Kind traumasensibel begleiten zu können, solltest du wissen, dass und welche Reize das Trauma bei deinem Kind triggern können.

- Traumatrigger kennen: Hinweisreize auf das erlebte Trauma, wie Personen, die an einen Täter erinnern, weil sie eine ähnliche Statur oder Merkmale wie Schnurrbart, Uniform etc. haben.
- Visuelle Trigger können auch Umfeldsituationen sein, die an das traumatische Erleben erinnern, Dunkelheit oder grelles Licht etc.
- Auditive Trigger können z. B. laute Sirenen, Türschlagen, das Knallen von Feuerwerkskörpern oder laute Schritte sein.
- Gerüche oder Düfte haben eine besonders starke Triggerwirkung. Traumatisierte Kinder reagieren oft auch auf bestimmte Speisen, die sie mit einem erschreckenden Ereignis verbinden. Vielleicht wurde beim Essen gestritten, oder ein Kind wurde im Falle des Nichtaufessens mit Schlägen bestraft.
- Achte darauf, wie dein Kind auf Berührungen reagiert, denn nicht selten gehörten Körperberührungen zur Traumahandlung, wie z. B. bei Gewalt oder sexuellem Missbrauch.

Wenn möglich, sollten diese Trigger im Alltag aus der Lebenswelt des traumatisierten Kindes entfernt werden, da es noch nicht in der Lage war, das Erlebte zu verarbeiten. Jede Konfrontation mit einem Trigger erzeugt eine erneute Traumawiederholung, die keinerlei positiven Effekt auf die Heilung des Traumas hat.

Wenn dein Kind ein Thema oder inneren Konflikt spielt, sucht es in der Regel nach Möglichkeiten, das Problem zu lösen, es zu verarbeiten und zu integrieren. Dieses **verarbeitende Spiel** ist wertvoll und sollte von dir zugelassen werden. Dabei spielt es bestimmte Aspekte des belastenden Themas realitätsgetreu nach oder nutzt versinnbildlichende Darstellungen, um es symbolisch auszudrücken. Da wird vielleicht der Bagger zum aggressiven, schimpfenden Vater, der die anderen Autos einfach umfährt. Indem das Kind sich mit dem wütenden Bagger identifiziert, kann es auch seine Ohnmacht in ein machtvolles Gefühl verwandeln. Das löst sich jedoch nach einiger Zeit wieder auf, sobald das Kind diese Erfahrung verarbeitet und seine Selbstwirksamkeit wieder zurückerhalten hat.

Anders ist das bei einem **posttraumatischen Spiel**, bei dem ein Traumageschehen zwanghaft wiederholt wird. Es sollte von dir unterbrochen werden, und du solltest dein Kind einem Therapeuten vorstellen. In der Regel spürt man den Unterschied deutlich an der Atmosphäre des Spiels, die eine andere Qualität trägt als das verarbeitende Spiel. Meist wirkt das Kind wie automatisiert oder wie in einer Art Trance, und sein Spiel trägt deutlich zwanghafte Züge. Es wiederholt bestimmte Abschnitte des Traumas immer wieder. Dies muss unterbrochen werden, da eine Retraumatisierung nicht ausgeschlossen werden kann. Das gilt insbesondere auch für Rollenspiele, in die andere Kinder mit einbezogen werden. Das posttraumatische Spiel kann mit einer Traumatherapie aufgelöst werden, aber beim unbegleiteten Spiel werden die Gefühle hier aktiviert, ohne dass ein Kind eine Entlastung oder Heilung erfährt.

Kapitel 9:
Familie ist bunt

Die Zusammensetzung von Familien variiert heutzutage so stark, dass es schwerfällt, einen bestimmten Typus als »normal« zu bezeichnen. Fragt man die Kinder in einer Grundschulklasse, wer alles zu einer Familie gehört, wird man vermutlich viele Antworten bekommen. Trotzdem gilt für die transgenerationale Weitergabe, dass sie epigenetisch nur über die Blutsverwandtschaft vererbt wird. Die Beziehungsgestaltung wirkt jedoch ebenso intensiv, und so finden wir auch Treueverträge mit Herzeltern wie z. B. Pflege- oder Adoptiveltern und Stiefeltern in einer Patchwork-Familie.

Bei einem gleichgeschlechtlichen Elternpaar gibt es den blutsverwandten Dritten, ob nun in Form eines Samenspenders oder einer Eizellenspenderin. Bei einem angenommenen oder adoptierten Kind gibt es die sogenannten Bioeltern immer mit im Paket – auch wenn sie unbekannt bleiben. Spätestens, wenn ein Mensch erwachsen geworden ist, möchte er wissen, woher er stammt, und macht sich auf die Suche. Manche erfahren erst durch Zufall, dass die Eltern ihrer Kindheit nicht ihre biologischen sind, und das kann eine tiefe Krise hervorrufen.

Es ist die Herausforderung unserer Zeit, diese komplexen Zusammenhänge und ihre Bedeutung für die Entwicklung des Kindes zu erfassen und für das Kind integrierbar zu machen. Ich bin der Meinung, dass man mit der Wahrheit immer am besten fährt und Kinder von Anfang an nicht im Unklaren über ihre Herkunft lassen sollte. Das zeigen auch die Erfahrungen aus meiner Praxis.

Adoptiv- und Pflegefamilien

Während die meisten Kinder in einer sicheren und liebevollen Umgebung aufwachsen, gibt es auch Kinder, die einen schweren Start und eine sehr belastete Kindheit haben. Ihre Eltern wollten sie nicht oder sind aus unterschiedlichsten Gründen nicht in der Lage, für ihre Kinder zu sorgen. In solchen Fällen kommt ein Kind oft zunächst in ein Heim und später vielleicht zu einer Adoptions- oder Pflegefamilie. Für viele Kinder ist das ein Segen, weil hier bessere Bedingungen auf sie warten und sie eine Chance für eine gelingende Zukunft bekommen. Allerdings ist es auch fast immer mit Schwierigkeiten auf allen Seiten verbunden. Die meisten dieser Kinder haben ein Bindungstrauma, welches zu den heftigsten Traumaformen gehört. Wie an anderer Stelle schon beschrieben, ist es für Kinder am allerschlimmsten, wenn die Täter eigentlich die Menschen sind, denen sie anvertraut wurden. Manche Kinder reagieren angepasst auf die neue Familie, weil ihr Überlebensprogramm sie dazu bringt, sich zu unterwerfen. Andere gehen in den Kampfmodus, und wir alle haben den Begriff »Systemsprenger« schon einmal gehört. Dieser Begriff wird meines Erachtens diesen Kindern nicht gerecht und beschreibt eher die Perspektive des Systems, das sich durch das Verhalten der Kinder »gesprengt« fühlt. Ich habe großes Mitgefühl und eine Hochachtung für die Menschen, die in diesem Bereich tätig sind und sich dieser Aufgabe gestellt haben. Die meisten Pflegefamilien haben mit ähnlichen Themen zu tun. Trotzdem, oder besser gesagt zudem, müssen wir das Kind in den Vordergrund stellen und begreifen, dass es gute Gründe hat, so zu sein, wie es ist. Genau diese Gründe müssen jedoch nicht nur verstanden, sondern es muss ein passgenauer Umgang mit den Auswirkungen dieser Gründe angegangen werden, um dem

Kind und seinen Nachkommen zu helfen. Wenn du eine solche Mutter oder ein solcher Vater bist, mach dir bewusst, dass du eine große Möglichkeit hast, dieses Kind alternative, positive Elternerfahrungen machen zu lassen, die sich von den bisher gemachten negativen Erfahrungen unterscheiden und dadurch zu einer deutlich geringeren Wahrscheinlichkeit der Trauma-Weitervererbung führen.

Ich möchte an dieser Stelle ein paar Beispiele für typische Verhaltensauffälligkeiten dieser Kinder geben, mit denen sich die Pflege- oder Adoptivfamilie oft konfrontiert sieht, und zudem erste Tipps für einen Umgang damit.

Wutanfälle

Wie schon an anderer Stelle erwähnt, ist eine Reaktion auf eine traumatische Erfahrung Kampf – so, wie der Steinzeitmensch programmiert war, um sich gegen den Säbelzahntiger zu wehren, kämpft das Kind hier für sein (seelisches) Überleben. Der Säbelzahntiger dieser Kinder heißt Gewalterfahrung durch eine Bindungsperson in der ursprünglichen Familie oder auch Angst, nicht angenommen oder geliebt zu sein. Jede kleine Zurückweisung oder etwas, das als Zurückweisung erlebt wird, wie z. B. eine Kritik oder eine strenge Stimme des neuen Vaters oder der neuen Mutter, kann traumatische Wut auslösen. Meist sind die betroffenen Bezugspersonen mit diesen heftigen Ausbrüchen überfordert und geraten selbst in einen Notzustand. Jetzt können sie das Kind erst recht nicht mehr beruhigen. Es ist fatal, wenn aufgrund von Überforderungen jetzt neue Wunden entstehen, weil das Kind stigmatisiert und abgelehnt wird. Und ja, ich kann mir sehr gut vorstellen, wie schwer es ist, ein Kind in dieser Situation anzunehmen, insbesondere dann, wenn man vielleicht selbst eine Erfahrung mit Aggression hat. Wenn es die Bezugsperson triggert und alte Erfahrungen sie in die Vergangenheit ziehen, ist es Zeit für eine Selbstreflexion. Wenn man an dieser Stelle unterscheiden kann und reguliert bleibt, ist eine Menge gewonnen.

Was tun, wenn die Wut da ist

Der aggressive Ausbruch kommt meist, wenn starke Übererregung und Dissoziation (Abspaltung) zusammenkommen und das psychische Abwehrsystem zusammenbricht. Oft bringt ein kleiner Funke das Ganze zur Explosion.

- Der Gewalt auf keinen Fall mit Gegengewalt begegnen – weder körperlich noch verbal.
- Eine Kommunikation wählen, die dem Kind signalisiert, dass es verstanden wird.
- Dem Kind signalisieren, dass Gewalt keinesfalls geduldet wird.
- Für die Sicherheit aller Beteiligten sorgen, z. B. räumliche Trennung.
- Möglichst das Kind nicht allein lassen.
- Nicht berühren – nur da sein (das ist sehr viel).
- Keine Entwertung, keine Verurteilung.
- Erst wenn das überwältigende Gefühl abgeklungen ist, kann das Kind sein eigenes Verhalten reflektieren.

Wenn das Kind ausreichend gespiegelt wurde und Bedürfnisse erkannt wurden, kann es darum gehen, nach Lösungen zu suchen, insbesondere, wenn andere Kinder wie Stiefgeschwister involviert sind. Jetzt können Methoden der gewaltlosen Kommunikation eingesetzt werden (siehe auch Seite 244, Übung 23).

Ich empfehle Pflege- oder Adoptiveltern, sich nicht zu scheuen und sich Unterstützung zu holen, wenn sie an ihre Grenzen kommen. In den meisten Fällen geht es nicht um die Aggression, es geht um das große Drama dahinter. Vielleicht hat das Kind empfindlich reagiert, weil es nicht glauben kann, angenommen zu sein, und vermutet, dass auch diesmal Eltern es weggeben werden oder es wieder Mangel erleben und um sein Überleben kämpfen muss. Ich glaube nicht, dass dieses Kind die Eltern mit seinem Verhalten »testen« will, wie so oft angenommen wird, vielmehr ist es ein Ausdruck von tiefer Verzweiflung und Angst, ein Überlebensprogramm, und es braucht die richtige Antwort.

Um die herauszufinden, muss man die genaue Geschichte des Kindes kennen und überlegen, was hier getriggert sein könnte. Nimm für einen Moment die Perspektive des Kindes ein und versuche zu verstehen, wie es ihm in diesem (neuen) Familiensystem geht. Nutze dafür etwa die Übung mit dem Familiennetz von Seite 149. So erfährst du etwas über sein Bindungsbedürfnis und auch über seine Angst vor sicherer (Ver-)Bindung.

Lügen

Viele Kinder mit traumatischen Bindungserfahrungen lügen. Das tun sie in erster Linie aus Angst und NICHT, weil sie »schlechte« Gene haben. Natürlich ist es auf keinen Fall gut zu lügen, und selbstverständlich müssen Regeln und Werte im Miteinander eingehalten und vermittelt werden. Aber selbst dann, wenn ich das tue, heißt es nicht zwangsläufig, dass ich jemanden, der lügt, bewerten oder sogar entwerten und bestrafen muss. Verstehe ich, was wirklich hinter dem Lügen steckt, werde ich milder sein und verstehen, dass Lügen aufhören kann, wenn es keinen Grund mehr dafür gibt. Gründe für dieses Verhalten können innere Glaubenssätze des Kindes sein, die aus Schlussfolgerungen aus der kindlichen Erfahrung entstanden sind. Eltern, die sauer auf mich sind, werden mich bestrafen, wegschicken, mich nicht mehr mögen, mich ablehnen usw. Wenn das Kind also etwas getan hat, von dem es weiß oder glaubt, dass seine (Pflege-)Adoptiveltern damit nicht einverstanden sind, wird es lügen, um sich in Sicherheit zu bringen. Ein weiterer Grund für Lügen kann eine Abwehrstrategie sein, mit der das Kind unangenehmen oder belastenden Themen oder Gefühlen aus dem Weg gehen kann. So gibt das Kind vielleicht nicht zu, dass es ihm schlecht geht, weil es auf keinen Fall über ein Thema sprechen will, aus Sorge, die dazugehörenden Emotionen könnten mit auftauchen.

Auch beim Lügen ist es wichtig, dass sich Bezugspersonen reflektieren und verstehen, was sie damit verbinden. Frag dich, wenn du von diesem Thema betroffen bist: Was kann ich tun, um eine andere Sicht einzunehmen und das Kind nicht zu verurteilen? Wieder können Spiegeln und feinfühliges Benennen der kindlichen Emotionen, die hinter dem Lügen stecken, Wunder wirken und eine vertrauensvolle Kommunikation fördern. Ich empfehle, dabei auf jegliche moralische Rückmeldung zu verzichten. Du könntest sagen: »Ich verstehe dein Lügen so, dass du vielleicht Sorge hast, Ärger zu bekommen. Ich denke, das ist normal, wenn man erlebt hat, was du erlebt hast. Es ist für dich bestimmt nicht leicht zu glauben, dass Menschen auch anders reagieren können, wenn du einen Fehler gemacht hast. Vielleicht können wir zusammen herausbekommen, wie ich dir dabei helfen kann, mir mehr zu vertrauen. Ich möchte, dass du weißt, dass ich die Wahrheit aushalte, auch dann, wenn sie mir nicht gefällt, und ich verspreche dir, dass wir immer eine Lösung finden werden.« Vielleicht hilft auch noch diese Botschaft: »Wenn ich sauer bin, dann bezieht sich das auf dein Verhalten und nicht auf dich als Person. Ich mag es nicht, wenn man mich anlügt, aber dich habe ich trotzdem von Herzen gern (lieb).«

Selbstverletzendes Verhalten

Sich selbst zu verletzen, ist ebenfalls ein sehr verbreitetes Verhalten bei Kindern mit Bindungstrauma. Wenn sie glauben, einen Fehler gemacht zu haben, enttäuscht sind oder sehr starke Emotionen in ihnen toben, fügen sie sich selbst Schmerzen zu, in schlimmeren Fällen mit Scheren oder Rasierklingen, Streichhölzern oder einer Zigarette. Das selbstverletzende Verhalten zu unterbrechen, reicht allein nicht aus; in diesem Fall muss eine Psychotherapeutin mit ins Boot geholt werden. Als Adoptiv- oder Pflegeeltern solltest du in einem solchen Fall nicht wegschauen, selbst wenn das Kind diese Handlungen im Verborgenen macht. Sprich es offen an und zeige auf, welche Hilfe möglich ist. Du kannst in jedem Fall deine Bereitschaft zeigen, dem Kind zuzuhören, und es wissen lassen, dass du es aushalten kannst, auch schreckliche Dinge zu hören. Das gilt selbstverständlich nur, wenn du dich dazu imstande siehst.

In manchen Fällen verschiebt sich die Aggression bzw. der nicht auszuhaltende seelische Schmerz auf Gegenstände, die dann stellvertretend zerstört werden. Das kann ein Lieblingskuscheltier, ein Kleidungsstück, ein Spielzeug sein. Das Kind kann manchmal auch das Gute nicht aushalten, weil das in ihm die Wunde berührt. Wenn also nach einem besonders schönen gemeinsamen Erlebnis selbstverletzendes oder zerstörendes Verhalten auftritt, bedenke auch diese Möglichkeit.

Kleinkindverhalten

Es kann sein, dass ein Kind mit frühen Verlassenheitserfahrungen ein sehr starkes Bedürfnis hat, noch einmal klein und bedürftig zu sein. Auch wenn es befremdlich erscheinen mag, wenn ein fünfjähriges Kind eine Windel tragen möchte oder nach einem Schnuller verlangt, ist es im Grunde ein Selbstheilungsversuch. Das Kind versucht nachzuholen, was ihm verwehrt wurde. Da in der ersten Lebensphase wichtige Erfahrungen in Bezug auf das Urvertrauen und das Vertrauen in den eigenen Körper gemacht werden, kann es vorübergehend notwendig sein, dieses Verhalten zuzulassen. Wichtig ist nicht, was andere denken, sondern dass dieses Kind nachreifen und wachsen kann. Auch hier gilt es, das Kind nicht zu bewerten und zu beschämen. Zeig Verständnis und spiegele seine Bedürfnisse. Auch wenn es eine Weile dauert, eines Tages ist der wichtige Wachstumsschritt nachgeholt, und dein Kind entwickelt sich normal weiter.

Auffälliges Essverhalten

Wenn ein Kind Vernachlässigung erfahren hat, gab es manchmal auch nichts zu essen, und es musste vielleicht tagelang hungern. Viele Pflege- oder Adoptiveltern berichten dann davon, dass diese Kinder zu Beginn sehr gierig essen und sich vollstopfen. Manche entwenden auch Lebensmittel und horten sie in ihrem Zimmer. Wenn man sich vorstellt, dass dies ein gesunder Überlebensimpuls ist, lässt sich das Verhalten besser verstehen. Auflösen lässt sich dieses Verhalten am ehesten mit viel Geduld und neuen Erfahrungen. Das Kind sollte in keinem Fall für sein Verhalten gerügt oder gar beschämt werden. Auch hier hat das Kind gute Gründe, und darin kannst du es spiegeln und auf Alternativen hinweisen, indem du etwa Folgendes sagst: »Vielleicht hast du Sorge, dass es morgen nicht auch genug Essen gibt, weil es früher bei deiner ersten Familie so war, und dann macht es Sinn, jetzt so viel zu essen wie möglich. Ich verspreche dir aber, dass es jetzt anders ist und morgen auch genug da sein wird, aber wenn du willst, legen wir extra einen Vorrat für dich an.

Da kannst du dir jederzeit etwas zu essen holen, wenn du Hunger hast.«

Eine andere Form der Essstörung ist es, wenn Kinder als Ersatz für andere Bedürfnisse wie Liebe und Anerkennung zum Essen, meist zu Süßem, greifen. Als Expertin für Essstörungen weiß ich, dass vor allem Süßes eine Verbindung zur ersten Mutter-Kind-Erfahrung herstellen kann. Im Mutterleib und vielleicht auch in den ersten Wochen nach der Geburt waren Liebe und Kontakt stets mit süßer Mutternahrung verbunden. Auf diese Weise können Kinder diese Sehnsucht vorübergehend stillen und brauchen sich nicht auf eine gefährliche neue Nähe zu ihren Pflegeeltern einzulassen.

Wenn du dieses Verhalten beobachtest, könntest du sagen: »Manchmal hilft es, etwas Süßes zu essen, um sich zu trösten, das kenne ich auch. Denkst du, wir können zusammen auch noch andere Möglichkeiten finden? Vielleicht etwas, was dein Körper und deine Zähne noch viel besser vertragen?«

Mit dem »Herzpflaster-Ritual« aus meiner Spiele-Apotheke* kannst du zusammen mit deinem Kind herausfinden, welchen Trost es braucht, wenn es verletzt oder traurig ist.

Übung 26: **Herzpflaster**

Art der Übung: Ritual bei Herzwunden

Ziel der Übung: gemeinsam herausfinden, welcher Trost passgenau ist

Dauer: Vorbereitung ca. 10–20 Minuten, Durchführungsdauer individuell verschieden

Material: Miniherzkissen, mit einem Pflaster versehen, Zettel und Stift

Triggerpotenzial: gering

Vorbereitung

Macht es euch bequem, und nehmt euch für die Übung ausreichend Zeit. Zettel, Stift und ein kleines Herzkissen mit Pflaster liegen bereit.

Durchführung

Mit folgenden Fragen könnt ihr nun gemeinsam erforschen, was das Herz deines Kindes in diesem Fall braucht (warte die Antworten des Kindes zunächst ab, dann kannst du sie gegebenenfalls ergänzen):

- » Was glaubst du, woran man erkennen kann, wenn deine Seele traurig ist und dein Herz eine Wunde hat?
- » Frag dein Herz – es hat seine ganz eigene Art, dir zu antworten. Vielleicht schickt es dir ein Körpergefühl oder ein Bild oder einen Gedanken dazu. Höre und fühle genau hin.
- » Welches Gefühl hast du? Kannst du es benennen? Z. B. traurig, enttäuscht, verzweifelt, gekränkt, einsam (hier macht es Sinn, Vorschläge zu machen)?
- » Wie geht es deinem Herzen dabei? Fühlt es sich eher schwer an wie ein Stein, oder klopft es ganz stark? Manchmal ist einem heiß oder ganz kalt. Alles ist möglich.
- » Vielleicht kann eine Farbe besser ausdrücken, was du fühlst. Welche Farbe hat dein Herzgefühl?

Bleib nicht zu lange bei den belastenden Gefühlen. Es reicht, diese deutlich herausgearbeitet zu haben, um dann zu wissen, was es für den Trost braucht.

Frag dein Kind:

- » Was genau müsste da sein oder passieren, damit sich dein Herz wieder gut anfühlt?

Wenn es traurig ist, braucht es vielleicht Fröhlichkeit und zeigt dir das, indem es eine von dir als Symbol angebotene Sonne auswählt.

Schreibt oder malt eine Anleitung oder ein Herzpflaster-Rezept:

- Wenn dein Herz geantwortet hat, dass du etwas Warmes und Kuscheliges brauchst, könntest du z. B. schreiben: 1x Wärmflasche und meine Lieblingskuscheldecke; mit Mama oder Papa auf dem Sofa kuscheln; mein Kuscheltier umarmen.
- Du merkst am besten, wann sich der Trost wirklich gut anfühlt. Dann entsteht ein wohliges Gefühl in dir.
- Nun kann das Rezept bzw. die Anleitung mit dem Herzpflasterkissen verbunden und auf das Herz des Kindes gelegt werden.
- Fühl noch mal hin, ist es so richtig? Das kleine Stoffherz mit dem Pflaster ist weich und kuschelig, und du kannst es nun eine Weile ganz nah am Herzen tragen. Es tröstet dich und lässt dich spüren, was es braucht, damit das Herz jetzt gut versorgt ist.
- Als Nächstes sollte alles unternommen werden, um die »Zutaten« des Rezeptes zu finden und umzusetzen. Falls nicht alles sofort umsetzbar ist, erinnert das Herzpflaster daran, was gut ist und dass nach einer Lösung gesucht wird.

Weitere Ideen für den passgenauen Trost: einen Lieblingsmenschen umarmen, mit jemandem reden, dem du vertraust, z. B. deinem besten Freund. Ein bunter Blumenstrauß kann dein Herz zum Lachen bringen, oder du lässt dir ein Buch vorlesen. Deine Stimmung verbessert sich sofort, wenn du ein Lied singst, das du sehr gerne magst, und am besten singst du es mit jemandem zusammen. Gibt es einen Duft, den du so richtig schön findest? Woran erinnert er dich? Es kann auch ein Glimmer sein, der dich jederzeit an etwas Wunderbares erinnern kann, das du schon einmal erlebt hast.

Biografiearbeit mit Kindern

Jeder Mensch hat ein Recht darauf, seine Wurzeln zu kennen und zu wissen, woher er stammt. Die meisten Kinder kennen ihre Eltern und Großeltern, meist sind sie auch mit Tanten und Onkel, Cousinen und Cousins in Kontakt. Kinder ohne diese Möglichkeiten haben oft Lücken in ihrer Biografie, und es hat sich gezeigt, wie wichtig Biografiearbeit mit Kindern sein kann, die keinen Zugang mehr zu ihrer ursprünglichen Familie haben bzw. nie hatten.

Wenn die Vergangenheit im Dunkeln liegt, niemand darüber spricht und auch ansonsten keine Verbindung mehr zur Herkunftsfamilie oder auch nur einer Elternseite besteht, entwickeln Kinder dazu Fantasien. Es könnte sein, dass sie dazu neigen, die Herkunftsfamilie zu idealisieren, meist jedoch gehen sie davon aus, dass sie etwas Schlechtes ist, mit dem man nichts zu tun haben sollte. Da sie aber genetisch von dieser Familie oder diesem Strang der Familie abstammen, müssen sie diese Seite dann auch in sich selbst ablehnen. Zu diesen Kindern gehören oft Pflege- und Adoptivkinder, aber auch Kinder, die aus einer Samen-, Eizellen- oder Embryonenspende entstanden sind.

Wer ist mein biologischer Vater oder meine Mutter? Von welcher Familie stamme ich ursprünglich ab? Was für Menschen waren meine Vorfahren? Warum haben sie mich weggegeben? Warum bin ich aus einer Samen- oder Eizellenspende entstanden? Was habe ich erlebt, bevor ich von einer Pflege- oder Adoptivfamilie aufgenommen wurde? So viele Fragen können ein Kind beschäftigen. Gut ist es, wenn diese wahrheitsgetreu (natürlich in kindgerechter Form) beantwortet werden können. Es gibt wunderbare Ansätze für diese Arbeit, und in den Buchempfehlungen findest du dazu meine Favoriten.

Wenn es dir möglich ist, fördere die Biografiearbeit mit deinem Kind. Ihr könnt z. B. ein Familienbuch oder ein ICH-Buch anlegen. Hier kann das Kind sich selbst vorstellen und seine Vorlieben und Wünsche eintragen. Es können aber auch wichtige Ereignisse und Familiengeschichten gesammelt werden. Je mehr ein Kind über sich, seine Herkunft und seine Ursprungsfamilie erfährt, desto besser kann es die Realität annehmen und damit auch sich selbst. Eine meiner Lieblingsmethoden für Biografiearbeit mit Kindern ist das gemeinsame Erzählen eines Märchens. In diesem kommen alle wichtigen Personen vor, auch die, mit denen das Kind nicht (mehr) zusammenlebt, und die Geschichte braucht, wie jedes Märchen, eine Herausforderung, die gemeistert werden muss. Dabei gibt es Gegenspieler und natürlich kleine Wunder oder besondere Helferlein und am Ende natürlich ein Happy End.

Übung 27: Das Märchen über dich

Art der Übung: Biografiearbeit mit Kindern
Ziel der Übung: ressourcenfokussierte Erkundung der eigenen Geschichte
Dauer: solange ihr Freude habt, Fortsetzung gewünscht
Materialien: Malstifte, Papier, Kleber, Glitzer, Schere
Triggerpotenzial: *

Vorbereitung

Macht es euch bequem, und nehmt euch ausreichend Zeit. Die Materialien für das Ausschmücken des Märchens liegen bereit.

Durchführung

Das Besondere an diesem Märchen ist, dass das Happy End schon am Anfang feststeht. Dazu darf das Kind mit deiner Unterstützung ein Happy End entwickeln, das so richtig gut zu den eigenen Sehnsüchten und Wünschen passt. Vielleicht wird eine Prinzessin geheiratet oder ein fremdes Land erkundet, es könnte sein, dass man in einem Schloss wohnt oder geheime Superkräfte entwickelt. Alles ist möglich. Du fragst also:

»Stell dir vor, du wärst die Hauptperson in diesem Märchen, das wir heute erzählen, und es gibt für dich das beste Happy End aller Zeiten – wie sähe das wohl aus? Was denkst du?«

Das Happy End: Wählt die beste Idee aus und schreibt oder malt das Happy End auf. So bunt wie möglich und gern auch mit Glitzer.

Weiter geht es mit der Vorarbeit zur Märchengeschichte. Stellt zunächst einen kleinen Leitfaden zusammen, in dem ihr Personen, Handlungen, wichtige Ereignisse und magische Helfer auflistet. Du könntest das so initiieren: »Damit wir nun das Märchen erzählen können, bei dem wir ja das Happy End schon kennen, lass uns mal schauen, wer noch so mitspielt«:

- » Hauptpersonen sind: das Kind als Märchenfigur (dabei ist jede Rolle oder Märchenfigur erlaubt) und wer noch?
- » Ein Gegenspieler, der die Hauptperson herausfordert. Das kann vielleicht ein Monster oder Drache sein. Bitte ebenfalls aufmalen oder notieren.
- » Die zentrale Handlung des Märchens: Worum geht es, was ist passiert? Welches Drama zeigt sich? Sammelt dazu Stichpunkte (nur so tief ins Drama einsteigen, wie nötig, um die Geschichte klar zu haben).
- » Welche positiven Fähigkeiten besitzen die Hauptpersonen? Gibt es Superkräfte? Welche?
- » Welches Abenteuer, welche Herausforderung muss bestanden werden?
- » Wer hilft dem Kind? Eine weise Person, ein Zauberer, eine Fee? Jemand anderes?

» Welcher magische Gegenstand kann das Kind beschützen und das Böse besiegen?

Ist alles gesammelt, kann das Märchen erzählt, aufgeschrieben und mit gemalten Bildern ausgeschmückt werden. Schon von Beginn an hat man nun das Happy End im Blick. Das hilft, den vielleicht nicht so einfachen Anfang besser zu verarbeiten.

Manche Kinder wollen dieses Märchen immer wieder erzählt bekommen oder es selbst erzählen. Manchmal verändern sie dabei einige Details, und das ist wunderbar – ist es doch ein Zeichen für erste Veränderungsschritte. Wir als Erwachsene machen das ja auch so. Nicht selten erfinden wir etwas hinzu oder lassen Details weg. Je nachdem, wem wir unsere eigene Geschichte erzählen. Vielleicht solltest du dir selbst mal ein Märchen schreiben.

Transgenerationale Weitergabe bei Samenspende und Co.

Immer mehr Kinder entstehen durch eine Samenspende, eine Eizellen- oder Embryonenspende. Was für viele Eltern die Erfüllung ihres lang ersehnten Kinderwunsches ist, ist gleichzeitig oft ein streng gehütetes Geheimnis. Besonders in den ersten Lebensjahren des Kindes steht die Anpassung an das neue Familienleben im Vordergrund, und die Frage nach der Entstehung tritt in den Hintergrund. Doch wie viel Wahrheit braucht ein Kind, um sich gesund entwickeln zu können? In meiner Praxis stelle ich immer wieder fest, wie untrüglich Kinder in ihrer Wahrnehmung sind. Vielleicht haben wir mit unserer (kleinen) Lüge nur Gutes im Sinn, wollen die Beziehung zum nichtbiologischen Elternteil schützen oder das Kind nicht verunsichern, aber es nimmt diese kleinen, feinen Momente wahr, wenn unser Blick nicht standhalten kann oder eine komische Stimmung entsteht, wenn ein ähnliches Thema aufkommt und einige im Raum Bescheid wissen. Wollen wir wirklich nur das Kind schützen? Oder ist es nicht vielmehr unsere Unwissenheit oder Feigheit, die Angst vor diesem Moment der Wahrheit und vor dem, was die Wahrheit bewirken wird? Ich kann nur empfehlen, die Wahrheit zu wählen, denn das, was wahr ist, können wir selbst dann, wenn es schwer zu ertragen ist, am besten verarbeiten und integrieren.

Doch wie bringt man einem Kind bei, dass es aus einer Samenspende oder einer Eizellenspende entstanden ist? Es sollten kindgerechte Gespräche sein, die möglichst früh starten und die Entstehungsgeschichte so normal wie möglich erklären. Zur Unterstützung gibt es wunderbare Kinderbücher, die sehr liebevoll erklären, warum es ein Glücksfall ist, dass der biologische Vater oder die biologische Mutter bereit waren, Samen bzw. Eizelle zu spenden, damit die kleine Herzfamilie zu ihrem gewünschten Wunschkind kommt. Kinder gehen in der Regel unbekümmert mit dieser Tatsache um, und doch kann es eines Tages dazu kommen, dass sie wissen wollen, wer der biologische Elternteil ist. Natürlich haben die sozialen oder Herzeltern diese Kinder im Leben geprägt, doch was ist mit den Erkenntnissen der Epigenetik und ihren Antworten auf so manche Frage der eigenen Identitätsentwicklung? Können die unsichtbaren Bindungen mit unseren Vorfahren in diesem Fall einfach ignoriert oder ausgeklammert werden? Immer öfter entscheiden sich Paare und auch Singlemütter dafür, den Spender der Samen persönlich zu kennen.

Familienwissen und Anonymität

Durch die Medien ging vor nicht allzu langer Zeit *Der Mann mit 1000 Kindern*, der offenbar mehr als 1000 Kinder weltweit »gezeugt« hatte, der die Beschränkungen der Samenbanken (nicht mehr als 25 Kinder pro Spender) offensichtlich umgehen konnte, weil er sich bei vielen Samenbanken weltweit angemeldet hatte und zudem seine Dienste im Internet anbot – ebenfalls weltweit. Auch andere Samenspender wollen nicht anonym bleiben und haben inzwischen eine beachtliche Nachkommenschaft gezeugt. Etwa Gerit, ein Samenspender mit inzwischen 30 Kindern. Nur drei davon nennt er seine eigenen und lebt mit ihnen und der Mutter der Kinder zusammen. Aber alle Kinder kennen ihren Biovater Gerit, und einmal im Jahr kommt die »Herde«, wie sich die Gemeinschaft der Eltern von diesen Samenspenderkindern nennt, zusammen. Sie tauschen sich untereinander aus, stellen Gerit gegebenenfalls ein weiteres seiner Spenderkinder vor und dürfen Fragen stellen. Gerit hält strikte Grenzen ein, gratuliert den Kindern nicht zum Geburtstag und pflegt über dieses einmalige Treffen im Jahr keine persönlichen Beziehungen. Es freue ihn, den Paaren und Singlemüttern einen Herzenswunsch erfüllt haben zu können, aber er wolle in deren Leben keine Rolle spielen. Weil er aber dennoch Verantwortung übernehmen wolle, stehe er für Fragen bezüglich Erbkrankheiten oder Ähnlichem zur Verfügung. Noch sind die Kinder nicht erwachsen, stellen bisher keine Fragen. Doch was wird geschehen, wenn sie einst ihren Treuevertrag mit der väterlichen Linie verstehen wollen, wenn transgenerationale Themen weitergereicht wurden auch ohne persönliche Beziehungserfahrung? Ich blicke, was das angeht, mit Spannung, aber auch mit Sorge auf das, was uns erwartet.

In Deutschland haben übrigens Kinder, die durch eine Samenspende gezeugt wurden, das Recht, Informationen über ihren biologischen Vater zu erhalten. Dieses Recht ist im Samenspenderregistergesetz (SaRegG) geregelt, das seit Juli 2018 in Kraft ist. Laut diesem Gesetz können Kinder ab dem Alter von 16 Jahren beim Deutschen Institut für Medizinische Dokumentation und Information (DIMDI) einen Antrag stellen, um die Identität des

Samenspenders zu erfahren. In bestimmten Fällen kann dieses Recht auch schon vor dem 16. Lebensjahr geltend gemacht werden, wenn ein berechtigtes Interesse besteht. Das Gesetz stellt sicher, dass die Daten der Samenspender für über 100 Jahre gespeichert werden, um den Kindern langfristig den Zugang zu diesen Informationen zu ermöglichen.

Patchwork-Familie und ihre Herausforderungen

Die typische Patchwork-Familie entsteht meist nach einer Trennung, wenn einer oder beide Partner jemand Neues kennenlernen und zusammenziehen. Wenn der neue Partner oder die neue Partnerin selbst ein Kind mitbringt, entsteht eine neue Geschwisterfolge, und das gesamte Familiensystem muss sich auf die neuen Bedingungen einstellen. Wenn das neue Paar dann auch ein gemeinsames Kind bekommt, entstehen sensible Befindlichkeiten bei Kindern aus erster Ehe und ihren getrennt lebenden Elternteilen. Schnell fühlt sich jemand ausgeschlossen oder verliert auch tatsächlich seinen ursprünglichen Platz in der Familie.

In der »neuen« Familie gibt es zumindest ein neues Mitglied, den neuen Partner oder die neue Partnerin. Wenn das Kind bei dieser Person einen Platz im Herzen und im Leben erhält und umgekehrt diese Person auch ins eigene Herz schließen kann, ist ein wertvoller Schritt gelungen. Aber nicht selten entstehen hier Loyalitätskonflikte, in die das Kind verstrickt wird. Vielleicht spürt es, wie sehr der andere Elternteil, der vielleicht der »Verlassene« ist, unter der neuen Familiengründung seiner Ex-Partnerin bzw. des Ex-Partners leidet. In solchen Fällen stellen sich Kinder meistens auf die Seite des als schwächer erlebten Elternteils. Auch Abhängigkeiten, die zu einem Elternteil als existenzieller erlebt werden als zu dem anderen, können sich in einer stärkeren Loyalität mit diesem Elternteil ausdrücken. Das kann beispielsweise dazu führen, dass ein Kind seinen Platz in der neuen Familie nicht einnehmen will oder darf. Vielleicht zieht es sich zurück oder wird zum »Bremsklotz« und »verhindert«, dass das neue Familienleben in Gang kommt. Ein Kind braucht die Erlaubnis, ein Teil der neuen Familie sein zu dürfen, und auch ein eindeutiges Zeichen, hier willkommen zu sein.

Ein weiterer erschwerender Aspekt ist die Tatsache, dass Kinder jetzt oft zwei Familien haben und, je nachdem, für welches Modell Eltern sich entschieden haben, in beiden Familien Lebenszeit verbringen. Bei einer meiner Patientinnen war das wie folgt.

Beispiel: Die geteilte Frieda

Frieda lebt jetzt eine Woche bei Papa, die nächste Woche bei Mama. Gewechselt wird immer montags nach der Schule. Frieda ist neun Jahre alt und kann sich nicht an diese neuen Bedingungen gewöhnen. Wenn sie bei Papa sei, vermisse sie die Mama und umgekehrt. Papa habe ihr außerdem verboten, mit Mama zu telefonieren, wenn sie bei ihm ist. Das findet Frieda schlimm. Überhaupt hat niemand nach ihrer Meinung gefragt, und jetzt muss sie die Folgen ertragen, die aus der elterlichen Trennung entstanden sind. Besonders schlimm ist es für Frieda, seit der kleine Bruder Carlo auf der Welt ist. Halbbruder Carlo, wie Papa immer betont, dem es gar nicht zu gefallen scheint, dass Mama nun mit Gerd glücklich ist und die beiden ein Kind zusammen haben. Dabei liebt Frieda Carlo über alles. Nur sehr selten schleicht sich ein unangenehmes Gefühl ein, wenn Gerds Eltern, also Carlos Großeltern, zu Besuch sind und Frieda das Gefühl bekommt, nicht wirklich dazuzugehören. Sie machen dann viele Fotos von sich und Carlo, und niemand fragt, ob Frieda nicht auch auf dem Bild sein möchte. Schlimm ist es auch für Frieda, wenn Papa schlecht über Mama und Gerd spricht. All das macht Frieda traurig, und da hilft es ihr auch nicht, dass sie nun zwei Kinderzimmer hat, die vollgestopft sind mit bunten Spielsachen. Eine Lehrerin bemerkt, dass Frieda sich immer mehr zurückzieht, und bittet die Eltern, sich Hilfe zu holen. So kommt Frieda zu mir in die Behandlung. Ich mache in diesem Fall zwei Erstgespräche und lade Mutter-Tochter und Vater-Tochter getrennt ein. In diesen Gesprächen konnte Frieda mit ihrer Not sichtbar werden, und beide Eltern zeigten sich bemüht, alles dafür zu tun, dass es Frieda schnell besser geht. Ich empfahl den Eltern, einen Kurs zu machen, der den Blick auf das Kind schult und extra für getrennte Eltern angeboten wird. Zusätzlich vertiefte ich das Thema mit dem transgenerationalen Blick, denn in den meisten Fällen wiederholt sich mit einer Trennung auch vererbte Geschichte.

So wie bei Friedas Vater Tim, der aufgrund seiner Verletztheit die Loyalität seiner Tochter erhält. In einem Einzelgespräch erkunden wir die Erfahrungen seiner Kindheit und verstehen noch mehr, wie tief ihn das Verhalten der Ex-Frau getroffen hat. Tims Eltern trennen sich, als er zehn Jahre alt ist. Sein Vater verlässt die Familie und hält nur sehr unregelmäßig Kontakt. Als dieser ein weiteres Kind mit seiner neuen Partnerin bekommt, bricht die Beziehung zu Tim ab. Seine Mutter unternimmt nichts, um einen Besuchskontakt aufrechtzuerhalten, weil sie selbst die Trennung nicht verarbeiten kann. Tim erkennt die Parallelen zur aktuellen Situation und kann seine Verstrickung nachvollziehen. Indem er seine Emotionen zulässt und neu sortiert, welche davon aus der alten Kränkung mit dem Vater und welche zur Ex-Frau gehören, kann er besser verstehen, warum ihn die Tatsache mit dem neuen Halbbruder von Frieda so verletzt. Es ist sehr schwer auszuhalten, wenn Frieda diesen Bruder so abgöttisch liebt, obwohl er von Gerd und nicht von ihm ist, und dann ist da die Sorge,

Frieda könnte auch den Kontakt zu ihrem Vater aufgeben und ihn verlassen, wie es einst sein eigener Vater getan hatte. Nach einem Realitätscheck konnte Tim diese Sorge zumindest kognitiv aufgeben und war mehr in der Lage, auch Friedas Not zu sehen. Tim begann damit, in seiner eigenen Vergangenheit aufzuräumen, um nicht weiteren Ballast auf seine Tochter Frieda zu laden. Ich schlug ihm vor, ein kleines Ritual mit Frieda durchzuführen.

Symbolische Anwesenheit

Für dieses Ritual sollten sich beide je einen kleinen Gegenstand aussuchen, der symbolisch für die Einmaligkeit ihrer Beziehung als Vater und Tochter stand. Tim wählte ein kleines Kuscheltier aus, mit dem Frieda als Kleinkind viel gespielt hatte und das er ihr damals geschenkt hatte. Frieda wählte einen Schlüsselanhänger aus, den sie zusammen mit Papa auf einem Flohmarkt erstanden hatte und den sie immer bei sich trägt. Solange Frieda beim Vater ist, liegen beide Symbole in einem Korb nah nebeneinander. Bevor Frieda wieder zur Mutter geht, lässt sie dem Vater ihr Symbol, den Schlüsselanhänger, da und nimmt dafür Papas Symbol mit, das alte Kuscheltier. So stellen beide sicher, dass ihre Beziehung auch dann besteht, wenn sie nicht zusammen sind.

Mit der Mutter wurde unter anderem besprochen, dass ein Ankommen der Tochter in der neuen Familie auch bedeutet, die Schwiegereltern für diese Tatsache zu sensibilisieren.

Alte Beziehungen aufarbeiten

In weiteren Elterngesprächen wurde deutlich, dass beide Ex-Partner ihre zerbrochene Beziehung nicht aufgearbeitet haben. Auch bei Lea, Friedas Mutter, gab es transgenerationale Themen im Hintergrund, die weiterhin wirken und für Wiederholungen sorgen, wenn sie nicht ans Licht geholt werden. Lea, selbst ein Patchwork-Kind, wurde von allen ihren Halbgeschwistern abgelehnt und hat sich bis heute nicht von ihnen angenommen gefühlt. Die Geschwister waren auf beiden Seiten bereits über 15 Jahre alt, als Lea geboren wurde, und sie waren nicht gewillt, die kleine Stiefschwester als neues Familienmitglied anzuerkennen.

Nur an bestimmten Familienfesten träfe man aufeinander, und dann kämen sehr unschöne Gefühle in Lea auf. Da die Halbgeschwister damals nur sehr kurz mit ihr zusammengelebt hatten und sich Lea nicht an diese Zeit erinnern kann, bleiben die Geschwister für sie bis heute fremd. Lea gesteht, dass sie die Situation mit den Schwiegereltern ausgeblendet habe, weil es die eigene Geschichte angerührt habe. Das war ihr aber nicht bewusst. Erst jetzt war Lea offen für die tiefe Liebe, die Frieda dem kleinen Carlo entgegenbrachte, und konnte die eigene Geschichte besser von ihrer Tochter und dem kleinen Sohn abgrenzen.

Je mehr sich beide Eltern mit der eigenen Geschichte auseinandersetzten und auch ihre Beziehung miteinander klären konnten, desto klarer konnten sie die Tochter mit ihren Bedürfnissen sehen und annehmen. Auf diese Weise kann Frieda ihren Platz in der neuen Familie einnehmen, ohne Angst zu haben, ihren Vater damit zu verletzen. Mutter Lea kann sich besser positionieren und die Geschwisterbeziehung unterstützen.

Wie bei allen Übergängen im Leben können auch hier Rituale helfen und eine Unterstützung dabei sein, Altes loszulassen und Neues willkommen zu heißen. In der Spiele-Apotheke® beschreibe ich, wie du zusammen mit deiner Familie ein Ritual für Übergänge gestalten kannst. Eltern müssen jedoch zuvor an sich selbst arbeiten, denn erst wenn sie nicht mehr leiden und das Wohl des Kindes in den Vordergrund stellen können, kann auch das Kind die Veränderung in seinem Leben annehmen und ankommen.

Regenbogenfamilien

Wenn sich mindestens ein Elternteil nach außen als lesbisch, schwul, bisexuell oder transgender definiert und sich in irgendeiner Form der LGBTIQ-Community (Lesben, Schwule, Bisexuelle, Trans*, Inter* und Queers) zugehörig fühlt, dann wird häufig von einer Regenbogenfamilie gesprochen. Meist verstehen wir darunter ein gleichgeschlechtliches Elternpaar, das zusammenlebt oder sogar miteinander verheiratet ist und beschlossen hat, selbst Kinder großzuziehen. Das Glück, Kinder zu haben und sie durch die verschiedenen Lebensphasen zu begleiten mit all ihren Herausforderungen und Glücksmomenten, teilen Regenbogeneltern mit vielen Eltern auf dieser Welt. Doch sie haben noch mit mehr als dem zu tun, sie kämpfen oft immer noch gegen Ausgrenzung und Ablehnung. Viele kämpfen zudem gegen Vorurteile und Verurteilung in der eigenen Herkunftsfamilie, und so sind die Verbindungen zu Großeltern und weiteren Vorfahren belastet.

Egal ob ihre Kinder aus ersten Beziehungen kommen, per Samen- oder Eizellenspende entstanden sind oder das Paar sich für Pflege- oder Adoptivkinder entschieden hat, sie sind Eltern von Kindern, und somit finden auch hier transgenerationale Prozesse statt. Ähnlich wie bei Adoptiv- oder Pflegeeltern gibt es auch hier oft noch die Beteiligung eines dritten oder sogar vierten Elternteils. Wenn beispielsweise zwei Schwule zusammen ein Kind haben, ist nur einer der leibliche Vater, und es gibt dazu eine biologische Mutter. Der andere Vater hat eine tiefe Beziehung zum Kind, ist in seinem Erleben ebenso Vater mit ganzem Herzen. Der Herzpapa, wie ich ihn gern nenne, hat mit großer Wahrscheinlichkeit ebenso einen Treuevertrag mit seinem Kind wie der biologische, aber es fehlt hier die epigenetische Weitergabe. Dafür gibt es unabhängig von der Dauer der Beziehung (mindestens ja die neun Monate der Schwangerschaft) aus epigenetischer Sicht einen Treuevertrag mit der Mutter.

In meiner Arbeit habe ich bisher nur zu Adoptivkindern gearbeitet, die sich nicht mehr an den Kontakt zur biologischen Mutter oder zum Vater erinnert haben. Sie stellten wie selbstverständlich den Adoptivvater bzw. Herzvater, die Adoptivmutter bzw. die Herzmutter auf, wenn es um die Skulpturarbeit zum Treuevertrag des Kindes ging. Ich schlug ihnen vor, den leiblichen Elternteil mit aufzustellen, und so wurde eine besondere Triade sichtbar.

Übung 28: Der Treuevertrag mit zwei Vätern bzw. zwei Müttern

Art der Übung: Skulpturarbeit Triade
Ziel der Übung: Entschlüsselung des Treuevertrags mit biologischen und leiblichen Elternteilen
Dauer: ca. 40–60 Minuten
Material: Papier und Stifte
Triggerpotenzial: ***

Vorbereitung
Immer wenn wir unser unbewusstes Wissen aktivieren wollen, macht es Sinn, zuvor eine kleine innere Versenkung zu machen, um innere Bilder und Erleben zu aktivieren. Das nutzen wir dann, um unbewusstes Wissen zu erkunden. Nimm folgenden Text zuvor auf, und lass ihn abspielen, damit du dich ganz auf den Inhalt einlassen kannst.

Sorge dafür, dass dein Notfallkoffer bereitsteht, denn bei dieser Übung können intensive Gefühle ausgelöst werden. Suche einen Ort der Ruhe auf, wo du eine Zeit lang ungestört bist.

Durchführung

Schalte alle Störquellen aus, und nimm eine dir angenehme Körperhaltung ein. Konzentriere dich auf deine Atmung, und komm innerlich zur Ruhe. Lausche ein paar Minuten nach innen, ohne etwas zu tun oder zu erwarten.

Wenn du so weit bist, stelle dir innerlich die Schlüsselfrage zum Vater oder zur Mutter. Wähle die betreffende Schlüsselfrage aus:

- » Als Tochter zur Mutter: Worin darf ich meine Mutter nicht überrunden?
- » Als Sohn zum Vater: Worin darf ich meinen Vater nicht überrunden?
- » Als Tochter zum Vater: Worin darf ich meinen Vater nicht enttäuschen?
- » Als Sohn zur Mutter: Worin darf ich meine Mutter nicht im Stich lassen?

Lass die dazu auftauchenden inneren, unbewussten Bilder oder Szenen einfach entstehen, ohne sie zu interpretieren oder zu bewerten. Bitte sowohl den leiblichen als auch den Herzelternteil aufzutauchen. Eine Dreiecksbeziehung stellt sich dar, eine Triade. Komm dann aus der inneren Versenkung zurück und zeichne auf, was du erlebt und gesehen hast. Wenn du bereits Botschaften gehört hast, schreib sie dazu. Gib dem Bild einen Titel.

Stell dir nun vor, du würdest dieses Bild in einem Kunstmuseum an der Wand hängen sehen. Betrachte es aufmerksam und lass es auf dich wirken.

Verbinde dich mit deiner Position als Kind auf dem Bild:

- » Was nimmst du emotional und auch körperlich wahr?
- » Welche Botschaft sendest du an den leiblichen, welche an den biologischen Elternteil?
- » Welche Botschaften erhältst du?

Mach dir Notizen, und versetz dich dann nacheinander in die Position der beiden Elternfiguren.

Lass dir Zeit, dich hier einzufühlen und aus der Perspektive des leiblichen wie aus der Perspektive des Herzelternteils auf diese Triade zu schauen.

» Wie fühlt sich diese Position an? Was denkst du über dein angenommenes bzw. dein leibliches Kind?
» Welche Botschaft hast du für das Kind und welche kommt von ihm bei dir an, wenn du in der Elternrolle bist.
» Welche Botschaften tauschen die beiden Elternteile aus, also zum Beispiel Herzpapa und leiblicher Vater?

Schreib nun auch diese Botschaften in dein Bild, und spüre in dich hinein. Lass dazu die Schlüsselfrage noch einmal auftauchen, und sei neugierig, welche Antwort in dir entsteht. Schreib deine Treuegebote zu beiden Elternteilen auf.
Mein Treuegebot mit meinem leiblichen Elternteil lautet:

____

Der Treuevertrag mit dem Herzelternteil lautet:

____

Stell dir weitere Fragen:

» Wie unterscheiden sich die beiden Verträge? Gibt es auch Ähnlichkeiten?
» Welche Familienwunden sind dir aus diesen Ahnenlinien bekannt?
» Darfst du deinem Herzelternteil »untreu« werden und auch den biologischen Elternteil als bedeutsam für dein Leben anerkennen?
» Was braucht es, um beiden Elternteilen desselben Geschlechts einen Platz zu geben?

Tausch dich mit einer Person deines Vertrauens aus, und setz gegebenenfalls deine Ahnenreise fort, indem du weitere Informationen über deine Vorfahren sammelst und auswertest.

Transgender und der Treuevertrag des Kindes

Ich werde immer wieder gefragt, wie denn nun der Treuevertrag zu verstehen ist, wenn eine Transperson ihn bei mir entschlüsseln möchte. Wenn also eine Person beispielsweise als Junge erzogen wurde, sich später aber mit dem weiblichen Geschlecht identifiziert. Ist dann der kindliche Treuevertrag mit dem gleichgeschlechtlichen Elternteil der Vater oder die Mutter? Auch für mich sind diese Fragen neu; letztendlich bin ich zu dem Schluss gekommen, dass eine Transfrau vermutlich von ihrer Umgebung und ihrer Familie in der Kindheit als männlich wahrgenommen und behandelt wurde. Da der Treuevertrag in der Kindheit entsteht, gilt für mich als der gleichgeschlechtliche Elternteil in diesem Fall der Vater. Es ist aber wichtig zu verstehen, ob die Transfrau sich selbst als Kind männlich oder schon immer weiblich erlebt hat. Diese Tatsache ist ebenso Teil des Prozesses, der ja in jeder Generation mit den jeweiligen Themen der Ahnen zu tun hat. Wir müssen auch weiterhin offen dafür bleiben, dass die Tatsache, wie wir uns erleben und erfahren, Teil unseres Treuevertrags ist und wir somit erkennen können, wo wir aus Treue zum System auf eigene Identitätsentwicklung verzichtet haben. Wenn wir beim Thema Geschlechtsidentität endlich damit aufhören können, alles in Normen packen zu müssen und als richtig oder falsch, als normal oder unnormal zu bewerten, können wir die viel wichtigeren Themen dahinter erkennen.

Beispiel: Dianas/Dans Treuevertrag

Dan ist ein 30-jähriger Transmann und hieß in seiner Kindheit Diana. In seiner Ahnenarbeit hat Dan erfahren, wie sehr die geliebte Großmutter ihren als Kleinkind verstorbenen Sohn vermisste und ihrem zweiten Sohn, Dans Vater, insgeheim die Schuld am Unfalltod des Bruders gab. Der kleine Bruder des Vaters wurde als Dreijähriger von einem Auto vor dem Elternhaus überfahren. Dans Vater war damals acht Jahre alt und dabei, als der Unfall geschah. In der Aufstellung wurde Dan bewusst, dass er seinen Vater während der Kindheit als stark depressiv erlebt und wohl instinktiv die Wunde in seinem Herzen gespürt hatte. Immer wenn der Vater mit seiner Tochter Diana spielte, wurde er traurig, und Diana (heute Dan) bekam das Gefühl, es läge an ihr. Sie (er) entwickelte immer mehr eine jungenhafte Seite, spielte lieber mit Jungs und zog nur ungern Kleider an. Dan war zu keinem Zeitpunkt bewusst, dass es einen Zusammenhang geben könnte, und war überwältigt, als es ihm jetzt bewusst wurde. Ich erzähle das nicht, weil ich denke, Dan sei nur deshalb zur Transperson geworden und mit einer Therapie würde er jetzt wieder Frau, sondern um dafür zu sensibilisieren, nicht andersherum solche Themen auszublenden.

Nachdem Dan seinen Treuevertrag gelöst hat, fühlt er sich weiterhin in seiner Identität als Mann richtig, aber im Inneren ist etwas zusammengewachsen, das vorher, wie er sagt, »gespalten« schien. Am wichtigsten für Dan sei aber die Erkenntnis, zu keinem Zeitpunkt nicht richtig gewesen zu sein oder gar Schuld an der Traurigkeit des Vaters zu haben. Da sein Vater noch lebt, konnten hier wertvolle Gespräche geführt werden, und obwohl Dans Vater sich zunächst geweigert hatte, seine Tochter Diana nun als Dan zu akzeptieren, schienen die Gespräche eine neue Annäherung zu sein. Eines Tages kamen sie gemeinsam zu einer

Sitzung, und so konnten wir einen Blick in die Ahnengeschichte werfen. Auch in diesem Fall hatte das Einsetzen des Heilserums für die Großmutter eine heilende Wirkung. Wäre ihr Sohn, der Bruder des Vaters, nicht gestorben, hätte Dans Vater eine ganz andere Kindheit erlebt, ohne trauernde Mutter, für die er nicht mehr vorgekommen sei. Mit der Vorstellung, den Bruder als Kind an seiner Seite zu haben, spürte Dans Vater eine noch nie da gewesene Ruhe in sich und konnte Dan mit liebevollem Blick sagen, wie sehr er ihn liebe, egal ob er Diana oder Dan sei: »Du bist mein Kind und du lebst, und das ist das größte Glück.«

Diese Sitzung zeigte mir noch einmal mehr, wie Glück – in diesem Fall sogar nur imaginiert – seine Wirkung auf alle im Raum erstrahlen lässt und damit eine echte Erfahrung ist, körperliche Wahrnehmung eingeschlossen, die sich für immer in den Gedächtnissystemen von Dan und seinem Vater einprägen wird. Sollte Dan eines Tages selbst ein Kind großziehen, wird er diese Wunde nicht mehr weitergeben oder nur noch sehr, sehr abgeschwächt. Stattdessen wird er das Erleben dieser Stunde tief in sich bewahren und wissen, wie es sich anfühlt, Liebe und absolute Annahme seinem Kind gegenüber weiterzugeben.

Werte, Traditionen und transgenerationale Familienmuster

Traditionen, Bräuche, Sitten und Rituale sind Begriffe, die vor allem eines beschreiben: besondere, emotional hoch bedeutsame große oder kleine Anlässe oder Handlungen in einer Familie oder einer Kultur, die sich regelmäßig wiederholen und die den Zusammenhalt der Gemeinschaft fördern sollen. Sie werden von Generation zu Generation weitergegeben und sorgen dafür, dass Werte, wichtige Tage oder Ereignisse geehrt und bedacht werden. Manche haben religiöse oder kulturelle Wurzeln, andere sind kleine soziale Rituale, ganz individuell nur auf die kleine Familiengemeinschaft oder Teile davon ausgerichtet.

So feiern vielleicht nur die Geschwister einmal im Jahr ihre Geschwisterschaft, ohne Eltern oder Partnerinnen, indem sie ein Wochenende ans Meer fahren. Traditionen sorgen dafür, dass Familienmitglieder zusammenkommen und Großeltern ihre Enkel sehen können. Sie lassen alte Bräuche weiterleben und schweißen Generationen zusammen. Manche Traditionen verehren bestimmte Familienmitglieder, denen man vieles zu verdanken hat oder die ein besonders schweres Schicksal zu tragen hatten. Es kann auch Tradition sein, Kindern den Namen eines verstorbenen Vorfahren zu geben, um seiner auf diese Weise zu gedenken. Nicht selten wird hier der Treuevertrag gleich mit übergeben. Manchmal sind Traditionen, Bräuche und Rituale sogar grenzverletzend und menschenverachtend. Insbesondere wenn sie religiös motiviert sind, wie Beschneidungen der Genitalien beispielsweise. Weltweit und auch bei uns in Deutschland finden diese Rituale noch immer statt, und inzwischen werden sie auch öffentlich als menschenunwürdig verurteilt. Sie traumatisieren und verletzen Menschen oft für den Rest ihres Lebens. Kein Brauch kann dieses Leid rechtfertigen.

Das wohl bekannteste Traditionsfest in unserer Gesellschaft ist das Weihnachtsfest. In jeder Familie wird es ein wenig anders gefeiert, doch meistens treffen zu diesem Anlass Familienmitglieder aufeinander, die sich oft wochen- oder monatelang nicht gesehen haben. Und oft bringen sie auch ihre (unerfüllten) Sehnsüchte, ihre Enttäuschungen, ihre ungelösten Konflikte und ihren festen Entschluss mit, sich von bestimmten Menschen in dieser Familie nichts mehr sagen zu lassen. An diesen Tagen brechen mehr alte Familienwunden auf als im ganzen Jahr, und statt erwünschter Harmonie kommt es immer wieder zu heftigen Familienstreitigkeiten. Jeder möchte gesehen und verstanden werden, und genau da liegt das Problem. Verbittert verteidigen einige lautstark ihre Meinung, während andere verstummen und krampfhaft versuchen, die Harmonie wiederherzustellen. Wären wir darin geschult, unsere Bedürfnisse und Gefühle zu benennen, statt uns hinter Forderungen und Anklagen zu verstecken, würden wir unser Ziel sicher schneller erreichen.

Ich möchte daher gern an dieser Stelle ein kleines Experiment anregen, mit dem es gelingt, einmal eine andere Perspektive einzunehmen.

Aus der systemischen Sicht gibt es für eine Situation so viele Wahrheiten und Perspektiven, wie Familienmitglieder anwesend sind. So sieht ein bestimmtes Problem aus Sicht der Tochter anders aus als aus dem Blickwinkel des Vaters oder des Bruders. Indem wir deren Perspektive einnehmen und von deren Platz aus auf den Konflikt oder das Thema schauen, können wir unseren Horizont erweitern und erhalten ein neues Bild der Situation. Doch das funktioniert nicht nur bei Personen, die zur Familie oder zum Freundeskreis gehören. Auch Haustiere, Kleidungsstücke, alte Erbstücke und sogar der Weihnachtsbaum können, wenn man es will, ihre Sicht auf die Situation preisgeben. Indem wir uns in andere und sogar in diese Dinge hineinversetzen, können wir zu manch einem Thema sehr überraschende Informationen erhalten. Und warum sollte es nicht mal die Sicht deines Weihnachtsbaumes sein? Ruhig und gelassen steht er da in seiner Pracht und beobachtet das Geschehen an den Weihnachtsfeiertagen. Was hat er wohl gesehen und verstanden? Wo hätte er sich eingemischt, wenn er es gekonnt hätte, und welchen Rat hätte er dir und deiner Familie gegeben?

Mit der folgenden kleinen Intervention aus meiner systemischen Praxis kannst du ein Interview mit deinem Weihnachtsbaum führen. Nimm als Beispiel das letzte Jahr. So kannst du die Erkenntnisse aus dieser Übung bereits für das Fest in diesem Jahr nutzen.

Übung 29: Interview mit einem Weihnachtsbaum

Art der Übung: Reflexion zur Situationswahrnehmung
Ziel der Übung: Perspektivwechsel
Dauer: ca. 20 Minuten
Material: Zettel, Stift
Triggerpotenzial: **

Vorbereitung

Nimm dir für diese Übung ausreichend Zeit, und sorge dafür, ungestört zu sein und einen Raum für dich zu haben.

Durchführung

Suche dir eine bequeme Haltung im Sitzen oder Liegen und schließ die Augen. Versetz dich in deiner Vorstellungskraft in deinen Weihnachtsbaum. Erinnere dich, wie du als Baum im Festzimmer dieser Familie stehst. Beantworte nun folgende Fragen aus dieser Perspektive:

» Wer hat dich (Weihnachtsbaum) besorgt und aufgestellt?
» Wer hat dich geschmückt, und wie siehst du aus?
» Was denkst du über die Person (Personen), die dich hergerichtet hat (haben)?
» An welchem Ort hat man dich aufgestellt, und wie groß oder klein bist du?
» Trägst du traditionell immer dieselben Christbaumkugeln, oder wurdest du neu eingekleidet?
» Wer hat sich am meisten auf dich gefreut?
» Wie haben die Mitglieder dieser Familie die Vorweihnachtszeit gefeiert und erlebt?

- Welche Erwartungen konntest du in dieser Familie wahrnehmen? Gab es unterschiedliche?
- Was hast du noch beobachtet? Zum Beispiel während des Festessens?
- Von wem fühlst du dich als Baum am meisten wertgeschätzt? Warum?
- Wer hat sich am meisten über sein Geschenk gefreut?
- Gab es auch Haustiere, die beschenkt wurden?

Auch tiefer gehende Fragen können vom Weihnachtsbaum beantwortet werden, lass dich überraschen, welches Wissen auf diese Weise zutage kommt. Am besten notierst du die Antworten, damit du zu einem späteren Zeitpunkt tiefer einsteigen kannst. Beantworte daher auch diese Fragen:

- Über welches Thema darf man in dieser Familie auf keinen Fall sprechen?
- Gibt es ein Familiengeheimnis?
- Wer weiß wohl am meisten darüber?
- Was müsste ein vorlautes Kind in dieser Familie sagen, damit die eingeladene Verwandtschaft sofort wieder abreist?
- Wobei wird allen warm ums Herz?
- Welche Gefühle sind in dieser Familie unerwünscht?
- Wer aus dieser Familie weiß am besten, wie Glück geht?
- Was ist das Wertvollste, was diese Familie zu Weihnachten bekommen könnte?

Hast du neue Erkenntnisse gewonnen? Was wirst du mit dieser neuen Sicht anfangen?

Zum Abschluss stell dem Weihnachtsbaum noch ein paar sehr persönliche Fragen über dich selbst:

- Was denkst du, Weihnachtsbaum, wie ich mich während der Weihnachtstage wirklich gefühlt habe?

- Wo habe ich mich selbst nicht ernst genug genommen oder sogar im Stich gelassen?
- Was hätte ich anders machen müssen, um die Verantwortung für mein eigenes Wohlergehen zu übernehmen?
- Welche Tradition war eine Wohltat für mich, welche habe ich nur mit Anstand ertragen und warum?
- Was sollte ich für die nächste Familienfeier unbedingt berücksichtigen?

Bedanke dich bei deinem Weihnachtsbaum für die wertvollen Einsichten und Erkenntnisse, die du durch diesen Perspektivenwechsel bekommen hast. Wie können dich die neu erworbenen Erkenntnisse weiterbringen? Gibt es etwas, was du in Zukunft anders machen wirst?

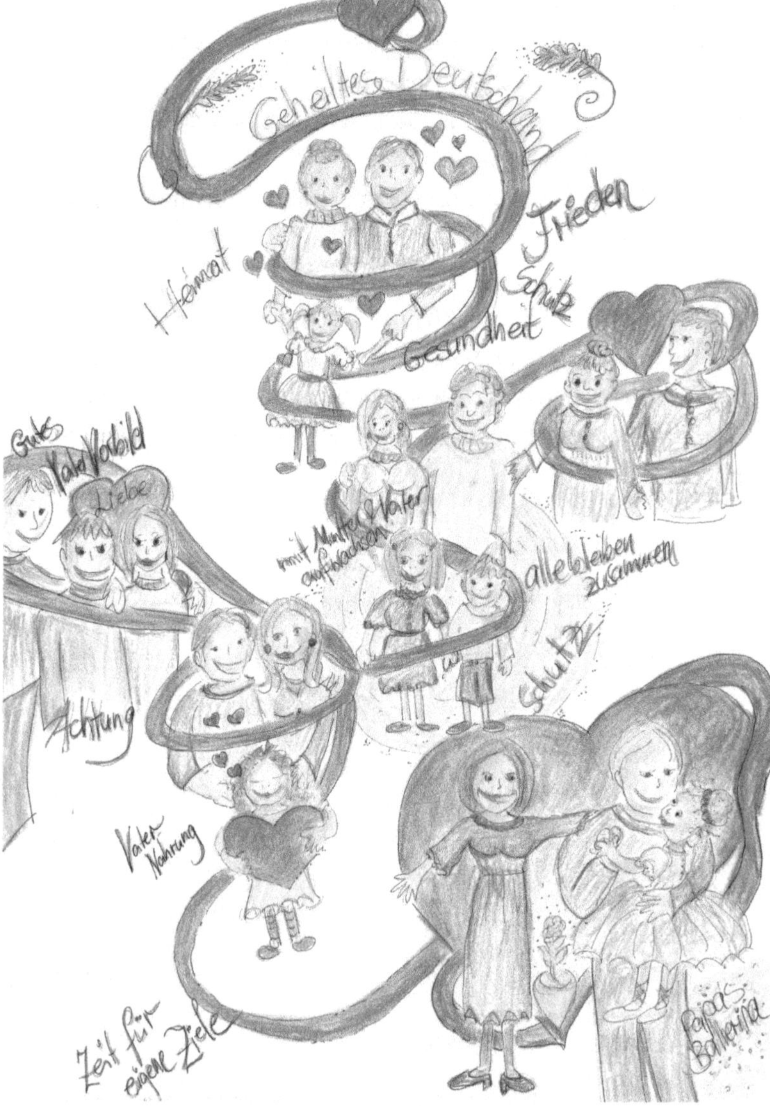

Die Heilung von transgenerationalem Trauma in der Familie

Spiele-Apotheke®

Die Spiele-Apotheke®: Spiele, die heilen

Willkommen in der Spiele-Apotheke®! Im Folgenden findest du ein wenig Theorie über Wirkungsweise und Hintergründe der Spiele-Apotheke® und eine Übersicht, welche Spiele in welcher Lebensphase oder Familiensituation von Nutzen sein können. Einige Spiele tauchen in Form von Übungen an unterschiedlichen Stellen im Buch auf, weil sei dort sehr gut in den Kontext passen. In der Übersicht findest du die Seitenangabe und für welche Zwecke sie geeignet ist.

Ein spielerisches Konzept zur Stärkung der Eltern-Kind-Bindung

Als ich anfing, mit Familien transgenerational zu arbeiten, wurde mir bewusst, dass es hier ein weiteres Tool braucht, um sowohl die Erwachsenen als auch die Kinder zu erreichen. Mir war klar, dass Kinder ihren Treuevertrag nicht wie Erwachsene mit reflektiver Biografiearbeit lösen können. Zudem ist nicht jedes Mitglied des Systems gleichermaßen bereit, sich selbst und vorhergehende Generationen in der Tiefe zu erforschen, um sein Kind zu entlasten.

Ich brauchte also ein niedrigschwelliges Werkzeug, das in der Lage ist, alle Familienmitglieder zu erreichen und ihnen einen Zugang zu dem komplexen Thema der transgenerationalen Weitergabe zu ermöglichen. So kam mir eines Tages die Idee, das Generation-Code®-Konzept in einem Brettspiel umzusetzen. Ich nutzte dafür das Bild des Stammbaums, wie man es aus der Ahnenforschung und von der Genogramm-Arbeit kennt, und war überrascht, wie intensiv die Wirkung auf meine Patientinnen war. Mir wurde klar, dass es ein therapeutisches Werkzeug war und zudem ein scharfes Skalpell, weil sich damit direkt und unmittelbar der Kern, die Familienwunde, die traumatischen Erfahrungen der Generationen, aufspüren lassen. Man kann das Spiel in unterschiedlichen Settings anwenden, und ich nutze es sehr gern in der Familientherapie. Inzwischen ist es in mehrere Sprachen übersetzt worden und erfreut sich einer immer größer werdenden Beliebtheit unter Fachleuten, die das Therapiespiel *Starke Wurzeln* in ihrer Arbeit mit Familien in ganz Europa einsetzen.

Doch ich wollte mehr und entwickelte weitere Spiele, und so entstand das Konzept der Spiele-Apotheke® mit etlichen Spielen und Ritualen, die Eltern und andere Bindungspersonen selbst für eine nachhaltig wirkende Eltern-Kind-Interaktion nutzen können. Ich gab dem Konzept den Namen Spiele-Apotheke®, weil diese Interventionen auf eine sehr spielerische Weise wie ein ganzheitliches Medikament wirken, und wie in einer echten Apotheke gibt es sowohl Spiele mit als auch ohne »Rezept«, wobei die »rezeptpflichtigen« Spiele nur in Begleitung von Therapeuten bzw. ausgebildeten Fachleuten zum Einsatz kommen sollen.

Mit diesen hilfreichen Tools können die seit Generationen fehlenden, für eine gesunde Bindung und Beziehungsfähigkeit notwendigen Fähigkeiten im Umgang mit Emotionen und Bedürfnissen neu erlernt bzw. vertieft werden. Außerdem unterstützt die Spiele-Apotheke® dabei, entwicklungsbedingte kindliche Krisen mit ihren Symptomen aufzufangen und zu lösen.

Das leistet die Spiele-Apotheke®

Die Spiele-Apotheke® kann auch dich und deine Familie auf vielfältige Weise unterstützen:

» **Sie gibt eine klare Orientierung und Hilfestellung,** wie du dein Kind unterstützen kannst, mit Gefühlen wie Angst, Freude, Wut, Neid, Frust, Trennungsängsten, Heimweh, Freude etc. umzugehen und die passgenaue »Antwort« für das jeweilige Gefühl zu finden.

» **Sie bietet ein spielerisches Training** für eine gelungene Selbstwahrnehmung und die Entwicklung von Empathiefähigkeit. Kinder lernen ihre Gefühle kennen und werden dazu befähigt, sie zu kommunizieren.

» **Sie schenkt dir einen Einblick in die seelische Erlebniswelt deines Kindes und seine emotionalen Bedürfnisse.** Du bekommst die Möglichkeit, deine Kinder besser zu verstehen, um ihre Bedürfnisse passgenau beantworten zu können. **Ressourcenorientierte Spielinhalte** sorgen dafür, dass auch belastete Themenbereiche wie Ängste, Sorgen, Konflikte und Trauer positiv und konstruktiv erfahren und erlebt werden.

» **Ritualspiele** können regelmäßig im Alltag eingesetzt werden und unterstützen individuell unterschiedliche Bedürfnisse der Familienmitglieder.

- Rituale helfen bei Übergangssituationen und der Übernahme von neuen Rollen.
- Sie sorgen für Sicherheit, bieten Halt, stärken Zusammenhalt der Familie und fördern Bindungsfähigkeit.
- Sie leiten Veränderungen ein und unterstützen beim Loslassen des alten Zustandes.

Gefühlserfahrungen sind der Ausgangspunkt

Der Umgang mit Gefühlen ist ein wesentlicher Aspekt der kindlichen Entwicklung und Erziehung. Kindliche Gefühle sind eine natürliche Reaktion auf die Welt um sie herum und die Herausforderungen, denen sich Kinder stellen müssen. Es ist wichtig, dass sie lernen, diese Gefühle auf authentische Weise zu verstehen und auszudrücken.

Die Eltern-Kind-Interaktion mit kreativen therapeutisch-pädagogischen Spielen und hilfreichen Ritualen zielt darauf ab, die Beziehung zwischen Eltern und Kindern zu verbessern und zu stärken. Sie konzentriert sich auf die Interaktionen und Bindungen innerhalb der Familie und nutzt die Dynamik zwischen Eltern und Kind, um Probleme zu lösen und das emotionale Wohlbefinden aller Beteiligten zu fördern. Mit dem Konzept der Spiele-Apotheke® lernen Eltern und Kinder gemeinsam, mit problematischen Gefühlen wie Wut, Angst, Scham, Trauer oder Neid umzugehen.

Wut ist ein starkes Gefühl, das oft auftritt, wenn Kinder sich frustriert oder machtlos fühlen. Es ist wichtig, Kinder dabei zu unterstützen, ihre Wut zu erkennen und Wege zu finden, sie auf angemessene Weise zeigen und regulieren zu können – sei es durch Worte, kreative Aktivitäten oder körperliche Betätigung. Erwachsene als Vorbilder spielen dabei eine entscheidende Rolle. Aufgrund transgenerationaler Erfahrungen sind aber oft genau an dieser Stelle Eltern nicht ausreichend in der Lage, einen gesunden Umgang mit Wut zu ermöglichen.

Angst ist eine natürliche emotionale Reaktion, die sowohl vor Gefahren schützt als auch manchmal Hindernisse schafft. Kinder sollten ermutigt werden, über ihre Ängste zu sprechen und Unterstützung zu suchen, wenn sie sich überwältigt fühlen. Eltern und andere Bindungspersonen sollten dabei helfen, indem sie zuhören, Verständnis zeigen und Sicherheit bieten. Strategien wie Atemübungen oder die Verwendung von Beruhigungsgeschichten können Kindern helfen, ihre Ängste zu bewältigen. Nicht hilfreich ist es, wenn Eltern es selbst nicht aushalten, dieses Gefühl beim Kind wahrzunehmen, und stattdessen seine Gefühle bagatellisieren oder ignorieren.

Das gilt ebenso für das Gefühl **Trauer**, bei dem es wenig hilfreich für ein Kind ist, wenn Eltern überfürsorglich sind oder schnell von den Gefühlen des Kindes abzulenken versuchen.

Das spricht für spielerische Bindungsförderung

Mit Kindern über alle Gefühle zu sprechen und ihnen zu helfen, ein Gefühl der Selbstwertschätzung und Selbstannahme zu entwickeln, ist grundlegend wichtig. Kinder können nur dann lernen, ihre eigenen Stärken zu erkennen und mehr und mehr Verantwortung für die eigene Bedürfnisbefriedigung zu übernehmen, wenn sie sich selbst mit allen Gefühlsfacetten wahrnehmen dürfen. Das Eltern-Kind-Coaching schafft eine offene und unterstützende Umgebung, in der sich Eltern und Kinder sicher fühlen und ihre Gefühle erkunden und ausdrücken können. Mit den Spielen und Ritualen der Spiele-Apotheke® kann auf die spezifischen Bedürfnisse und Dynamiken einer Familie eingegangen werden, und das Wohlbefinden und die Funktionsfähigkeit der Familie als Ganzes verbessern sich, während übernommene Familienmuster nachhaltig aufgelost werden.

1. **Frühe Intervention**: Sie kann frühzeitig in die Entwicklung eines Kindes eingreifen, um potenzielle Probleme zu verhindern oder zu mildern, bevor sie sich verfestigen.
2. **Entwicklungsförderung:** Sie unterstützt die emotionale und soziale Entwicklung des Kindes, was für dessen langfristiges Wohlbefinden entscheidend ist.

3. **Stärkung der Elternrolle:** Die Übungen helfen Eltern, ihre Erziehungsfähigkeiten zu verbessern und mehr Verständnis für die Bedürfnisse ihres Kindes zu entwickeln. Sie unterstützen Eltern dabei, ihren Blick auf ihr Kind zu schärfen und von eigenen unerfüllten Bedürfnissen abzugrenzen.
4. **Verbesserung der familiären Beziehungen:** Durch die Stärkung der Beziehungen innerhalb der Familie kann das häusliche Umfeld harmonischer und unterstützender gestaltet werden.
5. **Bewältigung von Lebensveränderungen:** Sie kann Familien dabei unterstützen, mit Veränderungen wie Scheidung, Umzug oder dem Verlust eines Familienmitglieds umzugehen.
6. **Unterstützung bei spezifischen Herausforderungen:** Sie ist besonders hilfreich bei der Bewältigung von Herausforderungen und blockierten Entwicklungsschritten wie beispielsweise Trennungsängsten, übermäßiger Wut, Geschwisterkonflikten, Umgang mit Trauergefühlen und allgemeiner Schüchternheit bis hin zu tiefer sitzenden Ängsten.

So ist die Spiele-Apotheke® gegliedert

Auf den nächsten Seiten erhältst du einen Überblick über die unterschiedlichen Tools der Spiele-Apotheke®. Du erfährst, welche Spiele und welche Rituale zu deinem Kind und dir passen und wann du sie einsetzen kannst. Wer mehr möchte, kann selbstverständlich viele dieser Tools auch in ihrer von mir ausgearbeiteten Form erwerben. Zudem möchte ich dir ein Handwerkszeug dafür an die Hand geben, selbst hilfreiche Rituale zu entwickeln, die du für eure Familiensituation anpassen kannst.

Am Ende des Buches verweise ich zusätzlich auf weiterführende Publikationen und Spiele, Kartensets und passende Online-Konzepte, die ich als wertvoll und hilfreich erachte.

Für einen schnellen Überblick habe ich eine Auflistung erstellt und viele meiner Spiele und Rituale bestimmten Entwicklungsphasen und ihren Themenschwerpunkten zugeordnet. Suchst du beispielsweise für dein Kind ein Tool zur Unterstützung bei Schlafproblemen im Kindergartenalter, findest du hier in der Übersicht das passende Werkzeug und das Ziel des Spiels oder Rituals. Am Ende des Kapitels findest du eine Liste mit dem Hinweis, auf welcher Seite du diese Übung findest.

Mit meinem Konzept Spiele-Apotheke® kann ich mehr als ein Buch füllen, weshalb hier nur eine gut ausgesuchte Auswahl vorgestellt werden kann. Zur Vereinfachung und besseren Orientierung habe ich alle Interventionen in diesem Buch als Übung deklariert. Hier findest du nun speziell die Spiele, die du für eine Stärkung deines Kindes und eurer Beziehung nutzen kannst.

▷▷ Die Intention der Spiele ist es, deinem Kind dabei zu helfen, seine Bedürfnisse und Wünsche zu äußern, hilfreiche Unterstützung in schwierigen Phasen zu erhalten und Wege zu finden, sich auch selbst beruhigen zu können. Benutze sie auf keinen Fall, um manipulativ Botschaften zu platzieren oder zu kontrollieren. Das wirkt sich schädigend auf euer Vertrauensverhältnis aus.

Spiele und Rituale für Eltern und Kinder

In der folgenden Übersicht findest du alle Spiele, die du zusammen mit deinem Kind durchführen kannst, um das Thema der transgenerationalen Weitergabe von Trauma zu bearbeiten bzw. den Prozess der Weitergabe zu erkennen und zu unterbrechen.

Die meisten dieser Spiele werden auf den nachfolgenden Seiten beschrieben. Andere wurden schon ausführlich im Buch vorgestellt, und du findest sie auf der angegebenen Seite.

Welches Spiel oder Ritual passt zu welchem Anlass und Alter?	
Spiel/Nummer	Anlass
Wickelspiele/30	Bindungsförderung
Herzpflaster/26	passgenauen Trost finden
Herzensverbinder/31	Trennungsängste
Gute-Nacht-Bonbon/32	Einschlafritual
Ein Haus für deinen Namen/33	Resilienz stärken
Die Wurzeln des Stammbaums heilen/3	Ressourcenarbeit
Liebes-Schatzkiste/19	Bindung stärken
Sorgengrübelchen/24	Einschlafprobleme
Quasselstrippen/25	Kommunikation fördern
Gefühle in Gläsern/34	Stimmungsbarometer
Angsthäschen in der Grube/35	Hilfe bei Ängsten
Monsterwald/36	Angst und Schock überwinden
Der Schleifenstab/37	Trauerbewältigung
Familiengeflüster/39	Familienentscheidungen
Körperlandschaft der Gefühle/41	Körperbewusstsein
Gesunde Grenzen erfahren/6	Limitierungsübung
Ich spür da ein Gefühl in mir/22	Gefühle differenzieren
Das Märchen über dich/27	Biografiearbeit
Die Klageglocke/38	Versöhnungsritual
Heute bin ich du/40	Rollentausch
Ich will das, was du da hast/42	Umgang mit Neid und Streit
Das Wutschaf/23	Streiten lernen
Schuldgefühle und Rollen ablegen/14	Scham und Schuld reduzieren

	Alter	Mitspielerzahl	Seite
	ab Geburt	2–3 (Eltern/Kind)	323
	ab 2 Jahren	ab 2 Personen	286
	ab 2 Jahren	2–3 (Eltern/Kind)	325
	ab 2 Jahren	ab 2 Personen	327
	ab 2 Jahren	ab 2 Personen	329
	ab 3 Jahren	ab 2 Personen	70
	ab 3 Jahren	2 (Elternteil/Kind)	217
	ab 3 Jahren	ab 2 Personen	254
	ab 3 Jahren	ab 2 Personen	258
	ab 3 Jahren	ab 2 Personen	330
	ab 3 Jahren	Gruppe	332
	ab 3 Jahren	Gruppe	333
	ab 3 Jahren	Gemeinschaft	335
	ab 3 Jahren	ab 2 Personen	338
	ab 3 Jahren	ab 2 Personen	340
	ab 5 Jahren	2 Personen	113
	ab 5 Jahren	ab 2 Personen	240
	ab 5 Jahren	ab 2 Personen	290
	ab 5 Jahren	ab 2 Personen	336
	ab 5 Jahren	2 Personen	339
	ab 5 Jahren	2–4 Personen + Leitung	342
	ab 6 Jahren	2 Personen + Leitung	244
	ab 8 Jahren	2 Personen	170

Ergänzung zu Übung 22: Begriffe zu den Basisemotionen

Hier findest du, wie angekündigt, eine ausführliche Liste mit Adjektiven, die zu den sieben Basisemotionen passen. Wenn du und dein Kind euren Sprachschatz der Gefühle erweitern wollt, könnt ihr sehr viel besser differenzieren, wie genau sich das Gefühl gerade anfühlt.

Freude: glücklich, zufrieden, begeistert, heiter, entzückt, vergnügt, wohlig, euphorisch, glückselig, fröhlich, ausgelassen, froh, aufgeregt

Trauer: bekümmert, leidend, schmerzlich, betrübt, bedrückt, beschwert, niedergeschlagen, traurig, verzweifelt, herzzerreißend, deprimiert, runtergezogen, zerstört

Wut: zornig, ärgerlich, in Rage, empört, verärgert, grollend, verstimmt, verbittert, aufgebracht, entrüstet, grimmig, missmutig, hasserfüllt, sauer, frustriert, unter Dampf

Angst: ängstlich, erschrocken, panisch, besorgt, beunruhigt, nervös, bang, alarmiert, zittrig, verunsichert, angespannt, bedroht, beklommen

Ekel: angewidert, abgeneigt, verachtend, übel, abgestoßen, entsetzt, grauenvoll, widerwillig, abwehrend, unbehaglich, empört, abscheulich

Überraschung: erstaunt, verwundert, staunend, überrascht, überrumpelt, verblüfft, erschüttert, fassungslos, ungläubig, bestürzt, aufgeregt, verwirrt

Verachtung: herablassend, geringschätzig, verächtlich, verhöhnend, respektlos, verachtend, hasserfüllt, ablehnend, entwertend, entwürdigend

Übung 30: Wickelspiele – liebevolle Reime

Art der Übung: Ritual
Ziel der Übung: Förderung von Bindung und Entwicklung
Dauer: ca. 15–45 Minuten
Keine Triggerwarnung

Von Anfang an sind Spiele beim Wickeln eine wunderbare Möglichkeit, die Bindung zwischen Eltern und Kind zu stärken und die kleinkindliche Entwicklung zu fördern. Sie erzeugen Nähe und Sicherheit, weil das Baby ganz im Fokus der elterlichen Aufmerksamkeit ist. Du kannst dir auch selbst Reime ausdenken oder ein Buch mit Wickelspielen anlegen.

So unterstützt du mit Wickelspielen die Entwicklung deines Kindes:

- Stärkung der emotionalen Bindung: Diese Momente der Nähe und Zuwendung sind besonders wichtig für die emotionale Sicherheit des Kindes und fördern eine sichere Bindung.
- Förderung der sensorischen Entwicklung: Wenn du während des Wickelns mit deinem Baby sprichst, ihm vorsingst und es berührst, unterstützen all diese Reize seine Gehirnentwicklung.
- Sprachentwicklung: Der Klang der Mutterstimme löst Wohlgefühl und Vertrautheit aus. Wer viel mit seinem Kind spricht und singt, fördert früh die Sprachentwicklung. Schon vor dem Spracherwerb kann sich dein Baby etwa ab dem achten Monat mit Gebärdensprache mit dir austauschen.
- Motorische Fähigkeiten: Durch sanfte Bewegungen und das Erforschen der eigenen Hände und Füße wird die Koordination und Muskelkontrolle verbessert, und die motorischen Fähigkeiten deines Babys wachsen.

Vorbereitung

Das Wickeln sollte auf einer sicheren, weichen Unterlage und in einer ruhigen Umgebung stattfinden. Achte auch darauf, dass du selbst es bequem hast. Nimm dir für diese Momente ausreichend Zeit, denn sie sind kostbar für dich und dein Kind.

Durchführung

Das Baby wird beim Wickeln angelächelt und steht im Fokus; die zärtlich ausgeführten Aktionen, die in den aufmunternd gesprochenen Reimen beschrieben werden, machen den Babys viel Spaß und lassen das Wickeln zum Vergnügen werden.

Ich liebe dich so, wie du bist

Hab dich so lieb, mein kleiner Schatz,
von Kopf bis Fuß, du kleiner Fratz.

Ich lieb dich laut, ich lieb dich leise,
auf diese ganz bestimmte Weise.

Ich liebe dich bei Regen und auch bei Sonnenschein,
ich liebe dich mal kräftig, mal zärtlich und mal fein.
Und weißt du, was am besten ist?
Ich liebe dich so, wie du bist.

Berühre jeweils die genannten Teile des Babykörpers. Bei »laut« trommle mit den Fingerspitzen auf dem Körper deines Babys kräftig und zart bei »leise«. Simuliere Regentropfen, und bei Sonnenschein legst du deine warme Hand auf seinen Bauch. Bei »kräftig« reibst du den Bauch mit der Hand, und bei »zärtlich« streichst du sanft über Schultern und Arme. Beim vorletzten Satz nimmst du beide Hände des Babys, legst sie auf den

Bauchnabel und machst nach der Frage eine kleine Pause. Bei »so wie du bist« nimmst du beide Arme weit auseinander. Sei bitte vorsichtig, wenn dein Baby keine ruckartigen oder zu starken Bewegungen mag.

Von dir hat es die Ohren

Schau dir diese Ohren an,
das ist doch sonnenklar.
Die hat (Name des Kindes) von (Name einer Person) geerbt,
sie sind so wunderbar.

Wiederhole diesen Reim mit allen Körperteilen.

Das ist ein Wickelspiel für beide Elternteile. Wenn einer von euch derjenige ist, dessen Körperteil ihr wiedererkennt, dann könnt ihr euch gegenseitig ebenfalls bewundern oder zärtlich berühren, während ihr den Namen des anderen oder »Mama/Papa« sagt. Für euer Baby bedeutet es Glückseligkeit, wenn ihr euch auch gegenseitig liebt und das spürbar wird. Freut euch gemeinsam an diesem Spiel und bewundert die Einzigartigkeit eures Kindes und auch die Ähnlichkeit mit euch und anderen Verwandten.

Übung 31: Herzensverbinder

Art der Übung: Ritualspiel bei Trennungsängsten oder Trennungsschmerz
Ziel der Übung: Bindungsstärkung
Dauer: bis das Herz (Symbol) wieder ausgetauscht wird
Material: kleine Stoffherzen oder ein anderer Symbolgegenstand für die Beziehung

Für eine altersgerechte Autonomieentwicklung brauchen unsere Kinder ein Gefühl der sicheren Bindung zu ihren Eltern. Dieses Ritual kann jederzeit und überall diese sichere und wärmende Verbindung herstellen und dabei helfen, kurze oder auch länger andauernde Trennungen zu überbrücken. Ob Eingewöhnung in den Kindergarten, eine erste Nacht bei Oma, wenn Eltern getrennt erziehen oder auf einer Klassenfahrt: Dieses Ritual hilft, den Trennungsschmerz zu mildern.

Vorbereitung
Besorge zwei kleine Stoffherzen oder bastle gemeinsam mit deinem Kind zwei kleine Herzen bzw. ein anderes Symbol.

Durchführung
Das Symbol für das eigene Herz wird nun mit Liebe »aufgeladen«, indem jeder es nah an das eigene Herz hält und dabei fest an die andere Person denkt, mindestens eine Minute lang. Ihr könnt zusätzlich auch kleine Liebesschwüre ins Herz flüstern und erzählen, wie lieb ihr den anderen habt.

Dann werden die Herzen ausgetauscht. Beide nehmen nun das Symbolherz des anderen mit und können so jederzeit an diese liebevolle Verbindung erinnert werden. Beim nächsten Wiedersehen tauscht ihr die Herzen selbstverständlich wieder zurück.

Das Ritual funktioniert auch mit anderen Gegenständen, zum Beispiel etwas, das einen sehr an die Person erinnert, von der man sich für einige Zeit trennen muss. Diese Gegenstände werden dann ebenso aufgeladen und dem anderen für die Dauer der Trennung mitgegeben.

Erweiterung: Ihr könnt das Herz auch in einen kleinen Beutel legen und ein Foto oder eine kleine Trostüberraschung hinzufügen.

Übung 32: Gute-Nacht-Bonbon ohne Zucker

Art der Übung: Gute-Nacht-Ritual
Ziel der Übung: Einschlafbegleitung
Dauer: nicht länger als 30 Minuten
Material: bunte Zettelchen (in den Farben Rot, Gelb, Blau und Grün) und ein schönes Bonbonglas

Viele Kinder erleben die Nacht als eine Trennungserfahrung und reagieren oft mit Ängsten, wollen nicht ins Bett oder nicht allein einschlafen. Rituale können ihnen helfen, diesen Übergang zu meistern und loszulassen. Zwang und Einschüchterung hingegen können das Problem verstärken.

Je nach Kinderanzahl und eigenen Kraftreserven sollte ein Gute-Nacht-Ritual nicht länger als 30 Minuten dauern und möglichst immer zur selben Zeit stattfinden. Beginne also rechtzeitig mit den Vorbereitungen und den Abendroutinen.

Vorbereitung
Ihr braucht ca. 30 verschiedene Ideen für kleine Aktionen am Abend, die geeignet sind, die Beziehung zu stärken und einen harmonischen Abschluss zu finden. Am besten sammelt ihr diese Ideen tagsüber, wenn ihr ausreichend Zeit habt, und schreibt sie dann auf die Zettel, die je nach Aspekt des Nervensystems mit der passenden Farbe gekennzeichnet sind:

Rot	=	Kampf/Verteidigung
Gelb	=	Alarmzustand und Unruhe
Blau	=	Erstarrung/Abspaltung
Grün	=	gut verbunden und entspannt

Bastelt aus den beschrifteten Zetteln nun kleine Bonbons und legt sie in ein schönes Bonbonglas, das neben dem Bett steht.

Durchführung

Wenn das Kind kurz davor ist, ins Bett zu gehen, darf es noch eines dieser Gute-Nacht-Bonbons aus dem Glas nehmen. Zuvor besprecht ihr aber, in welchem Nervensystemzustand sich das Kind befindet (in der Regel wissen Kinder das selbst sehr gut).

Ist das Kind überdreht, tobt noch herum oder springt auf dem Bett auf und nieder, ist es im Modus Rot und versucht bereits auf seine Weise runterzukommen. Es darf sich dann ein rotes Bonbon nehmen. Bei Rot finden sich Aktionen, die sich dazu eignen, die überschüssige Energie noch bewusst rauszulassen, um dann in die Entspannung zu kommen (Beispiele siehe unten).

Am Ende der Aktion geht es ins Bett, und hier sollte noch ein winzig kleines Abschlussritual wie eine Umarmung, ein Kuss oder ein Gute-Nacht-Lied folgen.

Ideen für die Bonbons

Rot: Kleine Kissenschlacht, Kissen an die Wand werfen für alles, was doof war, dem anderen zuwerfen, wenn etwas besonders toll war. Eine Runde raufen mit Mama oder Papa, Sockenkampf: gegenseitig versuchen, dem anderen die Socken auszuziehen. Einen Schütteltanz tanzen. Mit einer Rassel oder Trommel böse Träume verjagen usw.

Gelb: Regenbogendusche: sich vorstellen, dass alles, was noch vom Tag auf dir klebt, mit den bunten Farben des Regenbogens abgewaschen wird. Ein schönes Kompliment erhalten und es ins Herz einpflanzen, zusammen überlegen, was daraus wächst. Glücksbohnen sammeln: was war heute besonders schön? Eine kleine Abenteuergeschichte erfinden, in der drei vom Kind genannte Dinge vorkommen. Ab in den Tresor mit den schlechten Gedanken etc.

Blau: Pizzabacken: den Rücken mit den Lieblingszutaten belegen (Rücken abklopfen, trommeln streichen) und ab in den Ofen (warme Hände auflegen). Kleine Ganzkörpermassage. Fest in eine Decke wickeln und sich befreien. Extra Kuschelstunde. Zusammen Musik hören. Den Tag erzählen: Was war alles los? Lieblingstee machen. Spiel »Sorgengrübelchen zum Mond schießen« etc.

Grün: Noch 20 Minuten zusammen spielen. Kuscheltieren erzählen, wie der Tag war. Sich einen Wunschtraum ausdenken: Was soll alles vorkommen? Gemeinsam in den Himmel schauen und vom Glück träumen. Eine Geschichte vorlesen. Zusammen ein Bild malen. Gute Wünsche in den Himmel pusten etc. Lasst euren eigenen Ideen freien Lauf.

Nun aber schnell das Licht aus und schlafen!

Übung 33: Ein Haus für deinen Namen

Art der Übung: Traumaübung
Ziel der Übung: Stärkung von Resilienz und Ich-Stärke
Dauer: 10–30 Minuten
Material: Malblock und Stifte

Mit unserem Namen verbinden wir ein Gefühl dafür, wer wir sind. Wir werden beim Namen gerufen, und mit der Art und Weise, wie das geschieht, wird auch die Beziehung der anderen Person uns gegenüber spürbar. Übrigens: Wenn man Menschen die Identität rauben möchte, nimmt man ihnen den Namen. Stärke die Resilienz deines Kindes mit diesem kleinen Spiel.

Vorbereitung

Nehmt euch für die Übung Zeit, und sorgt dafür, dass ihr ungestört seid.

Durchführung

Folgendes kannst du zu deinem Kind sagen: »Heute wollen wir deinem Namen ein sicheres Haus bauen, in dem er sich sehr wohlfühlen kann.«

- Sag deinen Namen, so wie du ihn in diesem Moment sagen magst.
- Flüstere ihn in deine Hände, die du schützend wie eine kleine Höhle geformt hast.
- Sorge dafür, dass sich dein Name hier wirklich wohlfühlen kann.
- Beschreibe, wie dieses Haus aussieht, z. B. es hat dicke Mauern und ist über und über mit Rosenranken bewachsen. Hier ist der Name sicher, weil ...
- Was kann das schützende Haus bewirken, was ist durch den Schutz möglich?
- Das Haus kann auch gemalt werden.

Anmerkung: Das Nennen des Namens soll der Stärkung der Identität dienen. Krieg, Flucht, Folter oder Gewalt sind immer ein Angriff auf die Identität des Betroffenen. Besonders traumatisierte Kinder sollten immer mit ihrem Namen angesprochen werden und gezielt lernen, positive Dinge mit ihrem Namen in Verbindung zu bringen.

Übung 34: Gefühle in Gläsern

Art der Übung: Regulierungstool
Ziel der Übung: Gefühle wahrnehmen und ordnen
Dauer: ca. 20 Minuten
Material: mindestens 5–8 Marmeladengläser, Aufkleber und Stift, ein Korb mit Murmeln, Steinen, Watteböllchen oder Spielchips in sieben verschiedenen Farben

Manchmal drohen Kinder und auch Erwachsene, in ihrem Gefühlschaos unterzugehen. Dann ist es Zeit für diese Übung.

Vorbereitung

Nehmt so viele verschiedene Gläser, wie Gefühle bekannt sind, also für kleinere Kinder z. B. Trauer, Angst, Freude, Wut, Überraschung oder Ekel. Auf jedes Glas kommt ein Aufkleber, der mit einer Basisemotion beschriftet wird. Ein Glas bleibt unbeschriftet.

Durchführung

- » Dein Kind darf beschreiben, welche unterschiedlichen Gefühle es im Zusammenhang mit einer bestimmten Situation, einem Konflikt oder einfach so hat.
- » Für jedes Gefühl wählt es einen Stein, Watteböllchen oder Spielchip aus und legt diesen Gegenstand in das dafür vorbereitete Glas. Das Kind bestimmt selbst, welche Gefühle es hat. Je nachdem, wie stark seine Gefühle sind, darf das Kind mehrere Symbole pro Gefühl ins Glas tun. Es gilt, eine strenge Trennung der Gefühle einzuhalten.
- » Die Gläser werden nun begutachtet. Welches Gefühl überwiegt? Welches Glas außer dem, das leer bleiben sollte, ist noch leer geblieben?
- » Das Kind beschreibt zu jedem Glas, in das es ein Gefühl hineingegeben hat, wie es sich anfühlt.
- » Nun kann überlegt werden, auf welche Weise eine ausgewogene Gefühlslage wiederhergestellt werden kann. Vielleicht fehlt Freude oder etwas anderes, das die jetzige Gefühlsmischung verändern könnte?
- » Wenn Freude fehlt, könnte das Kind in das leere Glas Freude-Symbole legen. Manchmal fehlt auch Mut oder Selbstbewusstsein. Was auch immer – jetzt geht es in dieses Glas.

» Als Letztes kann das Kind nun überlegen, welche der Gefühle aus den anderen Gläsern noch mit in das neue Glas gehören, und legt sie dazu. Wie fühlt sich diese neue Mischung an?

Übung 35: Angsthäschen in der Grube

Art der Übung: Gruppenspiel
Ziel der Übung: Ängste ansprechen, ausdrücken und gemeinsam Lösungen finden
Dauer: ca. 30 Minuten

Manchmal macht es mehr Spaß, mit einer ganzen Gruppe zu spielen. So wie bei diesem Spiel zum Thema Angst, bei dem es um ein Angsthäschen geht, das dringend Unterstützung braucht. Bei diesem gemeinsamen Spiel kann jedes Kind seine Angst individuell ausdrücken, es erfährt, dass es nicht allein ist und was alles helfen kann, um mutig zu werden.

Vorbereitung

Je nach Gruppengröße wird ausreichend freie Fläche benötigt. Vor Beginn des Spiels wird über verschiedene Ängste gesprochen und wie sie sich ausdrücken bzw. wie sie dargestellt werden können. Dann stellen sich alle Kinder in einem großzügigen Kreis auf.

Durchführung

Ähnlich wie bei dem bekannten Lied *Häschen in der Grube* geht ein Kind in die Mitte des Kreises und hockt sich hin.

» Alle Kinder rufen: »Angsthäschen, Angsthäschen, wovor fürchtest du dich?«
» Antwort des Angsthäschen-Kindes abwarten, zum Beispiel: »Ich habe Angst vor dem Alleinsein, vor Dunkelheit, Hunden,

Krieg, Gewitter, Fremden, Schimpfe, Spinnen, Spritzen oder davor, verlassen zu werden.«

- Alle rufen: »Angsthäschen, zeig uns, was du fühlst!« Jetzt wird das Angsthäschen aufgefordert, seine spezielle Angst auszudrücken. Vielleicht zittert das Kind oder macht sich ganz klein, wie auch immer.
- Wieder rufen alle Kinder: »Armes Angsthäschen, wir machen dir Mut!«
- Nacheinander dürfen die Kinder einen Vorschlag machen, wie sie dem Angsthäschen helfen können, mutig zu sein und sich aus der Grube zu trauen. Ein Kind sagt zum Beispiel: »Angsthäschen, soll ich das Licht anmachen?« Ein anderes: »Angsthäschen, ich nehme dich an die Hand.« Oder: »Angsthäschen, mach dich so groß wie ein Riese.«
- Sobald dem Angsthäschen ein Vorschlag gefällt, kommt es mutig aus der Grube herausgehoppelt.
- Das Kind, dessen Vorschlag passend war, ist jetzt das Angsthäschen und darf in die Grube.

Dieses Spiel fördert die Selbstwahrnehmung und den Ausdruck von Gefühlen, es stärkt Mut und Selbstvertrauen und hilft beim Umgang mit dem Gefühl Angst.

Übung 36: **Monsterwald**

Art der Übung: gemeinschaftsförderndes Spiel
Ziel der Übung: Selbstwirksamkeit erwerben
Dauer: ca. 30 Minuten
Material: Zauberstab

Dieses Spiel ist ebenfalls ein Gruppenspiel, und ich habe es entwickelt für Kinder, die ein Trauma erfahren haben. Das

Spiel bietet die Möglichkeit, verschiedene Rollen auszuprobieren: Das Opfer (die Bäume), das Monster, das alle zutiefst erschreckt und in eine Schockstarre versetzt (der Täter), und die Rolle einer Fee oder eines Elfen, die einen geheimen Zauber besitzen, um das Monster zu besiegen (der Retter).

Vorbereitung

Sucht je nach Gruppengröße eine freie Fläche mit genug Platz. Vor Beginn des Spiels wird über verschiedene Ängste gesprochen und wie sie sich ausdrücken bzw. wie sie dargestellt werden können. Dann stellen sich alle Kinder in einem Kreis auf.

Durchführung

» Ein Kind wird als »Monster« ausgewählt und verlässt den Raum.
» Unter den verbliebenen Kindern wird die Zauberfee oder der Zauberelf ausgewählt und bekommt einen Zauberstab, den sie oder er zum Beispiel unter dem Hemd versteckt.
» Dann verteilen sich alle Kinder im Raum. Sie stellen sich vor, sie wären Bäume und »verwurzeln« sich, wiegen sich wie im Wind hin und her und halten dabei die Arme wie Äste ausgestreckt.
» Das Monster überlegt sich derweil, womit es die anderen wohl so richtig erschrecken kann, etwa mit: »Ich bin ein Nachtgespenst und fresse kleine Kinder!«
» Nun kommt es in den Raum zurück, läuft umher und »erschreckt« die Bäume. Es darf Fratzen ziehen, fauchen, knurren und seinen Satz sagen. Jedes Kind, das so erschreckt wird, erstarrt, nimmt die Arme herunter und darf bzw. kann sich vor Schreck nicht mehr bewegen.
» Wenn das Monster aber die als Baum verzauberte Fee oder den Elf erschreckt, ziehen diese den Zauberstab und rufen

laut: »Zicke, Zacke, Zecke, du willst, dass ich erschrecke, erschrecken lasse ich mich nicht, du böser kleiner Angstmach-Wicht« – oder das Kind ruft einfach, was ihm gerade einfällt.

» Nun erstarrt das Monster selbst vor Schreck, und die Runde ist zu Ende.
» Der Elf bzw. die Fee stellt in der nächsten Runde das Monster dar.

Das Spiel unterstützt den Gefühlsausdruck, vermittelt, dass Angst und Ohnmacht sich verändern können, erzeugt Mut und Selbstwirksamkeit und fördert Gemeinschaft.

Übung 37: Der Schleifenstab

Art der Übung: Gemeinschaftsritual bei Trauer und Tod
Ziel der Übung: Trauer Ausdruck geben, beim Loslassen helfen
Dauer: nach Bedarf
Material: Holzstab oder Zweig, verschiedene Bänder und Schleifen, Zettel, Stifte

Rituale können dabei unterstützen, gemeinsam zu trauern und sich in der Gemeinschaft aufgehoben zu fühlen, wenn ein geliebter Mensch verstorben ist. Wenn Kinder erleben, dass Eltern und andere Erwachsene trauern können und auch damit aufgefangen werden, können sie sich anderen besser mit ihren Gefühlen zumuten. Es gibt viele Rituale bei Trauer, aber dieses finde ich besonders berührend.

Vorbereitung
Einen Stab aus Holz, Bambus oder einen Zweig mit ca. einem Meter Länge sowie Schleifen und Bänder, in kurze Stücke ge-

schnitten, in einem Korb bereithalten, zudem Zettel und Stifte für kleine Abschiedsbriefe oder gemalte Bilder.

Durchführung

Die Gemeinschaftsmitglieder – Familie, Freunde und Kinder – treffen sich, um den Verstorbenen zu ehren. Jeder nimmt sich eine Schleife und erzählt, was ihn besonders mit dieser Person verbindet. Dann wird die Schleife an den Stab gebunden. So geschieht das reihum, und wenn jemand das Bedürfnis hat, noch einen Brief oder ein selbst gemaltes Bild mitzugeben, wird dies als kleine Rolle mit an den Stab gebunden.

Dieser Stab kann als Zeichen der tiefen Verbundenheit mit ins Grab gegeben oder mit verbrannt werden. Es symbolisiert, dass unsere Verbundenheit bleibt, auch wenn diese Person in ihrer menschlichen Gestalt nicht mehr länger da ist.

Wer möchte, kann sich ein kleines Stück von seinem Band, seiner Schleife abschneiden und zur Erinnerung behalten.

Übung 38: Die Klageglocke

Art der Übung: Ritual
Ziel der Übung: Begrenzung von negativer Kommunikation, Versöhnung
Dauer: ca. 40 Minuten
Material: Bänder oder Kordeln, Glöckchen, pro Mitspieler 5 Powerbohnen (Murmeln, Glassteinchen o. Ä.)

Um anklagende Kommunikation und Kritik als ersten Schritt in Richtung einer Versöhnung zeitlich zu begrenzen, ist dieses Ritual sehr gut geeignet.

Vorbereitung

Jeder der Spielteilnehmer bekommt ein etwa 90 cm langes Band oder ein dünnes Seil, an dessen Ende ein Glöckchen gebunden wird, sowie fünf Powerbohnen. Wählt einen Ort, an dem ihr ungestört seid, und entscheidet, wer beginnt.

Teil 1: Das Klagen

Ein Mitspieler beginnt und beklagt sich. Während das Band an einem Ende festgehalten wird, wickelt er es während des Klagens bei normalem bis mittlerem Sprechtempo um zwei Finger der anderen Hand auf.

Er beklagt sich und sagt dem anderen, was ihn geärgert hat, was ihn stört oder was ihn verletzt hat.

Ist das Band aufgewickelt, ist auch Klagezeit zu Ende. Das Glöckchen am Ende des Bandes wird geklingelt, und nun ist der andere an der Reihe und darf klagen.

Die Spielteilnehmer hören einander zu, ohne auf die Klage zu antworten.

Teil 2: Die Versöhnung

Nachdem sich alle widerspruchslos beklagt haben, tauschen die Teilnehmer abwechselnd die fünf Powerbohnen untereinander aus. Dabei vollendet jeweils derjenige, der die Bohne erhält, den Satz, den der beginnt, der ihm die Bohne gibt:

» Ich wünsche mir von dir ... (z. B. dass du mir besser zuhörst, meine Wünsche respektierst ...).
» Ich wünsche dir ... (z. B. dass du nicht alles persönlich nimmst, du bald wieder lachen kannst ...).
» Es tut mir leid, dass ich ... (z. B. dich verletzt habe, dir ins Wort gefallen bin, du so belastet bist ...).
» Ich verzeihe/vergebe dir, weil ... (z. B. ... ich weiß, dass es keine Absicht war, ich weiß, dass du es jetzt verstanden hast ...).

- » Ich mag an dir … (z. B. dass du so ehrlich bist, deine Ruhe, dass du loyal bist …).

Es sollten alle Sätze vollendet werden. Zum Schluss bedankt ihr euch beieinander für die Teilnahme am Ritual. Jeder darf die erhaltenen Bohnen behalten. Wie fühlt ihr euch jetzt?

Übung 39: Familiengeflüster

Art der Übung: Ritual
Ziel der Übung: gemeinsame Entscheidungen fällen
Dauer: ca. 10 Minuten
Material: Kärtchen oder Zettel, Stifte

Alle Familien kennen das: Jeder in der Familie will etwas anderes. Der eine will einen gemeinsamen Spieleabend und beklagt, dass die Familie sich kaum noch sieht. Andere wollen endlich mal ihre Ruhe haben und ausschlafen. Die Kinder wollen ins Kino, Papa möchte eine Radtour machen. Mit diesem Ritual kann jedes Familienmitglied seine Ideen einbringen, und alle können gemeinsam entscheiden, was geschehen wird.

Vorbereitung
Vorab wird gemeinsam bestimmt, wie oft ihr dieses Ritual durchführen wollt, zum Beispiel wöchentlich. Tipp: Die Abstände müssen ausreichend lang sein, um die Familienaktion auch ausführen zu können.

Durchführung

- » Jeder bekommt ein paar Kärtchen und schreibt auf jedes eine Idee für eine gemeinsame Aktion oder für etwas, das im zuvor bestimmten Zeitraum in der Familie gelten soll, etwa: Familie schläft am Wochenende aus – Wir machen einen

Familienausflug – Familie kocht zusammen – Eine Woche lang dürfen keinerlei Kraftausdrücke benutzt werden – Am Mittwochabend ist gemeinsame Sofazeit für alle.

» Mischt nun die Karten und setzt euch im Kreis zusammen. Jeder zieht eine Karte, die er laut vorliest und dann vor sich ablegt.

» Gemeinsam zählen alle bis drei und sagen dann: »Familie ist dabei.« In dem Moment zeigt jede Person auf die Karte, die sie am besten findet. Das kann auch die sein, die man selbst gezogen hat.

» Die Karte, die »gewonnen« hat, gilt nun bis zum nächsten Mal. Wer mitspielt, hat sich selbstverständlich dazu »verpflichtet«, die gemeinsam gewählte Aktion mitzumachen.

Übung 40: **Heute bin ich du**

Art der Übung: Rollentausch
Ziel der Übung: Perspektivwechsel – das Erleben des anderen verstehen
Dauer: individuell

Manchmal ist es notwendig, die Rollen zu tauschen, um sich in das Erleben des anderen hineinversetzen zu können. Kinder lieben es, die Rollen zu tauschen, und so könnt ihr dieses wertvolle Tool aus der Familientherapie dafür nutzen, neue Lösungen für Konflikte zu finden.

Vorbereitung
Am sinnvollsten ist es, den Rollentausch in Bezug auf das Thema durchzuführen, um das es euch geht, beispielsweise ums Hausaufgaben-Machen oder Zimmer-nicht-aufräumen-Wollen. Lass dabei auch mal etwas Kritik von deinem Kind dir gegenüber zu, etwa beim Thema, am Abend länger aufbleiben

zu wollen. Schlüpfe nun für eine gewisse Zeit in die Rolle deines Gegenübers und stell dir vor, du bist wie diese Person. Du denkst wie sie und fühlst dich ganz und gar in ihre Situation ein. Als Kind spürst du jetzt vielleicht, wie erschöpft du bist, wenn du nach der Schule nach Hause kommst.

Durchführung

Achtung: Diese Regeln müssen unbedingt eingehalten werden.

- » In der Rolle des anderen: diesen nicht entwerten oder lächerlich machen.
- » Ein kleines bisschen Übertreibung in der Darstellung des anderen ist in Ordnung, jedoch sollte es realistisch bleiben.
- » Vorher genau abmachen, wann und wie lange das Experiment dauert.
- » Bevor ihr startet, sagt jeder: Ich bin jetzt du – und am Ende: Ich bin wieder ich.
- » Hinterher bitte auswerten:
  - Wie hast du dich in der Rolle des anderen gefühlt?
  - Welche Erkenntnisse hattest du?
  - Was hat dich überrascht?
  - Welche Lösungen fallen dir ein, weil du jetzt auch die andere Perspektive kennst?
  - Was braucht es, um die neuen Möglichkeiten in den Alltag zu integrieren.

Übung 41: Körperlandschaft der Gefühle

Art der Übung: Körpererfahrung

Ziel der Übung: Verbindung zum Körper und zu den Emotionen verbessern

Dauer: ca. 30 Minuten

Material: Tapetenrolle oder Packpapier, Buntstifte

Vorbereitung

Nehmt euch für diese Übung ausreichend Zeit, am besten in einem gemütlichen Raum, in dem ihr Platz habt und ungestört seid.

Durchführung

Bitte dein Kind, sich auf ein großes Blatt Papier, z. B. Packpapierbogen, zu legen, und zeichne seine Körperumrisse auf, indem du mit einem Stift an seiner Körpergrenze entlangfährst. Lass anschließend dein Kind seinen Körper ausmalen.

Folgende Fragen unterstützen den Prozess:

» Was glaubst du, wo deine unterschiedlichen Gefühle und Emotionen im Körper sitzen? Wut, Verzweiflung, Rache, Angst, Freude, Trauer, Begierde, Glück, Scham, Verachtung, Sehnsucht, Liebe, Ekel usw. Zeichne diese an die entsprechenden Körperstellen auf dem Papierbogen. Vielleicht fühlst du die Wut im Bauch und in deinen Händen; deine Trauer im Herzen und in den Augen usw. Das Kind darf selbst aussuchen, welche Emotionen es aufmalt.

» Nutze dabei unterschiedliche Farben, um die unterschiedlichen Gefühle auszudrücken: weich, hart, chaotisch, ruhig, zart, kräftig etc.

» Wenn du magst, kannst du auch Symbole malen, z. B. eine Sonne für Freude oder eine dunkle Wolke für Trauer usw.

Jetzt bist du dran:

» Betrachte das Körperbild und rate, was die aufgemalten Farben und Symbole bedeuten.

» Was genau will dein Kind ausdrücken?

» Dein Kind gibt Rückmeldung, ob du richtigliegst oder nicht

Selbstverständlich könnt ihr das Ganze auch wiederholen, und diesmal werden deine Körperumrisse gemalt. Am Ende könnt ihr eure beiden Kunstwerke an die Wand hängen und bewundern.

Übung 42: Ich will das, was du da hast

Art der Übung: pädagogisches Spiel
Ziel der Übung: Umgang mit Neid und Streit, Sozialverhalten stärken
Dauer: ca. 30–60 Minuten
Material: 4 x 5 Karten mit den folgenden Kategorien: Tausch, geschenkt, Handel, geliehen, heute nicht. Kleine Herzaufkleber in verschiedenen Farben.

Geschwister, aber auch Freunde, geraten immer wieder in einen Streit, weil sie das Spielzeug des anderen begehren und unbedingt damit spielen wollen oder es sogar selbst besitzen wollen. Meist geht das nicht ohne Tränen aus. Mit diesem Spiel werden verschiedene Alternativen angeboten.

Vorbereitung

Jeder der zwei bis vier Mitspieler bekommt fünf Karten, auf denen die genannten Kategorien genannt sind.

Durchführung

Ein Kind beginnt und formuliert einen Wunsch an einen Mitspieler, etwa: »Ich will das, was du hast – und zwar dein … (zum Beispiel Kuscheltier, Spielzeugritter, Puppe).« Das angefragte Kind sucht sich eine Antwortoption aus und legt die entsprechende Karte auf den Tisch.

- **Tausch:** Beim Tausch geht es zu 100 % gerecht zu, zum Beispiel: »Ich gebe dir meine Puppe und bekomme dafür deinen Kuschelhasen.«

- **Geschenkt**: Diese Option beweist Großzügigkeit, wird aber auch mit einem guten Gefühl belohnt. Um das noch zu verstärken, erhält der Gebende jetzt noch eine Umarmung, einen Herzaufkleber und ein dickes Dankeschön.
- **Handel:** Jetzt darf gehandelt werden, z. B.: »Ich gebe dir das Spielzeugauto, dafür räumst du mein Zimmer auf, hilfst mir bei den Schularbeiten etc.« Beide Parteien handeln so den »Wert« des begehrten Objektes aus und finden heraus, wie wichtig es ihnen wirklich ist.
- **Geliehen:** Ein guter Kompromiss, denn so kann der Gebende großzügig sein und erhält seinen Gegenstand nach einer vereinbarten Zeit zurück.
- **Heute nicht:** Auch diese Option muss möglich sein, denn wir dürfen unseren Kindern auch zugestehen, mal nicht großzügig und verständnisvoll zu sein.

Durch die Wahl der verschiedenen Optionen kennen Kinder jederzeit auch die anderen Möglichkeiten. Sobald kein (sozialer) Zwang ausgeübt wird, kommt es immer öfter dazu, dass Kinder gern großzügig sind.

Spiele zur Beruhigung des Nervensystems

Übungen und Spiele sind eine gute Möglichkeit, allein oder mit Kindern das vegetative Nervensystem zu regulieren. Sie fördern den Ausdruck von Emotionen, verbinden emotionale mit logischen Gehirnbereichen und ermöglichen uns, das parasympathische Nervensystem zu aktivieren, was zu einem Gefühl der Ruhe und Gelassenheit führt.

Spiel/Nummer	Anlass	Alter	Mitspielerzahl
Schmetterlings-Umarmung/45	Co-Regulierung bei Angst	ab 2 Jahren	ab 2 Personen
Atemübung Berg und Tal/46	Co-Regulierung	ab 2 Jahren	ab 2 Personen
Die Wuttreppe/43	Co-Regulierung bei Wut	ab 3 Jahren	ab 2 Personen
Der Wutballon/44	Co-Regulierung Wut/Angst	ab 3 Jahren	ab 2 Personen
Storchenbein & Co./47	Selbstregulierung	ab 3 Jahren	mit Anleitung allein
Slow Motion/48	Co-Regulierung bei Wut	ab 3 Jahren	ab 2 Personen

Übung 43: Die Wuttreppe

Art der Übung: Somatische Regulierungsübung
Ziel der Übung: Regulierung des Nervensystems bei Wut und Stress
Dauer: ca. 2–3 Minuten

Diese Übung eignet sich für Jung und Alt, um Wut »verrauchen« zu lassen. Gern kannst du sie auch zusammen mit deinem Kind machen. Dann schimpft ihr beide gleichzeitig.

Vorbereitung

Du benötigst eine Treppe – wenn nicht vorhanden, stelle dir die Treppe vor und stampfe auf wie beim Treppensteigen.

Durchführung

Steig eine Treppe hoch, wobei du vor dich hin schimpfst, du solltest aber jede Stufe laut mitzählen. Beispiel: Stufe 1 – es macht mich so wütend, Stufe 2 – dass ich das nicht darf, Stufe 3 – es nervt mich tierisch, Stufe 4 usw.

Oben angekommen, atmest du zweimal tief durch, drehst dich um und gehst die Treppe wieder hinunter. Diesmal zählst du rückwärts und kommst im wahrsten Sinne des Wortes wieder runter. Besonders hilfreich ist es, wenn du dir beim Runtergehen gut zuredest. Beispiele: Ich darf cool bleiben. Es ist alles halb so schlimm. Wenn wir uns beruhigt haben, sieht die Welt wieder anders aus.

Spüre nach, wie es dir jetzt geht, wenn du unten angekommen bist. Ist noch zu viel Wut (Stress) vorhanden, wiederhole das Ritual, bis du dich gelassen genug fühlst, um wieder in die Ausgangssituation zu gehen.

Übung 44: Der Wutballon

Art der Übung: Somatische Regulierungsübung
Ziel der Übung: Regulierung des Nervensystems bei Wut, Stress und anderen starken Gefühlen
Dauer: ca. 2–3 Minuten
Material: Luftballon oder Papiertüte, Stift

Der Wutballon hilft dir dabei, starke Gefühle zu regulieren. Wut, aber auch Angst oder andere Gefühle, die unser Nervensystem hochfahren lassen, können in einem sicheren Rahmen ausgedrückt und abgeschwächt werden. Das Ritual hilft Kindern (und natürlich auch Erwachsenen!) dabei, einen Weg aus einem belastenden Gefühlszustand zu finden.

Vorbereitung

Erklär deinem Kind, dass diese Tüte oder der Luftballon besonders ist, weil hier Wut, Trauer, Kummer oder andere belastende Gefühle hineingeblasen werden können und es sich dann erleichtert fühlen wird.

Durchführung

» Die Papiertüte wird vor dem Aufblasen bemalt. Vielleicht passen als Motive dunkle Wolken und Blitze oder eine schwarze Kritzelei.
» Das schlimme Gefühl wird jetzt in den Luftballon oder in die bemalte Papiertüte gepustet. Wenn das Kind nicht zu schreckhaft ist, kann man Ballon oder die Tüte jetzt platzen lassen und die Energie, die jetzt frei wird, verabschieden. Der Wind trägt sie davon. Variante: Der Luftballon gibt lustige Geräusche von sich, wenn man ihn einfach nur loslässt und ihn davonsausen sieht.
» Zum Schluss darf fröhlich Beifall geklatscht werden.
» Wenn dein Kind dafür offen ist, kann es jetzt noch über seine Gefühle sprechen und erzählen, was genau los war.

Variante: Einen Streit gemeinsam loslassen

Bei einem Streit können beide Streitparteien ihren Frust oder Ärger jeweils in eine eigene, vorher bemalte Tüte pusten und ihren Streit mit einem gemeinsamen Frust-Tütenknall beenden.

Übung 45: Schmetterlings-Umarmung

Art der Übung: Atemübung
Ziel der Übung: Regulierung des Nervensystems
Dauer: ca. 1–5 Minuten

Diese Übung, bei der man mithilfe von bilateraler Stimulierung beide Körperhälften mit leichtem, aber spürbarem Klopfen berührt, stammt aus der Traumatherapie. Beide Gehirnhälften erhalten auf diese Weise abwechselnd einen Impuls und senden beruhigende Signale an alle Organe. Dein Kind bekommt das Gefühl, seine Emotionen wieder steuern zu können. Bilaterales Stimulieren hilft übrigens auch, wenn man seine Kreativität unterstützen möchte.

Vorbereitung
Diese Übung kannst du aus dem Stegreif ohne jede Vorbereitung durchführen.

Durchführung
Überkreuze deine Arme vor der Brust und berühre mit deinen Händen die Oberarme: Die linke Hand beklopft den rechten Oberarm und andersherum. Klopfe bitte abwechselnd einmal links, einmal rechts – gleichmäßig leicht, aber spürbar. So kann der »Flügelschlag des Schmetterlings« deinen Hurrikan der Gefühle in kurzer Zeit beruhigen.

Übung 46: Atemübung Berg und Tal

Art der Übung: Atemübung
Ziel der Übung: Regulierung Nervensystem
Dauer: ca. 1– 5 Minuten

Auch diese Übung stammt aus der Traumatherapie und reguliert die Atmung. Bei Stress und starken Emotionen verändert sich unsere Atmung, und wir können einer Überflutung von Gefühlen entgegenwirken, wenn wir unseren Atem in einen gleichmäßigen und ruhigen Rhythmus bringen. Diese Übung ist besonders gut für Kinder geeignet.

Vorbereitung
Auch hier kannst du sofort loslegen.

Durchführung
Eine Hand vor den Körper halten, mit dem Zeigefinger der anderen Hand an den Außenlinien der Finger hinauf- und hinunterfahren. Beim Hochfahren einatmen, beim Runterfahren ausatmen, vom Daumen an beginnen bis zum kleinen Finger und wieder zurück. So lange wiederholen, bis die Beruhigung spürbar wird.

Übung 47: Storchenbein & Co.

Art der Übung: Regulierungstechnik
Ziel der Übung: Regulierung des Nervensystems
Dauer: ca. 30 Sekunden

Wenn unerwartete und belastende Erinnerungen auftauchen oder im ganz normalen Alltagswahnsinn kannst du dich und dein Kind mit diesen beiden Minitechniken, die du jederzeit und überall einsetzen kannst, unterstützen. Sie helfen euch schnell, wieder emotional ins Gleichgewicht zu kommen.

Vorbereitung
Keine Vorbereitung notwendig.

Durchführung

Storchenbein: Steh auf nur einem Bein und halt dein Gleichgewicht. Geh nun auf die Zehenspitzen. Jetzt wird dein Gleichgewichtssinn noch stärker gefordert, und belastende Gefühle treten in den Hintergrund, weil für unser Sicherheitssystem gilt: Gleichgewicht vor allem anderen!

Bienenschwarm: Summe nun noch deinen Lieblingssong oder einfach einen angenehmen Ton. Variiere mit Tonhöhe und Lautstärke. Durch das Summen wird der Zungennerv angeregt und gibt ein Entspannungssignal an den Vagusnerv, der diese Botschaft an alle Organe sendet. Herz, Magen, Darm & Co. können sich beruhigen.

Übung 48: Slow Motion – Wutgefühle reduzieren

Art der Übung: Bewegungsspiel

Ziel der Übung: Impulskontrolle lernen, Gefühlsintensität abschwächen

Dauer: so lange, bis die Regulation erfolgreich war

Diese Übung eignet sich, wenn Kinder kurz vor einem Wutanfall stehen oder eine Handlung ausführen wollen, die von Wut- oder Frustgefühlen motiviert ist.

Vorbereitung

Spontan umsetzbar ohne Vorbereitung.

Durchführung

Die Aufgabe lautet, genau in diesem Moment zwar weiterzumachen, aber das Tempo zu reduzieren und in »Slow Motion« (Zeitlupe) zu schalten. Insbesondere bei einem Streit zwischen zwei Kindern kann diese Übung Wunder bewirken und deeskalierend sein.

Das kannst du zu deinem wütenden Kind sagen: »Ich verstehe, dass du wütend bist und das auch zeigen möchtest. Das ist okay, aber ich bitte dich, ein Experiment zu machen und ab sofort alle Bewegungen in Slow Motion zu machen. Das bedeutet, das Tempo runterzufahren und sehr langsame Bewegungen zu machen. Alle machen mit.«

Jetzt bewegen sich alle Beteiligten in Slow Motion, und da man sich darauf konzentrieren muss, wird die logische Seite des Gehirns mit einbezogen. Schon nach einem kurzen Moment können die sonst überwältigenden Wutgefühle besser gesteuert und reflektiert werden.

Das hilft auch dir als Erwachsenem, wenn du vor lauter Ärger am liebsten explodieren würdest. Schalte nur den Slow-Motion-Gang ein, und du wirst erstaunt sein, wie schnell sich auch dein Gefühlschaos beruhigt. Jetzt kannst du wieder klar denken.

Rituale selbst gestalten

Im Familienalltag können Ritualisierung und Rhythmisierung sehr hilfreich sein und für mehr Orientierung, Klarheit, Grenzen und Verbundenheit sorgen. Da jedes Kind und jede Familie einzigartig sind, solltest du mit deinem Kind beziehungsweise solltet ihr gemeinsam als Familie eigene Rituale entwickeln. Diese sollten immer einen spielerischen Charakter haben und als Unterstützung für wichtige Bedürfnisse des Kindes dienen. Dafür kannst du dir folgende Fragen stellen:

» Worum geht es? Soll beispielsweise ein Wachstumsschritt begleitet oder ein Übergang in eine neue Lebensphase oder Lebenssituation unterstützt werden?
» Dient das Ritual dazu, eine Alltagssituation spielerisch zu gestalten oder (Ver-)Bindungen zu stärken?
» Soll eine durch äußere Umstände entstandene Lebensveränderung gewürdigt oder begleitet werden (zum Beispiel durch den Tod eines wichtigen Menschen oder Haustiers)?
» Welche neuen Fähigkeiten sollen durch ein Ritual verstärkt werden?
» Soll etwas losgelassen oder eher willkommen geheißen werden?
» Möchte das Ritual Orientierung bieten oder Möglichkeiten aufzeigen?
» Welchen Nutzen hat das Ritual für das gesamte Familiensystem?
» Soll etwas (zum Beispiel eine neue Fähigkeit, eine Emotion, etwas, das bewältigt werden muss) durch andere bezeugt werden?
» Welche alten Familienmuster sollen durch ein kraftvolles Ritual aufgebrochen oder verändert werden?

Folgende Phasen und Elemente haben sich bei der Gestaltung und Durchführung von Ritualen bewährt:

1. Gute Vorbereitung: Plane das Ritual sorgfältig. Mach dir seine Absicht, die Kernhandlung, Symbole, aber auch Ort, Zeit und Handlungsabfolge bewusst. Sorge dafür, dass alle wichtigen Utensilien vorhanden sind.
2. Durchführung: Nimm dir zusammen mit dem Kind Zeit, das Ritual zu zelebrieren. Mach es zu etwas Besonderem, indem ihr euch darauf einstimmt und euch die Besonderheit der Handlung bewusst macht. Wenn es ein Übergangsritual ist, beachte die drei Phasen des Rituals:
   - Ablösungsphase: Das Vergangene würdigen und Abschied nehmen, z. B. symbolisch etwas verbrennen, dem Fluss übergeben, etwas vergraben, Luftballon steigen lassen etc.
   - Schwellenphase: Den nun frei gewordenen Raum spüren und würdigen, z. B. mit Stille, Musik oder wertschätzenden Worten.
   - Neuanbindungsphase: Jetzt erfolgt symbolisch ein bewusster Schritt in das Neue. Das kann ein Schritt in die (vorgestellte) Zukunft sein oder eine symbolische Handlung, die das Neue willkommen heißt. Kraftvolle Sätze unterstützen diesen Prozess.
3. Zum Ausklang eines Rituals kann man seine Dankbarkeit verdeutlichen, die spürbare Veränderung der Stimmung (des Kindes) spiegeln, den Ort mit einem Duft oder Ähnlichem »reinigen« und die entstandene Nähe bekräftigen. Eine herzliche Umarmung tut immer gut.

Schlusswort und Dank

Auch ein Buch zu schreiben, folgt den Phasen eines Rituals. Nur sind diese um ein Vielfaches länger und zudem von etlichen kleinen zusätzlichen Ritualen begleitet.

So folgte nach einer guten Vorbereitung, in der ich die »Zutaten« für dieses Buch zusammenstellte und eine vorläufige Gliederung zur Orientierung entwickelte, die lange Phase der Durchführung, die sich über mehrere Monate erstreckte. Ich verbrachte meinen Sommer mit vielen Stunden an meinem Laptop und wunderbaren Pausen am See um die Ecke. Das klare Wasser reinigte immer wieder Kopf und Körper und gab neue Kraft für das nächste Kapitel. Diese kleinen täglichen Rituale gaben mir Inspiration und Orientierung, und ich danke dem Himmel dafür.

Zum Ausklang eines Rituals gehören der Dank und die Wertschätzung, und so möchte ich mich bei all denen bedanken, die mich in dieser Zeit so liebevoll unterstützten und auch für einige Zeit auf mich und meine Gesellschaft verzichten mussten. Der Dank gilt meiner wunderbaren Mutter, die an vielen Tagen dafür sorgte, dass ich ein warmes Mittagessen bekam. Was für ein Privileg, und ich weiß es sehr zu schätzen. Ich danke meiner Familie, meinen beiden inzwischen erwachsenen Kindern und ihren Vätern für ihre Zuneigung und Unterstützung. Die Liste meiner Danksagung wäre noch ewig lang, und so beschränke ich mich auf diejenigen, denen ich mich besonders verbunden fühle, wenn es um die Realisation dieses Buches ging. Mein inniger Dank gilt dir, liebe Ingrid Alexander, denn zusammen haben wir dieses Konzept vor 30 Jahren gestartet. Genieße jetzt deinen wohlverdienten Lebensabend. Danke, liebe Katharina Heitkamp, dass du mir stets meinen Rücken freihältst. Timea Müller, dir danke ich für die Verbreitung der Generation-Code®-Methode in Rumänien und Europa. Die Lizenz zur Übersetzung für dieses Buch hast du bestimmt schon wieder angefragt, wie ich dich kenne. Liebe Marascha Heisig, vielen Dank für all das, was ich über Rituale von und mit dir lernen durfte. Ich danke auch all meinen einstigen und zukünftigen Studenten und Studentinnen, dass ihr die Ahnenarbeit mit der Generation-Code®-Methode für viele Menschen möglich macht.

Ich danke meinem Verlag Kailash sowie meiner Lektorin Angelika Holdau und meinem Redakteur Martin Stiefenhofer für ihre großartige Unterstützung in dieser ganzen Zeit.

Und am Schluss möchte ich mich ganz besonders bei denjenigen bedanken, deren Lebens- und Ahnengeschichten ich hier beschreiben durfte und die sich mir und meiner Arbeit anvertraut haben. Ihr gebt auf diese Weise euren Beitrag zu dieser wundervollen Möglichkeit, die jetzt auf viele Familien wartet. Heilung der Wurzeln, frischen Wind unter den Flügeln unserer Kinder und die Chance darauf, statt Leid und Schmerz nun Glück an die nächste Generation zu vererben.

Zusatzmaterialien zum Download

Wenn du gern mehr über deine Familie und deine Vorfahren wissen möchtest und unsicher bist, wie und ob du Familienmitglieder dazu ansprechen sollst, lade dir hier gern den Leitfaden für Gespräche mit Familienangehörigen herunter.

Zudem findest du hier eine Genogramm-Vorlage, in der du wichtige Fakten notieren kannst und somit einen raschen Überblick über die wichtigen Ereignisse und Schicksalsschläge der jeweiligen Ahnenlinie erhältst.

Auch der transgenerationale Familienfragebogen kann dich dabei unterstützen, wichtige Ereignisse aus der Familiengeschichte zusammenzutragen. Du findest ihn hier ebenfalls als Download-Vorlage.

Ich wünsche dir wertvolle Gespräche und hilfreiche Erkenntnisse für dich und das Leben deiner Kinder.

Hier kannst du dir die Unterlagen kostenlos herunterladen:
www.penguin.de/vererbtes-glueck

Hilfreiche Tipps für die Ahnenforschung

Adressen für die Recherche
Bayerisches Hauptstaatsarchiv, 80539 München
Bundesarchiv, 56075 Koblenz
Bundesarchiv Berlin-Lichterfelde, 12205 Berlin
Geheimes Staatsarchiv Preußischer Kulturbesitz, 14185 Berlin
Suchdienst des Roten Kreuzes, 34454 Bad Arolsen
Zentralrat der Juden Deutschland, Leo-Baeck-Haus, 10061 Berlin

Weitere Auskünfte erhältst du auch in Landeskirchenämtern und Standesämtern.

Ahnenforschung als Dienstleistung findest du im Internet. Bei MyHeritage, Familysearch und anderen solltest du unbedingt darüber nachdenken, welche deiner Daten du öffentlich zugänglich machen möchtest. Dein genetischer Code ist wertvoll. Sobald du ihn an andere weitergibst, weißt du nicht, welches Unternehmen zu welchem Zweck darauf zugreifen kann.

Die Spiele und Übungen im Überblick

Hier sind alle Übungen aufgeführt, die du im Buch findest. Mit * gekennzeichnete Übungen sind Einzelübungen für Erwachsene, alle anderen sind Teil der Spiele-Apotheke (siehe Übersicht Seite 320/321 und Seite 344).

Verwendete und weiterführende Literatur

Alexander, I., Lück, S. (2016): *Ahnen auf die Couch. Den Generation-Code® entschlüsseln und vererbte Wunden heilen.* München, Scorpio

Asen, E. (2008): *So gelingt Familie. Hilfen für den alltäglichen Wahnsinn.* Heidelberg, Carl-Auer-Systeme

Baer, U. (2018): *Traumatisierte Kinder sensibel begleiten.* Weinheim, Beltz

Baer, U., Koch, C. (2021): *Corona in der Seele.* Stuttgart, Klett-Cotta

Becker, L., Wenzel, J., Jansen, B. (2021): *Was ist eigentlich dieses LGBTIQ*?* Hamburg, Oetinger

Bentzen, M. (2016): *Das Neuroaffektive Bilderbuch.* GB/USA, Lightning Source

Bentzen, M., Hart, S. (2015): *Neuroaffektive Therapie mit Kindern und Jugendlichen.* Lichtenau, Probst

Bossemeyer, C. (2021): *Praxisbuch Kommunikation für Adoptiv- und Pflegeeltern.* Göttingen, Vandenhoeck & Ruprecht

Boszormenyi-Nagy, I., Spark, G. M. (1995): *Unsichtbare Bindungen. Die Dynamik familiärer Systeme.* Stuttgart, Klett-Cotta

Boszormenyi-Nagy, I., Krasner, B. R. (1986): *Between Give And Take: A Clinical Guide To Contextual Therapy.* New York, Brunner/Mazel

Bowlby, J. u. a. (2014): *Bindung als sichere Basis. Grundlagen und Anwendung der Bindungstheorie.* München: Reinhardt

Boyce, W. T., Van Den Block, C. (2019): *Orchidee oder Löwenzahn? Warum Menschen so unterschiedlich sind und wie sich alle gut entwickeln können.* München, Droemer

Brisch, K. H. (Hrsg.) (2017): *Bindung und emotionale Gewalt.* Stuttgart, Klett-Cotta

Brisch, K. H. (Hrsg.) (2022): *Trauma und Bindung zwischen den Generationen. Vererbte Wunden und Resilienz in Therapie, Beratung und Prävention.* Stuttgart, Klett-Cotta

Brönner, K., Thurmann, I. (2020): *Den Anfang heilen.* Frankfurt a. M., Mabuse

Brooks, R., Goldstein, S. (2001): *Das Resilienz-Buch. Wie Eltern ihre Kinder fürs Leben stärken.* Stuttgart, Klett-Cotta

Dana, D. (2023): *Leben mit der Polyvagal-Theorie.* Lichtenau, Probst

Delfos, M. (2004): *Sag mir mal. Gesprächsführung mit Kindern.* Weinheim, Beltz
Dietz, M. (2015): *Evaluation zur Wirksamkeit der Gruppentherapie »Generation Code®« – eine Pilotstudie.* Masterarbeit, Braunschweig
FamArt.de: Bücher zu Samenspende, Eizellenspende, Regenbogenfamilie
Galster, A. (2020): *TRAUMgeburt nach TRAUMAgeburt. Wieder schwanger: integrieren, heilen, vorbereiten. Ein Praxisbuch zur Geburtsvorbereitung nach traumatischen Geburten.* Niedernhausen, Nestkinder
Gebhardt, M. (2022): *Unsere Nachkriegseltern.* München, Deutsche Verlags-Anstalt
Gerike, W. (2019): *BabySignal. Mit den Händen sprechen: Spielerisch kommunizieren mit den Kleinsten.* München, Kösel
Grawe, K. (2004): *Bedürfnisbefriedigung und psychische Gesundheit. Neuropsychotherapie.* Göttingen, Hogrefe
Green, A. (2011): *Die tote Mutter. Psychoanalytische Studien zu Lebensnarzissmus und Todesnarzissmus.* Gießen, Psychosozial-Verlag
Grossmann, K. E., Grossmann, K. (Hrsg.) (2011): *Bindung und menschliche Entwicklung.* Stuttgart, Klett-Cotta
Grüber, I. (2021): *Resilienz. Dein Körper zeigt dir den Weg.* München, Irisiana
Grünewald, K. (2021): *Glückliche Patchworkpaare. Wie Liebe mit neuer Familie gelingt.* Weinheim, Beltz
Hanswille, R. (Hrsg.) (2022): *Systemische Therapie mit Kindern, Jugendlichen und ihren Familien.* Heidelberg, Carl-Auer-Systeme
Haus, B. (2024): *Der unerfüllte Kinderwunsch im Spiegel der Seele.* München, Kösel
Heisig, M. D., Lück, S. (2024): *75 Therapiekarten Rituale.* Weinheim, Beltz
Höhne, C. (2009): *PBSP. Die Wirksamkeit von »Feeling-Seen« im Erstgespräch.* München, CIP-Medien
Hüther, G., Heinrich, M., Senf, M. (2023): *Education For Future. Bildung für ein gelingendes Leben.* München, Goldmann
Kissgen, R., Franke, S., Susewind, M., Krischer, M. (2021): *Attachment Representation and Emotion Recognition Ability in Children with ADHD and their Parents: A Study Protocol.* Int. J. Environ. Res. Public Health, 18 (5), 2277, https://doi.org/10.3390/ijerph18052277
König, V. (2024): *Trauma und Beziehungen.* München, Arkana
Levine, P., Kline, M. (2004): *Verwundete Kinderseelen heilen.* München, Kösel
Lück, S. (2023): *Vererbtes Schicksal.* München, Kailash
Mansuy, I., Gurret, J.-M. (2022): *Wir können unsere Gene steuern! Die Chancen der Epigenetik für ein gesundes und glückliches Leben.* München, Piper
Marks, S. (2018): *Scham, die tabuisierte Emotion.* Düsseldorf, Patmos

Neumeyer, A. (2022): *Die Angst vergeht, der Zauber bleibt. Therapeutisches Zaubern in Arztpraxen und Krankenhäusern.* Frankfurt a. M., Mabuse

Oerter, M. (2008): *Entwicklungspsychologie.* Weinheim, Beltz

Reinhardt, E., Brisch, K. H. (2020): »Die Weitergabe von traumatischen Erfahrungen von Bindungspersonen an Kinder«. In: Rauwald, M. (Hrsg.): *Vererbte Wunden. Transgenerationale Weitergabe traumatischer Erfahrungen.* Weinheim, Beltz

Reiser, M. (1996): *Kindliche Verhaltensstörungen und Psychopharmaka.* München, Reinhardt

Retz, E., Bongertz, C. (2023): *Wild Family.* München, Piper

Roth, G., Strüber, N. (2014): *Wie das Gehirn die Seele macht.* Stuttgart, Klett-Cotta

Saalfrank, K. (2021): *Die Reise zur glücklichen Eltern-Kind-Beziehung. Dein Kind und dich besser verstehen.* Weinheim, Beltz

Scheuermann, U. (2016): *Innerlich frei. Was wir gewinnen, wenn wir unsere ungeliebten Seiten annehmen.* München, Droemer

Scheuermann, U. (2021): *Freunde machen gesund. Die Nummer 1 für ein langes Leben: deine Sozialkontakte.* München, Droemer

Schulz, E. (2014): *Geht es ohne Erziehung?* Leipzig, tologo

Schulz von Thun, F. (2023): *Erfülltes Leben. Ein kleines Modell für eine große Idee.* München, Goldmann

Schützenberger, A. (2001, 2018): *Oh, meine Ahnen! Wie das Leben unserer Vorfahren in uns wiederkehrt.* Heidelberg, Carl-Auer-Systeme

Seiler, L. M. (2018): *Schön, dass es dich gibt! Wie du mit deinem Geschenk für die Welt ein außergewöhnliches Leben erschaffst.* Hamburg, Rowohlt

Seligman, M. (2012): *Flourish. Wie Menschen aufblühen.* München, Kösel

Siegel, D., Bryson, T. (2013): *Achtsame Kommunikation mit Kindern.* Freiburg i. Br., Arbor

Stotz, M., Weber, K. (2023): *Die Superkraft. Die liebevolle Führung.* Weinheim, Beltz

Vonnoh, C. (2021): *Up to Dad. Kinder entspannt begleiten und den eigenen Weg gehen.* Weinheim, Beltz

Wagner, E., Binnenstein, S. (2018): Wie systemische Kinder- und Jugendlichenpsychotherapie wirkt. Heidelberg, Springer

Wiemann, I. (2001): *Wie viel Wahrheit braucht mein Kind? Von kleinen Lügen und großen Lasten und dem Mut zur Aufrichtigkeit in der Familie.* Hamburg, Rowohlt

Hilfreiche Kinderbücher, Kartensets, Spiele und Podcasts

Croos-Müller, C. (2020): Ich schaf(f) das! Leichte Körperübungen für mehr Lebenspower. 50 Karten. München, Kösel

»FamilieVerstehen«. Dein Eltern-Podcast zur gewaltfreien Kommunikation mit Kathy Weber

Hardenberg, O., Stotz, I. (2021): Wir haben gute Gründe. Illustrierte Geschichten für Pflegekinder, ihre Pflegeeltern und Fachkräfte. Idstein, Schulz-Kirchner

Heisig, M. D., Lück, S. (2024): Rituale. 75 Therapiekarten. Weinheim, Beltz

Hinze, J. (2023): Hochsensible Kinder. Lösungen für 51 herausfordernde Alltagssituationen. Amazon Print

Lege, U., Grolimund, F. (2021): Huch, die Angst ist da! Bern, Hogrefe

Lück, S. (2013): Starke Wurzeln. Das Generation-Code®-Spiel für Diagnostik und Familientherapie. Wendeburg, Glückspiele

Lück, S. (2015): Kleine Angsthasen. Lernspiel für den Umgang mit Angst und Mut (mit Angsthasenfamilie als Handpuppen). Wendeburg, Glückspiele

Lück, S. (2021): Transgenerationale Therapie. 75 Therapiekarten. Weinheim, Beltz

Lück, S. (2022): Wachstumsschritte. Rituale, Übungen und kleine Abenteuer. 60 Karten. Weinheim, Beltz

Lück, S. (2023): Die Sorgenlos-Post. Therapiespiel für die therapeutische und pädagogische Arbeit mit Kindern und Jugendlichen. Weinheim, Beltz

MIRA (2023), Du + Ich. Steinheim an der Murr, HF Management und Verlag GmbH

Register

S

T

U

V

W

Z

Transgenerationale Traumata und Blockaden im Familiensystem erkennen und lösen

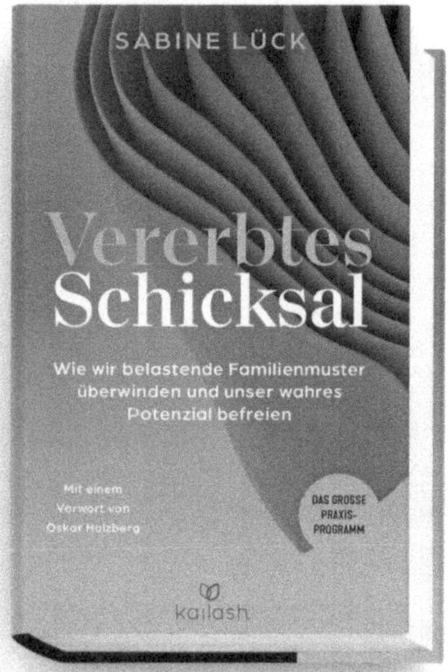

368 Seiten. ISBN 978-3-424-63246-0
Auch als E-Book erhältlich

Wir alle haben leidvolle Erfahrungen und alte Überlebensprogramme in uns gespeichert. Diese über Generationen weitergegebenen Verwundungen können Ängste, Depressionen, Beziehungskonflikte und körperliche Symptome auslösen. Ursache dafür sind Treueverträge, die wir bereits als Kind mit den Eltern schließen, um sie von der Last der Vorfahren zu befreien. Sabine Lück, Psychotherapeutin und Expertin für Transgenerationale Weitergabe, hat ein einzigartiges Programm zur Selbstheilung entwickelt, das uns dabei unterstützt, blockierende Lebensmuster und Verstrickungen aufzulösen und das ureigene Potenzial zu entfalten.

kailash

Überall, wo es Bücher gibt, und unter www.kailash-verlag.de